파동에너지와 차크라

Kim Fine 편저

조 은

RED SOLDIERS

CONTENTS

 '에너지 요법'이라고 부르는 치료법에는 롤핑(근육마사지의 일종)이나 침치료 이외에 다양한 형태의 물리적 치료법이 포함되며, 이러한 치료에 종사하는 사람들은 오슈만 박사를 '비할데 없는 세포생물학자이며, 생리학자이고, 에너지 요법의 과학적 규명에 도전하는 진정한 과학자'라고 한다.
 오슈만 박사의 에너지 요법을 과학의 한 분야로 체계화하려는 것이고, 기존 의학을 고집하는 사람들에게도 이론을 종합적으로 설명하고자 한다. 그리고 오슈만 박사는 사람의 생체 에너지의 구조와 에너지 요법의 작용 기전을 밝히는 것은, 종래의 생리학이나 전자기학과 모순되는 점이 없으며, 또한 전자학이나 현대 물리학의 응용이고, '초자연 에너지'라고 불리지 않으며, 현대 과학으로 설명할 수 없는 불가사의한 현상과 전혀 관계가 없다고 했다.
 오슈만 박사의 이론에 의하면, 생체는 일정한 장력을 가진 액정이며 가시광선의 일부를 포함하여 다양한 파장 에너지에 따라 진동한다고 말한다. 오슈만 박사의 가설을 응용하면, 사람에서 감정의 본질을 에너지에 의해 명확히 설명할 수 있을 것으로 생각하기 때문이다. 감정이야말로 마음과 몸을 잇는 다리라고 하고, 에너지론에 의해 체내 물질과 수용체를 통한 내적 커뮤니케이션(신체적 현상)이나, 사람이나 동물을 비롯한 자연계에 존재하는 생물간의 외부 커뮤니케이션(심적 현상) 모두 설명할 수 있음을 알게 하였다.
 에너지론에 따르면 어째서 다양한 감정이 일어나는지 이해할 수 있게 된다. 어떤 감정을 지배하는 펩티드가 수용체에 결합하면, '파동'을 가진 에너지가 생기고, 그것이 몸과 마음의 양쪽에 확산되어 하나의 감정이 되어 나타난다는 것이다. 이 에너지의 '진동'이 '막힌' 즉 이상 상태에 있는 부위에 전해지면, 그 이상을 정상으로 되돌리지 않으면 안 된다. 또 하나 인상적인 것은 체내 물질과 수용체의 결합에 대한 설명이다. 체내 물질과 수용체의 관계는 '열쇠와 자물쇠'로 설명하는 경우가 많다. 오슈만 박사의 이론에 의하면 체내 물질이나 수용체는 진동하고 있으며, 떨어진 장소에서도 같은 주파수로 공명하여 서로 끌어 당긴다는 것이다.

어떤 펩티드의 분비에 의해서 일어난 하나의 감정이 어째서 순식간에 때로는 경이적인 의식의 변화를 가져오고, 동시에 행동이나 기억, 그리고 신체의 자세까지 변화시키는가에 대해 의문을 가지게 된다. 인체에 대한 오슈만 박사의 새로운 가설은 이 기전을 이해하게 되었다. 생체 에너지의 기전은 서로 아무런 공통점이 없는 것처럼 보이는 다양한 치료법, 예를 들면 펩티드 작동성 신경 다발을 통한 척추교정법이나, 숨어 있는 기분이나 감정을 표현하게 하는 치료법, 그리고 치료사의 손에서 방출되는 에너지로 환자의 에너지 흐름을 바로잡는 치료법 등이 모두 같은 기전으로 효과를 나타내는 것으로 밝혀졌다.

이 책은 '에너지 의학의 원리와 과학적 근거'의 출판에 의해 의학은 새로운 역사의 한 걸음을 내딛게 되었다. 과학적 연구의 대상으로 불가능하여 현재까지 경원시하고 있던 치료법이 오슈만 박사의 새로운 연구에 의한 새로운 이론에 의해 뒷받침되어 각광을 받게 되었다.

그리고 우리들은 인체를 새로운 개념으로 직시하게 될 것이다. 사람에게는 중복된 인격이 있으며, 그러한 인격은 간단하게 알 수 없으며, 매일 형태가 변화하여 심신의 안정 상태나 극적 변화를 일으킬 가능성이 있다고 한다.

목 차

Contents … 3

제1장 조용한 파장

1. 서론 … 9
2. 조직 특유의 파장대 … 10
　(1) 치유 에너지의 정의 … 12
　(2) 그 이외의 주파수 … 13
3. 에너지의 작용 기전 … 15
　(1) 외상 치유 … 15
　(2) 예방 작용 … 17
　(3) 신체 기억 … 18
　(4) 응용 … 18
4. 생체 리듬과 외상 회복 … 19
5. 극초 저주파 신호의 발생 근원 … 22
6. 동조화 … 25
　(1) 뇌의 페이스 메이커 … 26
　(2) 생체 리듬의 동조화 : 긍정론과 부정론 … 27
　(2) 지구자기와 지구전기 … 28
　(4) 외부 에너지에 의한 동조화 … 30
　(5) 동조화의 기전 … 34

제2장 진동 의학

1. 서론 … 37
2. 진동의 생물 물리학 … 39
    (1) 진동하는 분자 … 39
    (2) 자연 주파수, 동조화, 공명 … 40
3. 분자와 에너지 … 42
    (1) 분광학 … 45
    (2) 분자 간 진동의 상호작용 … 48
    (3) 생명의 결정 … 48
4. 코헤렌트 진동 … 50
5. 세포의 진동과 체계적 조절 … 53

제3장 중력 · 구조 · 감정

1. 서론 … 61
2. 중력이 생체에 미치는 영향 … 62
3. 텐세그리티 … 69
4. 가소성 … 75
5. 중력과 신체 및 감정 구조 … 79

제4장 온그림 hologram, 에너지, 파동의학

1. 서론 … 83
2. 단파광(單波光, 레이저)의 마법 … 91
3. 에테르체의 과학적 증거 … 98
4. 입자물리학으로부터의 식견 … 104
5. 극과 극은 통한다 … 108

제5장 물질의 주파수대와 미세 에너지 차원

1. 서론 … 117
2. 육체 / 에테르체 접촉면 … 119
3. 차크라와 나디 … 129
4. 감정체 … 137
5. 주파수 영역의 과학모형 … 147
6. 정신체와 원인체 … 159

제6장 얽혀 있는 생명의 그물 – 차크라는 무엇인가?

1. 서론 … 163
2. 새로운 질병 모형 – 차크라의 기능 장해로서의 병 … 164

3. 일곱 가지 차크라 … 168
   (1) 제7차크라(관차크라, 왕차크라, 두정차크라) … 168
   (2) 제6차크라(미간차크라, 천목 '제3의 눈' 차크라, 아즈나차크라) … 169
   (3) 제5차크라(인후 차크라) … 170
   (4) 제4차크라(심장 차크라) … 172
   (5) 제3차크라(태양신경총차크라) … 184
   (6) 제2차크라(배꼽차크라, 성선차크라, 비장차크라, 선골차크라) … 188
   (7) 제1차크라(뿌리차크라, 근차크라, 미골차크라, 기저차크라) … 190
4. 차크라의 역동성 – 개인의 진화가 갖는 영적 의미 … 193
5. 쿤달리니 에너지 – 차크라의 기능과 고차의식의 발달 … 196
6. 명상, 전생, 병 – 업보(카르마), 에너지 저장고로서의 차크라 … 203
7. 명상과 깨달음의 생리학 – 벤토프 모형인 뇌 – 심장공명모형과 '
   '신체–쿤달리니' 증후군 … 207

제7장 니시의학의 원리

1. 서론 … 221
2. 현대의학의 비판 … 222
3. 니시의학의 기초 … 236
4. 니시의학의 건강관 … 250
5. 니시의학의 질병관 … 270

[Appendix] 모드 분류표 … 283
[참고문헌] … 333

제1장

조용한 파장

1. 서 론

자연계의 모든 현상에는 각기 고유한 리듬이 있다. 그 리듬 중에서 가장 긴 사이클을 가진 '천체'는, 우리의 상상을 훨씬 뛰어 넘는 광년(光年)이라는 긴 시간에 걸쳐 탄생과 소실을 반복한다. 한편 이와는 반대로 가장 짧은 리듬의 상징은 '원자'나 원자 이하의 '입자'이며, 이들은 초(秒) 주기로 진동한다.

생명은 이 양극 사이에 있으며, 생명에도 다양한 리듬이 존재한다. 생명에서 가장 긴 주기는 탄생과 죽음이고, 그 사이에 생체를 구성하는 원자가 각각의 주기에 나타나고 사라져 간다. 예를 들어 뼈나 근막 등의 조직이 완전히 교체되는 것은 일생 동안 10~15번이지만, 피부나 소장 등의 조직은 일생에 걸쳐 1만 번이나 교체된다.

이와는 달리 몇 초 만에 새로이 교체되는 효소도 있다. 난소가 약 1개월의 활동주기를 가지는 것은 잘 알려져 있으며, 그 이외의 장기와 기관도 독자적인 활동 주기가 있다. 부교감신경의 뇌천수 펄스, 호흡,

심박, 뇌파 등의 리듬은 비교적 빠르며 평균 1/10초 단위이다. 분자의 진동 리듬은 그보다 더 빨라, 1초에 200만 번 회전 또는 진동한다.

인간 지식의 역사를 돌아보면, 사람들이 생명과 자연의 리듬 관계에 깊은 관심을 가져왔던 것을 알 수 있다. 그 한 예가 현대 천문학이 등장하기 훨씬 이전부터 옛날 사람들이 가졌던 천체 예측이다. 반면에 과거의 미신적인 예측법은 과학기술의 발전과 함께 정확하고 재현성이 있는 관측법과 측정법으로 교체되었다. 한 시대에 통용되던 가설이 새로운 자료를 기초로 한 새로운 사실에 길을 양보할 때, 지식도 또한 하나의 주기를 끝냈다고 말 할 수 있는 것이다.

그러나 생물의 리듬에 대한 연구에는 복잡한 많은 가설이 있다. '제1장 조용한 파장'의 주제는 그러한 연구에 대한 설명이지만, 독자를 혼란시키지 않는 범위 내에서 과학적으로 이야기를 진행해 나가고자 한다. 따라서 연구에 대한 설명이나 연구자의 결론을 늘어놓아 문제를 제기하는 것이 아니라, 다양한 가설의 소개로 그치는 편이 좋을 것으로 생각한다. 즉 제1장에서 설명하는 이야기는 어디까지나 가설이며, 계통적인 연구나 임상 경험의 반복에 의해 긍정이나 부정이 가능한 이론이다. 다만 연구에 의해 얻을 수 있는 어떤 지견과 그 지견의 해석은 별개라는 것을 먼저 확실히 해 두고 싶다.

2. 조직 특유의 파장대

치료라는 의미에서 여러 조직의 회복을 '시동 걸기'하거나 병의 치유를 촉진시키는 자기파의 임상 응용에서, 자기파의 주파수는 생체에 중요한 리듬이라고 생각된다. 임상적으로 사용되고 있는 자기파의 주파수는 다양한데, 가장 주목하고 있는 것은 극초 저주파의 저에너지 자기 펄스이다. 여기서 말하는 극초 저주파 자기는 100Hz 이하의 자기이다. 이것과 같은 정도의 주파수를 가진 자기파가 치유 접촉이나 그것과 같은 기법을 이용하는 치료사의 손에서 방출되고 있다. 이때 치료사가 내는 자기파는 여러 연부조직 및 경조직의 회복을 촉진시킨다고 의학적으로 증명된 주파수대를 스캔한 것 같은 패턴을 가진다. 이러한 주파수의 유사성은 최근의 연구에서 발견된 흥미 깊은 지견이다. 이 지견에 대해서 좀 더 구체적으로 알아본다.

[표 1-1] 각 주파수의 치료효과(조직 특유의 파장대)

주 파 수	작 용
2Hz	신경 재생, 배양 신경절에서 축색 성장
7Hz	뼈의 성장
10Hz	인대의 회복
15,20,72Hz	피부 괴사 감소, 모세혈관 형성 촉진 및 섬유아세포의 증식
25,50Hz	신경 증식인자와 협력작용

* 1995년 시스켄과 워커의 리뷰에서 인용

[표 1-1]은 의학적 연구에 사용된 주파수와 그에 따라 영향을 받는 조직의 종류이다. 이것을 '조직 특유의 파장대'라고 부르고 있다. 이 표는 시스켄과 워커의 리뷰에서 인용하였다. 여기에 제시된 수치 이외의 파장을 사용하여 여러 질환에 대한 작용을 조사한 연구도 있으며, 그 중에는 미국 특허를 취득한 것도 있다.

[그림 1-1] 각 주파수의 치료효과

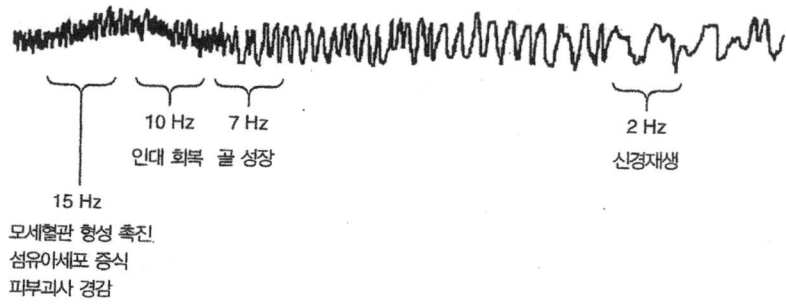

* 존 짐머만의 실험에서 기록된 치료사의 손에서 나오는 자기파이다. 자기파의 파장은 불규칙하며 0.3~30Hz 범위내에서 변화하고 있으나 대부분의 파장이 7~8Hz에 집중되어 있다. 부분은 [표1-1]에 나타낸 조직 특유의 파장대이다.

한편 존 짐머만의 연구에서는 치유접촉 치료사의 손에서 방출된 자기파를 [그림 1-1]에 나타나 있다. 이 그림에 의하면 자기파의 파장은 불규칙하며 0.3~30Hz의 범위 내에서 변화하고 있으나, 대부분의 파장이 7~8Hz에 집중되어 있는 것을 볼 수 있다. [그림 1-1]에 나타난 파장은 [표 1-1]에 제시한 조직 특유 파장대의 많은 부분을 포함하고 있는 것도 볼 수 있다.

(1) '치유 에너지'의 정의

지금까지 살펴본 것처럼 치료사의 손에서 방출되는 생체 자기와 의학자들이 발견한 '조직 특유의 파장대'가 일치하는 것은 분명하다. 이 지견은 매우 흥미롭지만 이런 정도의 자료로부터 어떤 결론을 이끌어낸다는 것은 사실상 어렵기 때문에, 더 많은 연구가 요구되는 것은 당연하다 할 것이다. 따라서 그런 연구를 시작하기 위해서는, 결과에 따라 긍정이나 부정할 수 있는 어떤 가설을 세우지 않으면 안 된다. 그러므로 발생원이 치료 기구이든 사람의 손이든, '치유 에너지'라는 것을 다음과 같은 가설로 정의한다.

[정의와 가설] - 치유 에너지는 치료기구 또는 사람의 손에서 발생되는 한 종류 이상의 조직 회복을 촉진하는 특정 파장 또는 파장대의 에너지이다.

(2) 그 이외의 주파수

지금까지 주로 설명한 주파수는 극초 저주파 영역에 속하지만, 그 영역 이외의 주파수도 의학 연구의 대상이 되고 있다. 예를 들어 흔히 사용되는 다이아펄스(Diapulse) 장치는, 27MHz(1초에 2,700만 번 진동한다)의 주파수를 사용하여 임상 연구를 진행하고 있다.

외상에 대한 다이아펄스의 작용을 조사한 임상 시험에서 종창의 경감, 치유 촉진, 신경의 재생, 촉진, 통증의 완화 및 기능 회복의 촉진 등의 효과가 인정되고 있다.

[그림 1-1]의 자료를 보면 치료사의 손에서 방출되는 자기파는 극초 저주파 영역에 속하고 있으며, 이 영역 이외의 주파수나 다른 종류의 에너지도 틀림없이 관여하고 있다. 생체에서 생기는 모든 주파수의 진동에는 조화 진동과 조화 진동('기본'이 되는 주파수의 정수배 또는 정수분의 1의 주파수를 가지는 진동)이 존재한다.

[그림 1-2] 심박의 전달 속도

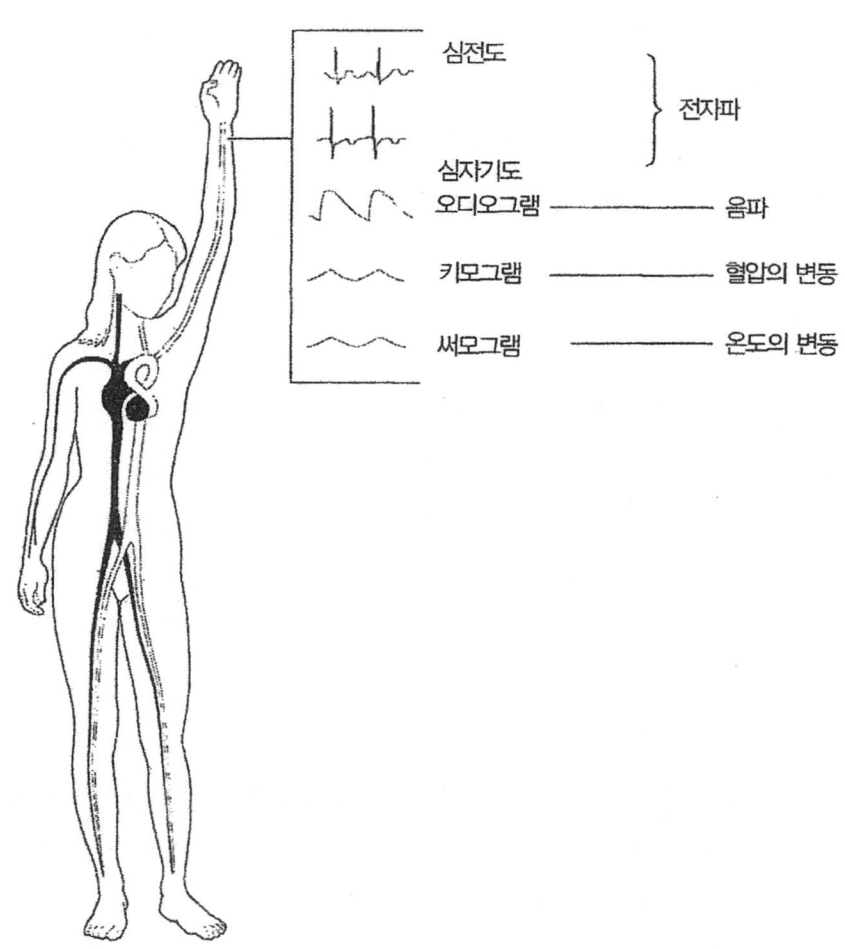

* 심박의 전달 속도는 무엇보다 빨리 전해지는 것은 전자파(심전계나 심 자기계로 측정 가능)이고, 다음이 심음, 그리고 압력, 온도 등의 변화가 계속된다(러식과 슈바르츠의 논문에서 인용).

극초 저주파 에너지 이외의 다른 예로는 적외선이 있다. 기공사의 손에서 생기는 적외선에는 세포 증식이나 DNA 및 단백질 합성, 그리고 세포 호흡을 촉진하는 작용이 있는 것이 실험에 의해 증명되었다. 또한 생체에서는 마이크로파나 빛이 방출되는 것도 확인되었다. 예를 들어 심장에서 발생하는 종류와 주파수가 다른 다양한 에너지가 혈액 순환을 통해 생체의 각 세포에 전해진다[그림 1-2]. 그 중에서 가장 빨리 전해지는 것은 전자파(심전계나 심 자기계로 측정 가능)이며, 그 다음이 심음, 그리고 압력, 온도 변화(적외선) 등이 있다. 러식과 슈바르츠는 이러한 현상을 '동적 에너지계'라고 명명하여 전신의 정보 전달에 작용하는 역할을 보고하였다.

3. 에너지의 작용 기전

(1) 외상 치유

에너지 요법의 작용을 조사하고 있는 의학 연구자들은, 에너지에 의한 생체조직에 '정보' 전달은 작용 기전의 하나로 들고 있다. 즉 에너지에 의해 세포막에서 핵에 그리고 유전 물질로 전해지는 일련의 활동을 촉진하는 정보가 특정 변화를 일으킨다는 것이다.

앞에서 특정 조직의 회복이 특정 주파수를 가지는 에너지에 의해 촉진된다는 연구 결과를 제시했지만, 각각의 주파수에 특유의 정보가 담겨 있다는 해석이다.

이 작용 기전은 흥미 있는 가설이지만, 회복 반응이 왜 스스로 시작되지 않는가 하는 의문이 남는다. 치유의 시작에 왜 외부 자극이 필요한가? 에너지는 어떻게 하여 치유를 시작하는가? 다음은 이러한 의문에 대한 하나의 접근이다.

생체에서 여러 가지 반응은 생체 매트릭스라는 매체를 통해서 차례차례 연쇄적으로 일어난다. 완전한 건강 상태는 매트릭스와 거기에 인접한 물 층을 통한 정보 교환이 순조롭게 진행되는 상태를 말한다.

신체적 또는 정신적 외상의 반복에 의해 정보 교환에 지장이 생겼다고 가정해 본다. 이 때 의료 기구를 이용하거나 치료사의 손에서 나오는 치유 에너지를 주었다고 하자. 그러면 조직의 에너지나 정보를 전하는 네트워크가 다시 활동을 시작할 것이다. 전신의 네트워크 기능이 회복되면 원래 존재하고 있던 정보 전달 시스템이 정상적으로 움직이기 시작하여 세포외 기질에서 세포막으로, 그리고 세포 골격을 통하여 핵과 유전자로 또는 그 역 방향으로 정보가 원활하게 흐를 것이다. 즉 에너지 정보가 가는 길을 열어주면 각각의 생체 반응이 활성화된다는 것이다.

뛰어난 의학자인 바세트는 대체요법 임상가들이 잘 알고 있는 현상을 그의 연구에 의해 뒷받침했다. 그 현상은 치유 에너지를 주면 "막혀 있던 치유 반응이 활성화 되어 비록 40년간이나 치유되지 않았던 환자라도 회복 반응을 시작시킬 수 있다."라는 것이다. 회복 반응을 시작하는 기전에는, 특정 세포 기능의 활성화와 손상 회복을 시작하여 조화시키는 자연적인 정보 교환 경로의 '양쪽 모두'가 관여하고 있다고 생각된다.

조직의 손상을 막거나 '기분이 좋다'라고 느끼려면 조직 간의 정보 교환이 원활하게 일어나야 할 것으로 본다. 이것을 나타내는 실험의 한 예가 신경 손상 '전에' 자기 치료한 동물에서, 손상 '후에' 자기 치료를 한 동물과 같은 조직 회복 촉진 효과를 보이는 것이다.

(2) 예방 작용

지금까지의 설명은 외상의 회복이 중심이지만, 생체에 특별한 이상이 없는 경우에도 에너지 요법의 효과가 나타난다는 내용이다. 건강한 사람은 기분이 좋고 부상이나 병도 잘 발생하지 않는다. 만일 이상이 생겼다 해도 회복이 빠르다. 이처럼 체내 정보 교환 경로가 모두 원활하고 또 균형 있게 흐르고 있으면, 스포츠나 예술 또는 지적 활동 등의 능력도 향상된다. 이것은 많은 대체요법에서 인식되어 있으며, 일상적으로 컨디션을 유지하는 기법이나 '조정'하는 기법으로 받아들여지고 있다. 그러한 기법은 특정 질환을 고치는 것이 아니라, 병에 걸리지 않게 하거나 다양한 능력을 향상시키기 위한 것이다. 또한 추상적이지만 인격의 성장을 촉진하거나, 개인의 목표나 '소명'에 전념하는 목적도 있다.

예방 기전에 대한 침 요법 연구에서 다음과 같은 가설을 세울 수 있다(침구, 지압, 정체, 마사지 등에 의해). 조직에 가벼운 자극을 가하면 조직을 손상시키지 않고 외상과 '유사한 상태'가 생긴다. 따라서 경도의 자극을 받은 생체 매트릭스는 실제로 외상을 받았을 때와 같은 일련의 회복 활동을 시작한다. 즉 건강한 사람에서 경도의 자극은 회복 기능의 '시운전' 또는 '튜닝'과 같은 역할을 수행한다.

(3) 신체 기억

에너지 요법은 외상 회복 및 예방 작용 이외에 정신적 상처나 학대에 의해 장기간 억압되어 있던 '신체 기억'을 풀어 해결하는 작용이 있다.

(4) 응 용

지금까지 설명한 가설이 유효하다고 한다면, 다양한 응용 방법이 있는 것은 말할 필요도 없다. 예를 들어 실용화를 위해 일정한 주파수의 펄스밖에 발생시킬 수 없는 장치보다, 일정한 주파수대를 스캔할 수 있는 어떤 펄스 발생 장치를 의료 기구로 개발하면 좋을 것이다. 또한 치료사의 손에서 방출되는 자연 펄스를 정확하게 기록하여, 기록된 것과 같은 펄스로 손상 조직을 자극하는 방법도 효과적일 것이다.

이러한 아이디어와 관련하여, 이미 몇 개의 연구가 이루어지고 있다. 예를 들어 기공사가 방출하는 것과 같은 펄스를 발생시키는 장치가 고안되었으며, 이 독특한 장치는 극초 저주파 영역의 음파를 발생시킨다. 이 장치와 기공의 작용에 대한 문헌은 기공 연구소의 데이터 베이스에서 소개되고 있다.

한편 진화 생물학적 접근도 가능하다. 현재까지 나타난 사실에 의하면, 생물은 먼저 정의 치유 에너지를 방출하거나 그 에너지에 반응하는 능력을 가지고 있는 것을 알게 되었다. 이 능력은 생물의 진화 과정에서 자연스럽게 만들어진 것으로 생각된다. 우리의 선조가 살아온 세계는 언제나 위험이 가득 했었지만, 부상된 몸을 치료해 주는 병원이나 진료소는 존재하지 않았다. 따라서 태고의 인간 사회에서는 외상을 빨리 회복시키는 능력을 선천적으로 가지고 있는 사람이 생존에 유리한 조건이 되었다. 그 후 자연 도태의 원칙에 의해 현재의 치유 에너지 형태가 남은 것이다.

[가설] – 치유 에너지의 방출에 의해, 그 에너지에 반응하는 생물의 능력은 생물의 진화 과정에서 자연히 일어나는 것이다. 이 가설이 옳다고 하면 다음과 같은 단순한 결론을 이끌어낼 수 있다. 즉 의료기구는 어느 정도 정밀하게 생체 조직에서 나오는 치유 에너지에 작용을 미치고, 안전하게 효과를 발휘한다는 것이다.

4. 생체 리듬과 외상 회복

다음에 생각할 필요가 있는 것은 각종 에너지 요법은 물론, 치료사의 손에서 발생되는 에너지 발생의 근원과 그 에너지가 일정한 파장대를 스캔하듯이 변화하는 이유이다. 이러한 현상을 자세하게 설명하는 기전이 발견된 것은 한 연구의 성과에 의한 것이다. 한마디로 말하면 생체의 리듬과 그 조절 기능이 중요한 역할을 하고 있다는 것이다. 외상 회복 과정에는 조직의 여러 구성 성분을 옮겨놓기 위한 다양한 생체 리듬이 관여한다. 그러한 리듬은 어떻게 하여 생성될까? 그 대답은 다음과 같이 생각할 수 있다.

외상이 치유되기까지는 정교하고 복잡한 반응이 관계되며, 다양한 조직이 질서 있게 협력하여 작용한다. 외상은 종류에 따라 차이가 나기 때문에, 생체의 구조나 기능을 완벽하게 회복시키기 위해서는 100% 정확한 생체 반응이 요구된다. 따라서 국소에서 일어나는 반응과 전신이 관계되는 반응이 필요에 따라 연계되는 것이다. 그리고 다양한 생리적 반응을 일으켜 치유가 달성된 뒤에도 모든 반응이 무리지어 일어난다. 외상 중에는 1주간 또는 그 이상 계속되는 회복 반응도 있다.

의학 분야에서 시행된 연구는 최근까지 거의 대부분 분자를 대상으로 한 것뿐이었다. 그러한 연구에서 조직의 회복과 관계된 물질이 활발하게 탐색되었고, 실제로 많은 물질이 발견되었다. 예를 들어 혈액이 응고되기까지 몇 가지 다른 물질이 폭포처럼 흘러 차례로 반응을 일으킨다. 또한 상처가 아물기까지는 섬유아세포 증식인자의 기능에 의해 콜라겐이라는 조직 단백을 합성하는 세포 분열이 촉진되어 새로운 조직이 형성된다. 즉 생체의 치유 반응은 천연의 증식인자나 증식인자를 합성하는 유전자를 직접 외상 부위에 투여하여 촉진할 수 있다. 특정 대사 경로를 활성화시키거나, 비활성화 하는 물질이 어떻게 세포 기능을 조절하는지 조사하는 것은 간단하다. 그러나 그러한 연구에는 무엇인가가 빠져 있다. 세포나 조직, 장기 등이 일정한 구조를 만들기 위해서는 일정한 '설계도'가 있다. 그런데 생체 반응을 조절하는 물질이 어떻게 설계도를 만든다는 것이다.

※ 설계도

해롤드 색슨 버르라는 과학자는 에너지가 생물의 설계도라고 주장했다. 분자 수준의 의학 연구에서 생체의 구성 성분이 필요한 양만 만들어내는 제조 과정을 밝혔지만, 생물로서 구조나 기능을 가지도록 그러한 성분을 올바르게 조립하기 위해서는 생명에 대한 어떤 힘이 필요하다는 것이다.

　이러한 버르의 가설을 뒷받침하는 사실이 [표 1-1]에서 보여주고 있다. 신경세포의 성장을 촉진하는 것은 성장인자라는 물질이지만, 그 작용은 25, 50Hz의 자기파에 의해 촉진된다. 즉 에너지가 분자와 '협력'한다고 주장하고 있는데, 이러한 사실에서 우리는 다음과 같은 가설을 알 수 있다.

　[가설] - 생체의 구조, 기능, 회복에 대한 설명에 생체분자와 에너지의 양 방향에서 조절 된다는 것을 밝히지 않으면 안 된다. 유전자는 생체 구성성분의 필요량뿐 아니라 제조과정도 지배한다. 한편 생물이 구조와 기능을 가지기 위해서는 성분의 정확한 구성이 필요하며 에너지가 필요하다.

　이 가설은 현대 생리학의 파이오니아적 존재인 끌로드 베르나르가 100년 이상 전에 주장하였는데, 그는 다음과 같은 말을 남겼다.

　"유전자는 생체를 만들어 내지만, 그것을 움직일 수 없다. 생명력은 생체를 만들 수 없지만, 생체는 생명력의 지시에 따라 움직인다."

　"유전자가 중요하지만 모든 것을 통솔하는 사장이 아니라 단순한 지배인에 지나지 않는다."

　생체의 생리적 반응이 유전자에 의해 조절되는 것은 틀림없다. 그러나 반응이 일어나는 순서나 완성된 조직의 기능까지 모두 유전자에 지배되는 것은 아니다. 그렇다면 에너지는 어떤 역할을 하는 것일까? 그 대답은 발생과 재생에 대한 에너지 작용을 조사한 광범위한 연구에 의해 밝혀졌다.

　사람의 손에서 방출되는 치유 에너지의 다른 사람에 대한 작용은 다음과 같은 가설로 설명할 수 있을 것이다.

[가설] – 건강한 조직에서 인정되는 전기적, 전자적, 자기적 현상 및 기타 에너지 현상은 세포활동을 통합하는 정보전달 수단이다. 건강한 사람의 손에서는 정보를 전달하는 에너지가 방출된다. '치유가 어려운 외상'은 신체적 외상이나 정신적 외상에서 회복 반응의 시작 및 통합에 필요한 체내정보를 받아들이지 않는 외상이다. 이때 외상 부위 근처에 건강한 조직을 이식하면 에너지 매체에 필요한 정보가 전달되어 정보통로가 열려 치료 반응에서 '시동 걸기'가 일어난다.

5. 극초 저주파 신호의 발생 근원

심장이나 뇌 등의 장기와 기관이 활동하면 극초 저주파 영역의 전자

[그림 1-3] 뇌파

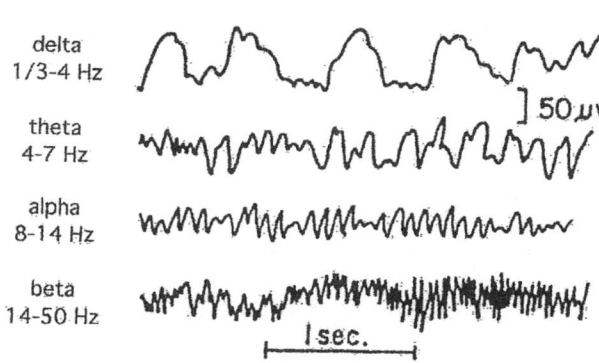

* 전극을 머리에 부착한 뇌파계에 의해 주된 뇌파의 파형을 기록했다. 뇌파의 파형은 항상 변화되는 것으로 알려졌다. beta파는 깊은 수면 상태나 일부의 뇌장애에서 나타난다. theta파는 건강한 성인의 수면시나 실망, 욕구불만 등의 감정적 스트레스에서 나타난다. 일반 각성 상태에서는 alpha파가 나타나고, beta파는 일반적으로 정신이 왕성하게 활동하고 있을 때 전두엽에서 나타난다. 주파수가 큰(최대 50Hz) beta파는 신경계의 활발한 기능이나 긴장에서 나타난다(1991년 가이톤의 논문에서 인용).

파가 발생된다. 그 예가 뇌파인데 [그림 1-3]에는 주된 뇌파가 나타나고 있다.

20세기 후반 로버트 O.벡카를 비롯한 연구자들이 치유 과정에서 뇌파의 역할을 규명하기 위해 중요한 연구를 했다. 그들이 시행한 연구 성과는 다양한 에너지 요법에서 활용되고 있다. 또한 벡카의 연구에 의해 마나카가 제창한 X 신호설의 미지수 하나가 밝혀졌다.

현대의 신경생리학에서 활발하게 연구되고 있는 내용은, 뇌세포 전체에서 보면 반에도 못 미치는 세포 활동에 지나지 않는다. '뉴런 학설'은 뉴런 활동에 의해 신경계의 모든 기능이 일어난다는 가설이며, 많은 뉴런의 매우 복잡한 연계에 의해 뇌가 종합적으로 기능한다고 추측되었다. 그러나 이 가설에는 뉴런보다 진화 생물학적으로 오래된 정보 전달계인 신경 주위세포의 기능이 설명되어 있지 않기 때문에, 가설로서 완전하다고는 말할 수 없다. 그렇다 하더라도 신경 주위세포의 기능에 의해 신경 지배를 받는 모든 조직에 정보가 직접 전해진다. 외상의 회복 과정을 조절하는 '외상 정보'도 신경 주위세포를 통해 전달된다. 의학 역사를 살펴보면, 신경의 안정 시 전위(potential)나 활동 전위가 발견되기 '이전'에 외상전류가 발견된 것을 알 수 있다. 상처를 받으면 손상 부위에서 전류가 발생함으로써 손상이 완전히 회복될 때까지 계속 흐르게 된다는 것이다.

이 전류가 담당하는 역할은 손상이 일어난 장소와 상처의 정도를 전신에 경고하는 것이다. 동시에 피부세포나 백혈구, 섬유아세포 등을 동원하여 상처를 막고, 치유를 촉진하는 기능도 있다. 그 결과 상처가 치유되면, 외상전류가 변화하여 주위 조직에 치유과정의 진척상황을 전한다. 외상전류는 세포 이온의 움직임에 의해 생기는 것이 아니라,

자기장의 영향을 받기 쉬운(홀 효과; Hall effect) 반도체 전류인 것이 벡카의 연구로 밝혀졌다. 이 반도체 현상은 신경 주위의 결합조직과 인접한 생체 매트릭스의 특성에서 유래하는 것이다.

신경계 이외의 생체조직도 연속된 결합조직 층으로 쌓여 있다. 예를 들어 혈관계는 혈관 주위 결합조직에, 림프계는 림프액 주위 결합조직에, 근육은 근막에, 뼈는 골막에 각각 쌓여 있다. 생체 매트릭스라는 개념은 이러한 연속된 결합조직 전체와, 그 조직을 구성하는 세포나 핵 성분을 모두 포괄하고 있다.

외상전류는 피부에서만 발생되는 것이 아니라, 상피세표라고 부르는 세포의 공통적인 특성으로 생각되고 있다. 만약 이것이 사실이라면 상피, 혈관, 근육, 신경, 뼈 등의 어느 한 조직이 손상되어도 외상전류가 생기게 된다. 외상전류가 일으키는 반응은 손상의 깊이나 정도에 의해 정해지는 것으로 생각된다. 그러므로 이 가설에 따라 연구를 진행해 나가면, 생체가 모든 외상에 대해 질서를 바로잡아 반응하는 이유를 자세하게 알 수 있게 될 것이다.

뇌에서 발생하는 에너지의 파, 즉 뇌파는 뇌에만 머물지 않고 우수한 전도체인 순환계를 통하거나, 또는 말초신경이나 신경 주위 조직을 통해서 신경 지배를 받은 체내 각 부위에 전달된다. 마치 심장에서 생긴 전기파가 심근에만 미치지 않고 혈관계나 혈관 주위 결합조직, 그리고 생체 매트릭스를 통하여 전신 각 부위에 전해지는 것과 같다.

이때 뇌파를 체외에서 측정할 수 있는 것은, 뇌에 존재하는 많은 뉴런에서 동조화된 전류가 율동적으로 흐르기 때문이다. 대뇌의 체성감각 피질에 속하는 수직으로 서 있는 삼각추 같은 형태의 영역에서, 나란히 달리는 대량의 뉴런에 전류가 흐르기 때문에 비교적 강력한 파장이 모인 전파가 발생한다고 생각된다.

벡카의 연구에 의하면, 의식의 상태를 포함한 신경계 전체의 활동은 모두 뇌파에 의해 조절된다고 한다. 이 가설에는 신경 생리학적 근거가 있다. 개개의 뉴런 주위에는 뇌파의 작용에 의해 각각 리듬이 다른 에너지 장이 생기지만, 뉴런 자극에 대한 감수성은 이 장소에 의해 정해진다. 즉 뉴런이 언제라도 신호를 보낼 수 있는 상태(탈분극 반응을 일으키는 최소 물리량이 낮은 상태)가 된 장소에서는, 약간의 자극에도 신경이 활동하기 시작한다. 이와 반대로 신호를 보내기 어려운 상태(반응을 일으키는 최소 물리량이 높은 상태)에 있는 장소에서는, 큰 자극을 주지 않으면 신경이 활동하지 않는다. 이와 같이 전신의 신경 세포에는 활동을 시작하기 쉬운 리듬이 있다. 미세전극을 이용한 신경생리학 연구에서, 뇌신경의 탈분극 반응을 일으키는 최소 물리량이 뇌파 리듬과 연동하여 변화하는 것을 밝혔다.

6. 동조화

생체 리듬의 조절에 대해 생각할 때 반드시 알아 두어야 하는 것이 '동조화' 개념이다. 물리학 세계에서 주파수가 거의 같은 2개의 리듬이 서로 간섭함으로써, 같은 하나의 리듬이 되는 것을 동조화라고 한다. 전문적으로 말하면, '2개(또는 그 이상) 발진기의 상호 위상 동기화' 라는 의미이다.

예를 들어 같은 벽에 몇 개의 추시계를 걸었다고 하자. 이 시계들은 결국 동조화되어 모든 추가 완전히 같은 주기에 움직이게 된다. 이러한 현상이 일어나는 것은 추의 길이에 의해 정해지는 진동 주기가 거의 같은 시계의 경우 한정된다. 추의 흔들림이 벽에 전해져 진동(탄성파 또는 음파)이 되고, 그 진동이 서로 간섭하게 되는 원리이다.

(1) 뇌의 페이스 메이커

뇌파의 파장은 일정하지 않은 채 시시각각으로 변화하고 있다. 이 파의 리듬을 만드는 '페이스 메이커'는 뇌의 깊은 곳, 구체적으로는 '시상'이라고 부르는 부위에 존재하는데, 이를 '시상 리듬 발생기' 또는 '페이스 메이커'라고 부른다.

뇌의 리듬 기전에 대해 세포 수준에서 구체적인 연구를 하던 중에, 다음과 같은 사실이 밝혀낸 바가 있다.

시상과 피질을 잇는 뉴런(시상 피질 뉴런)의 하나에 칼슘 이온이 서서히 들어가면, 뉴런은 1.5~28초 동안 진동한다. 이 진동에 의해 뇌파가 발생하여 동조화가 일어난다. 그리고 그 파가 대뇌피질로 전해지고 뇌 전체에 퍼지는 것이다.

한편 시상 피질 뉴런 안의 칼슘이 과잉되면 시상의 진동이 정지된다. '정지기'는 5~25초간 계속되지만, 그 사이 뉴런은 자유로 진동하는 뇌파는 '프리런(free run)' 상태가 된다. 뇌파가 외부의 에너지에 동조화되기 쉬운 것은 이 정지기가 있기 때문이라고 생각된다. 그 후 뉴런 내 칼슘 농도가 내려가 뉴런이 진동할 수 있는 상태로 돌아오면, 다시 시상의 진동이 시작된다.

뇌파계에 나타나는 뇌파는 뇌 뿐만 아니라, 신경계(및 신경 주위조직) 전체에 전해지고 몸 구석구석에까지 전해진다. 따라서 모든 신경계의 감수성이나 활동은 뇌파에 의해 조절되고 있다.

(2) 생체 리듬의 동조화 : 긍정론과 부정론

이제부터 시상의 진동이 정지하는 프리런기에, 뇌파가 외부 에너지와 동조화할 가능성에 대해 생각해 보기로 하자.

외부 에너지에는 치료사의 손에서 방출되는 에너지도 당연히 포함된다. 그러나 생체 리듬의 동조화라는 주제는 생물학자 사이에 견해가 다른 주제이다. 이것은 생체 리듬의 담당이 '체내 시계'라는 설과 '체외 시계'라는 설이 있기 때문이다.

체내 시계설이나 체외 시계설은 모두 충분한 근거가 있으며, 현재 "대부분의 생체 리듬은 시상과 같은 내적 페이스 메이커에서 발생되며, 다음에 설명하는 것 같은 자연계의 에너지에 거의 영향을 받지 않는다."라는 것이 정설로 되었다. 그러나 과학의 역사를 돌아보면, 학설에도 독자적인 리듬이 있는 것을 실감할 수 있을 것이다. 그런 의미에서 한 시대의 정설이 새로운 자료에 근거하여 새로운 정설로 바뀌어 가는 것을 볼 수 있겠다.

생체가 외부 에너지의 영향을 받을까 그렇지 않을까에 대해서는 과학자 뿐만 아니라, 과학을 잘 모르는 사람 사이에도 분명한 의견이 있을 것이다. 예를 들어 생명은 끝없이 계속되는 세계의 일부이기 때문에 태양이나 달, 혹성이라는 천제 리듬의 영향이 사람에게 미칠 것이라고 생각하는 사람이 있다. 만약 그런 영향이 있다고 해도 미미한 작용에 불과하다고 설명하는 사람도 있을 것이다. 많은 과학자들이 천제의 리듬을 점성술과 공통 개념으로 생각하는 강한 편견을 가지고 있다. 점성술은 의심스러운 것이라고 일반적으로 생각하고 있으며, 그 견해는 논리적 분석 결과보다 개인적 감정이나 인격에 의한 것이 아닌지 의심해 보고 싶어진다. 이 주제는 인격 구조의 에너지적 특성을 검증하는 곳에서 부연 설명할 것이다.

(3) 지구자기와 지구전기

뇌파가 사상의 리듬에 지배되지 않는 '프리런' 기는 자연계에 존재하지 않고 사람에서만 발생되지만, 체외의 전기나 자기의 진동에 뇌파가 동조화된다. 이 현상을 검증하기 위해서 먼저 자연계에서 전기나 자기의 발생을 생각해 보자. 누구나 잘 알고 있듯이 나침판의 바늘이 북극 방향을 나타내는 것은 지구의 자기장, 즉 지자기의 영향인 것이다. 그러나 나침판의 바늘을 확대경으로 확대해 보면, 바늘은 잠시도 정지하지 않고 다양한 리듬으로 흔들리는 움직임을 볼 수 있다. 이러한 리듬에는 일중(24시간) 리듬이나 보다 늦은 주기 또는 반대로 매우 **빠른**(극초 저주파 수준의) 리듬이 있다. 매우 빠른 리듬은 지자기 미맥동이라고 부르며, 슈만(Schumann) 공명이라는 독특한 지구물리학적 작용에 의해 발생한다.

1950년대 활약한 독일의 우주 물리학자 W.O. 슈만은 지표와 전리층 사이 공간이 악기의 공동 구조처럼 공동 공진기 역할을 한다고 주장했다. 관악기의 키를 누르면 공동의 크기가 바뀌어, 그 안에 생기는 진동의 주파수가 변화한다는 것이다. 그래서 슈만은 지구상의 공간에도 이러한 현상이 일어난다고 생각했다.

관악기의 경우 연주자가 불어 입 또는 리드에서 소리를 내지만, 슈만공명을 발생시키는 것은 번개 에너지이다. 지구상에서는 맑은 날씨에도 평균 1초에 약 200번의 번개가 발생하고 있는데, 지구 전체에서 그러한 현상이 매일 일어나고 있다. 이 현상을 물리학 전문 용어로 표현하면, 지표 전리층 공간에서 번개가 에너지를 '펌핑'하여 극초 저주파 영역의 진동 또는 공진이 발생된다고 말한다.

슈만의 가설이 증명된 것은 1960년대 들어오면서부터이다. 번개는 정상 전자파를 발생시키고, 그것이 지구 전체에 전해진다는 것이다. 이 전자파의 슈만공명은 전기 또는 자기의 미맥동으로 검출할 수 있다고 한다. 번개 에너지에 의해 발생된 전자파는 전리층에서 지표로 향한다. 그리고 지표에서는 다시 전리층으로 향한다.

[그림 1-4] 번개에 의한 전자파

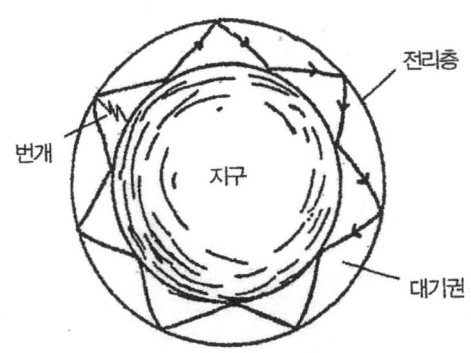

* 슈만공명은 지구 전체에 발생된 번개 에너지의 합에 의해 일어나는 특이한 전자기 현상이다. 번개에 의한 전자파는 전리층과 지표 사이에서 바운드를 반복하면서 지구 전체에 전해진다. 따라서 슈만공명은 지구상의 어느 지점에서도, 주파수 1~40Hz의 전기 또는 자기미맥동으로 검출할 수 있다. 이 전자파의 주파수와 힘은 지구 전체에서 번개의 분포나 토지의 기상조건, 그리고 관측 지점 지표의 전도도에 의해 결정된다. 강력한 슈만공명은 일기가 좋을 때 검출되기 쉽고, 또한 밤보다 낮에 발생되기 쉽다. 그리고 슈만공명에 영향을 주는 요인은 태양이나 달의 위치, 태양의 흑점, 혹성의 배치 등으로 지구에서 먼 우주 현상에 좌우된다(1976년 벤토브의 논문 145페이지 그림 16을 인용).

이렇게 해서 전자파는 지표와 전리층의 사이를 왕복하게 되는 것이다[그림 1-4]. 이 '스킵' 현상은 장거리 전파 통신에 응용되기 때문에 광범위한 연구가 되었다. 특정 주파수를 가지는 전파신호가 먼 장소까지 전해지는 것은 전리층과 지표 사이에서 반사가 반복되기 때문임을 느낀다.

슈만공명의 평균 주파수는 약 7~10Hz이지만, 전리층이 상승되면 지표와의 사이 공간이 넓어지기 때문에 공명 주파수는 내려간다. 지표에서 전리층까지의 거리나 전리층의 성질은 지구나 지구 이외의 영향을 받아 변화되므로, 슈만 주파수는 1~40Hz 사이에서 변동한다. 또한 태양 활동에 의해 자기폭풍이 생기면 전리층이 소실되기 때문에, 슈만공명이 일어나지 않는다. 슈만공명에 영향을 주는 인자는 [그림 1-4]에 설명되어 있다. 슈만 공명은 지구 활동에 의해 발생하고, 지구 이외의 활동에 의해 변화된다. 전자파의 주파수가 변화하는 것을 통신 용어로 '변조' 라고 말한다.

(4) 외부 에너지에 의한 동조화

슈만공명에 의한 전자파는 멀리 전해지는 동시에, 건물 벽이나 인체 조직을 쉽게 통과한다. 또한 이 전자파의 주파수는 심장이나 뇌에서 발생하는 생체자기의 주파수와 거의 같다. 그런데 슈만공명은 생체자기에 비해 수천 배 강력하다. 슈만공명의 파형은 뇌파와 매우 비슷하다[그림 1-5].

많은 생물학자의 견해에 의하면 슈만공명과 생체자기의 주파수가 거의 같은 것은 우연한 것이 아니라, 생물이 장시간에 걸쳐 진화하는 동안 지자기와 생체자기가 밀접한 관계를 갖게 되었을 것이라고 해석한다. 이에 따라 외부 에너지와 생체리듬의 상호작용에 대한 연구를 하게 된 것이다.

[그림 1-5] 슈만공명과 뇌의 alpha파

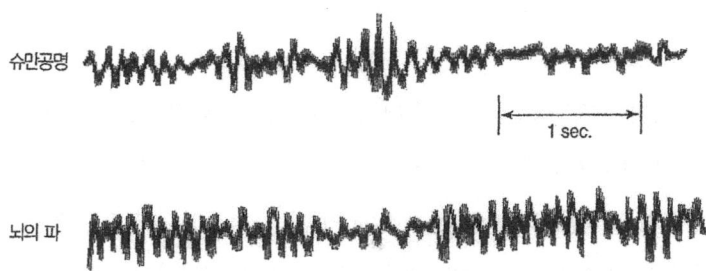

* 슈만공명과 뇌의 alpha파(1974년 퍼싱가 편 "ELF and electromagnetic field effects(극초저주파 및 초저주파 전자기 작용))"에서 퀘니히의 자료 인용)

생물들은 지자기의 강함, 극성, 방향을 감지하는 능력이 있다. 아직 명확한 결론은 아니지만, 생리적 리듬이 조화를 이루도록 지휘하고 있는 것이 지자기라는 설도 있다. 자연 현상에 의한 지자기의 혼란이나 인위적인 지자기의 방해와 사람의 다양한 이상 행동의 관계를, 통계학적으로 조사한 연구가 다음과 같이 보고되었다.

 * 프리드만 등의 보고에 의하면, 35개 정신과 병원의 입원 환자수와 지자기의 강도 사이에 상관이 있었다.
 * 벤카트 라만의 보고 및 라자람과 미트라 등의 보고에 의하면, 간질 환자의 발작 횟수와 자기폭풍에 의한 지자기의 변화 사이에 상관이 있었다.

* 페리 등의 보고에 의하면 지구상에서 자살률이 가장 높은 영국 웨이스트 미들랜드 지방에서, 50Hz 송전선에 의한 강한 자기장이 자살률의 원인으로 추정되고 있다. 또한 자연 및 인공적 외부 에너지와 뇌파의 동조화를 시사하는 연구도 많이 보고 하고 있다.

* 라이터는 교통 안전의 중요한 요소인 반응 시간에 대한 연구를 했다. 교통 관계 전시회장에 작은 방을 만들어 그 안에 들어간 입장자에게 버튼을 누르게 했다. 빛이 보이면 버튼 누르기를 중단하는 실험으로, 2개월 동안 수천 명의 반응 시간(점등 후 버튼 누르기 중지까지의 시간) 자료를 모았다. 그와 동시에 극초 저주파인 지자기 미맥동(슈만 공명)을 기록했다. 미맥동은 번개가 접근하면 늦어지며, 미맥동이 늦어지면 사람들의 반응 시간이 길어지는 것을 라이터는 발견했다. 한편 미맥동이 빨라져서 뇌의 α 파에 해당되면 사람들의 반응 시간이 단축되었다.

전시회가 끝난 후 라이터는 실험에 사용한 작은 방을 뮌헨 대학으로 옮겨, 천정과 마루에 배선을 깔고 발전기에 접속시켰다. 그리고 전류를 흘려 지자기와 유사한 저에너지의 저주파 진동을 발생시켜, 전시회와 같은 실험을 했다. 이렇게 인공적으로 조절한 조건에서도, 전시회의 실험처럼 사람들의 반응 시간에 대한 자기장의 영향이 있었다. 대학 실험에서 주파수 3Hz 환경에 몇 분간 노출된 피험자들이 두통, 가슴이 답답함, 손바닥에서 땀이 나는 증상은 번개가 접근했을 때, 일부 사람에서 나타나는 「기후 과민증」이라고 부르는 증상에 매우 비슷하였다.

* 하마는 피험자의 머리 좌우에 붙인 금속판에 저주파 전류를 흘리는 실험을 했다. 그 결과 8~10Hz의 주파수에서 피험자의 반응 시간이 단축되고, 2~3Hz의 느린 진동에서는 반응 시간이 현저하게 길어지는 것을 알았다. 비슷한 실험 결과가 프리드만 등에 의해 1967년에 보고되었다.

* 1977년 비테이의 연구는 공항 관제사처럼 장시간 긴장 상태가 계속되는 사람에게, 뇌파의 동조화가 실제로 얼마나 영향을 주는지 조사하였다. 관제탑과 비슷한 레이더 화면에 목표물을 비추어 피험자가 그것을 눈으로 쫓는 실험을 한 결과, 라이터나 하마의 실험처럼 뇌파의 주파수가 저하될수록 반응 시간이 길어져 일의 능률이 떨어지는 것을 알았다.

  * 독일의 막스 프랑크연구소에서 웨버 등의 연구팀은 외부의 빛, 온도, 소리, 압력 등에 의한 진동을 모두 차단한 2개의 지하실에서 몇 년 동안 수백 명의 자료를 모았다. 2개의 방 중 하나는 지자기의 영향을 99% 차단할 수 있는 강철제 그물에 의해 외부의 전자파도 차단되었다. 그리고 그 안에서 생활하는 피험자의 체온, 수면-각성, 소변배설 등의 생리 현상 주기를 관찰했다.

  그 결과 피험자 전원에게 생체 리듬의 지연과 불규칙화 등의 난조가 있었다. 그 현상은 자기를 차단한 방의 피험자에서 현저하게 나타나서, 생체 리듬의 지연 및 불규칙화가 더욱 강하게 나타났다. 또한 몇 명의 피험자에게 인공적인 전기 또는 자기의 진동을 준 결과, 10Hz의 매우 약한 전류에서 효과가 있었다. 이 전류가 흘러갔을 때에만 생체 리듬이 극적으로 정상화가 된다는 것이다.

  이상의 연구는 매우 중요한 의미가 있으나, 의학 논문에서는 거의 인용되지 않고 있다. 모든 연구 결과는 생체 리듬이 자연적 또는 인공적 극초저주파 전류와 동조화하고 있는 것을 나타내고 있다. 뇌파가 동조화되면 신경계 전체의 자극에 대한 반응 속도가 정해진다. 이것이 반응 시간이고, 간단하게 측정할 수 있는 의식의 지표이기도 하다. 또한 여기에 나타낸 연구 결과는, 직류 전류의 진동(뇌파)이 신경계 전체의 리듬을 만들고 있다는 벡카의 가설을 뒷받침하였다. 이러한 연구 자료가 번개가 가까워지면 누구나 졸리거나 반응이 둔해지며,

또는 사고가 일어나기 쉬어진다는 것을 의미하지는 않는다. 통계적으로 보아 기상 조건에 따라 사람들의 반사 능력이 저하되고, 사고가 일어나는 확률이 높아진다고 한다. 그렇지만 지자기 미맥동은 누구에게나 똑같이 작용하는 것은 아니다. 그럼에도 불구하고 명상 등의 '마음을 가라앉히는' 수행으로 뇌파를 '프리런' 상태로 만들면, 지구물리학적 진동의 영향을 받기 쉬워져 뇌파와 지자기 미맥동의 동조화가 쉽게 일어나는 것이 증명된 것이다.

(5) 동조화의 기전

환경 중의 자기파가 생물체 내에 어떤 반응을 일으키는 지를 [그림 1-6]에 나타냈다. 자기를 주로 느끼는 뇌 부분은 송과체이며, 이곳에 존재하는 세포의 20~30%는 자기에 반응한다.

동물에 강도가 다른 자기파를 주는 실험에서, 자기파의 강도에 따라 멜라토닌 분비량이나 송과체 세포의 전기적 특성과 미세 구조가 변화되는 것을 알았다. 또한 동물의 여러 조직에서 자석의 성질을 가진 물질이 있는 것도 알게 되었다. 이러한 자석 유사물질과 뇌를 연결하는 뉴런이 자기의 영향을 받았을 때 발생하는 신호를 2개의 연구 그룹이 기록하였다.

생물의 자기 감수성에 대해서는 이미 100년 이상이나 격렬한 논쟁이 계속되고 있다. 현재 생체에 대한 자기 작용 기전에 대해 많은 연구자가 신뢰성 있는 어떤 가설을 세우고 있으며, 또한 실제로 자기 작용을 증명한 자료도 많이 보고되었다. 더욱이 벡카의 연구에서 볼 수 있듯이 지자기와 뇌파의 동조화는 매우 복잡한 역할을 수행하는 신경

[그림 1-6] 자기 감지, 뇌차의 작용 및 치료사 손 에너지의 순차적 요약

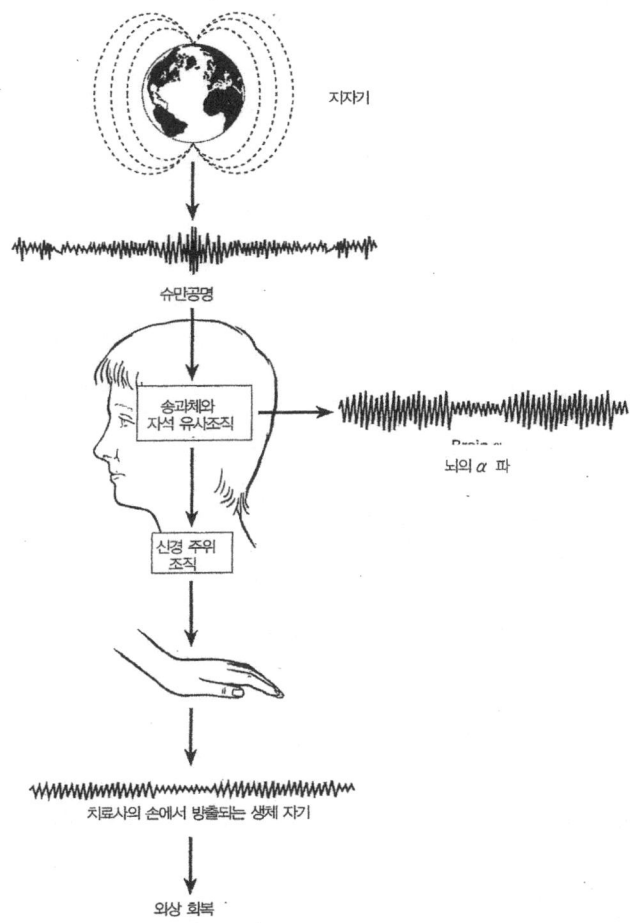

* 슈만공명에 의해 생성된 지자기 미맥동은 뇌와 연결되는 자석유사 조직과 송과체 세포에 의해 감지된다. 시상이 뇌파를 조절하지 않는 "프리런"상태, 이완이나 명상 상태에 있을 때 슈만공명이 시상을 대신하여 페이스 메이커가 된다(슈만공명의 진동은 뇌파보다 몇 천 배강하다). 뇌파는 신경계 전체의 활동이나 의식 상태를 조절한다. 뇌파로 검출되는 전류는 신경 주위 조직이나 혈관계를 통하여 전신에 전해진다. 치료사의 손에서 방출되는 생체 자기는 뇌파보다 매우 강력하고, 체내 어디에선가 적어도 1,000배 증폭된다. 말하자면 생체는 슈만공명을 받기 위한 고성능 안테나 채널의 역할을 한다. 치료사가 방출하는 자기파의 주파수는 당양한 조직의 외상 회복을 "밀어 시동걸기" 시키는 작용이 있으며, 의학적으로 증명되어 있는 주파수파를 스캔하듯이 커버하였다.

계 전체에 영향을 미친다(예를 들어 신경 주위조직을 흐르는 직류 전류가 전신에 전해져 외상 회복 반응을 조절한다).

에너지 의학의 세계에서는 지구 및 우주의 현상에 좌우되는 지자기가 뇌파와 동조화된다는 가설은 불필요하다. 왜냐하면 세계 각국의 치료사들이 이미 동조화를 이용하고 있으며, 실제로 동조화가 일어나는 것을 계속 하고 있기 때문이다.

제2장

• • •

진동 의학

1. 서 론

'진동'이라는 현상은 자연계의 모든 장소에 있다. 예를 들어 소리나 열은 원자의 진동에 의해 일어나고, 어떤 물체에서는 전자의 진동이 빛을 만들어 낸다. 이때 어떤 물체가 우리의 눈에 청색으로 비치는 것은, 실제로 그 물체 안의 전자가 진동하여 청색의 빛이 방출되는 것이다(빛과 물질의 상호 작용은 1968년의 와이스코프의 논문 참조). 기본적으로 모든 생명은 분자간 진동 에너지의 상호 작용에 의해 성립된다. 그리고 생물에 대한 우리의 지식은 반드시 진동 현상의 분석에서 얻을 수 있다.

생체 내에 존재한 모든 전자, 원자, 화학 결합, 분자, 세포, 조직, 장기와 기관(그리고 개체 자체) 등은 각기 고유한 진동의 특성을 가지고 있다. 생물의 구조나 기능은 일정한 질서에 있으며, 생체의 진동에는 어떤 의미가 있기 때문에, 전신에 퍼진 동적 네트워크에 진동이 전해지면 그곳에 담겨진 정보가 전달되는 것이다. 이와 함께 생체의 진동은 주위 공간에도 전해진다. 따라서 '에너지 의학'이나 '진동 의학'은 원자나 전자 수준에서부터 생체를 둘러싼 환경에까지 연속된 에너지 매트릭스를 규명하는 학문이고, 거기서 얻은 지식의 임상 응용을 목적으로 한다.

진동에 대한 지식은 모든 치료법에 응용할 수 있다. 이용하는 기법의 원리 여부와 관계없이, 비록 서로의 몸에 접촉하지 않아도 사람들이 접근하는 것만으로 에너지의 복잡한 상호 작용이 일어나는 것이다. 예를 들어 다른 사람을 만나거나 사람들과 이야기 하는 것은, 빛이나 소리의 진동이라는 에너지의 상호 작용에 의해 성립된다는 말이다.

생물 간의 정보 전달에도 에너지가 이용되는 경우가 있는데, 생물은 에너지에 대해 매우 민감하다는 것을 알고 있다. 여기에 사람을 치료하려는 의도와 신체에 접촉하는 행동이 더해지면, 우리의 눈으로는 보이지는 않지만 기계로는 계측 가능한 새로운 형태의 에너지의 상호 작용이 치유의 효과를 나타내는 것을 이해할 수 있다.

그러나 진동 의학을 인정하지 않는 사람들이 이것을 말할 때, 어떤 기법이나 일괄적으로 비과학적인 초자연 현상이나 신비스럽게 꾸민 이야기이거나 또는 신용할 수 없는 이야기라고 비판한다. 심지어 생체의 동적 에너지 시스템을 "물리학과는 전혀 관계없는 수상한 에너지"라고 모욕하기도 한다.

그러나 이런 비판은 이미 시대착오적이다. 생체에는 동적 에너지 시스템이 틀림없이 존재하고, 물리학 세계에서 오랜 세월 연구되어 온 어떤 현상이 실제로 일어나고 있는 것을 현대 연구자들이 증명하고 있기 때문이다. 실제로 임상에서 자기파에 의해 치유 반응을 '밀어 시동 걸기' 시키는 기계가 의료 기구로 사용되고 있기도 하다. 그러므로 진동요법은 마술이나 미신이 아니라, 생물학과 화학과 물리학을 기본으로 하는 과학이라는 사실인 것이다.

2. 진동의 생물 물리학

진동이라는 현상은 물리학의 기본이다. 또한 생체 에너지와 깊은 관계가 있는 전자기의 진동 주파수는 실로 90옥타브라는 넓은 범위에 있다. 따라서 소리, 열, 레이저광선, 허브, 향기, 운동 등의 어떤 치료기법을 이용해도, 90옥타브의 일부 또는 그 이상의 부분이 관계된다. 사람의 뇌와 심장에서 발생하는 극초 저주파 진동과 그 진동 및 지자기의 상호작용에 대해서는 이미 설명한 바가 있다.

한편 고주파 진동은 다양한 용도에 이용되고 있는데, 라디오, 텔레비전, 전자레인지, 적외선, 가시광선, 자외선, X선, γ선 등이 대표적이다. 이러한 파가 전해질 때, 진동 에너지는 광자라고 부르는 에너지 단위의 다발(패킷) 또는 양자로 흘러온다. 따라서 진동 주파수가 크면 한 패킷 당 에너지양이 많아진다. 물리학 세계에서는 모든 전자기 현상을 '빛'이라고 간주하는 '광자' 단위를 사용하여 표현한다. 그러나 실제로 사람의 눈에 빛으로 비치는 것은 작은 주파수 대의 전자파에 지나지 않는다. 한편 생물의 전자파에 대한 반응은 주파수 대에 따라 다르다.

(1) 진동하는 분자

생명은 분자와 그 진동이 연주하는 교향악으로 비유할 수 있겠다.

생체에서 일어나는 모든 현상은 분자간의 상호 작용이 관계되며, 어떤 기법이나 원리를 적용하든지 치료 행위는 반드시 분자에 영향을 미치게 된다.

그러나 분자는 사람의 눈에 안 보이는데, 이는 분자가 너무 작아서 가장 성능이 좋은 전자현미경을 이용하여도 윤곽만 불명확하게 보일 뿐이다. 그럼에도 불구하고 우리는 분자의 구조나 기능에 대해 여러 가지를 알고 있다. 그것은 어떤 이유일까?

분자를 구성하고 있는 단위는 원자인데, 원자는 다시 전자라는 단위로 구성된다. 우리의 분자에 대한 지식, 나아가서는 일반적 현상에 대한 지식은, 거의 예외 없이 빛과 전자의 상호 작용 연구에서 얻을 수 있다.

(2) 자연 주파수, 동조화, 공명

이미 설명한 것처럼 전파나 자기파에는 동조화의 현상이 있다. 예를 들어 두 사람의 심장이나 뇌에서 방출된 전자파는, 두 명이 서로의 몸에 접촉하거나(전지적 접속 상태) 생체 자기의 상호작용에 의하거나 또는 그 양자에 의해 동조화된다. 이 동조화가 치료에 중요한 역할을 한다.

그런데 물체에는 각기 고유한 자연 주파수, 또는 공명 주파수가 있다. 어떤 물체를 두드려 연주하거나 온도가 올라가면 특정 주파수로 진동하는 것을 알게 된다. 이 현상은 뼈나 나무 막대에도 공통인데, 분자, 전자, 악기에서도 볼 수 있다. 자연 주파수가 비슷한 두 개의 물체를 접근시키면, 접촉되지 않아도 각각의 진동파가 서로 조화를 이루어 동조화가 일어난다. 이때 분자간 전자파의 상호작용을 표현하는 경우에는 '동조화'라는 용어보다 '공명'이라는 용어가 자주 이용된다. 과거 문헌을 읽으면 '조화 진동'이라는 표현도 있는데, 이는 모두 같은 현상을 나타내는 말이다.

진동이라는 현상에 주목하면, 인체는 교향악을 연주하는 오케스트라에 비유될 수 있다. 오케스트라에서 각각의 악기에 해당하는 것이 개개의 분자이다. 분자는 화학 결합으로 연결되어 있는데, 이 결합은 각도, 선회도 그리고 길이에 따라 정해진 고유한 공명 주파수가 있다. 따라서 일정한 에너지를 주면, 화학 결합이 진동하여 '조절된' 연주

[그림 2-1] 확대한 포도당과 물의 분자

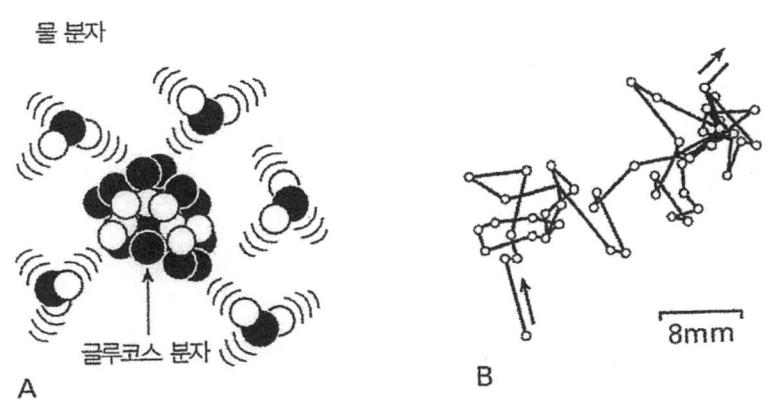

* A, 3,000만배로 확대한 포도당과 물의 분자 : 수용액에서 물분자 진동의 영향을 받는 포도당의 모습을 나타냈다. 분자는 "밀착" 모델로 표현되었다. 즉 각 원자를 핵을 중심으로 한 공으로 나타냈다. 이 공에는 전자운이 포함되어 있다. 밀착 모델은 공의 주위에서 다른 분자의 접근을 막아 대략적인 경계가 되기 때문에 분자의 실제 크기를 나타낼 때 편리하다.
B, 체온에서 1초에 3m 이상의 속도로 포도당 분자가 운동할 수 있으나, 세포내에서는 물이나 주위의 분자와 충돌을 반복하기 때문에 멀리 이동할 수 없다. 꺾인 선은 하나의 포도당 분자가 일순간에 움직이는 경로이다.

를 시작한다. 사람의 체온에서는 분자, 물, 용해된 이용 등이 항상 충돌을 반복하고 있기 때문에[그림 2-1], 어느 조직도 반드시 진동하고 있어 에너지를 흡수하거나 방출한다.

3. 분자와 에너지

화학 결합의 절단이라는 화학적 현상은 힘의 작용에 의해 일어나는 것처럼 보이지만, 실제로는 일련의 진동 에너지의 상호 작용에 의해

[그림 2-2] 분자 수술

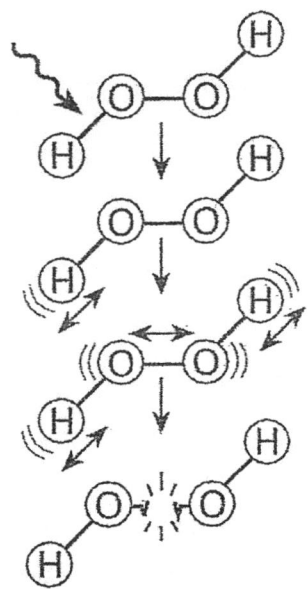

* 특정주파수의 레이저광선에 의해 과산화수소 분자의 산소-산소 결합이 절단된다. 파상 화살표는 레이저의 광자를 나타내며, 이 에너지를 산소-수소 결합이 흡수한다(즉 결합을 격렬하게 진동시킨다). 진동은 바로 분자 전체에 전해져, 산소-수소 결합보다 결합력이 약한 산소-산소 결합이 끊어진다. 위스콘신 대학의 프레밍과 크림에 의한 실험.

일어나는 것으로 간주하는 편이 이해하기 쉽다. 그리고 여러 가지 에너지 요법의 작용도 진동 에너지를 통해 나타나는 것이다.

실제로 경험한 사람도 있겠지만, 소프라노 가수의 고음에 유리컵이 깨질 수 있다. 이것은 그 컵의 고유 주파수와 가수의 소리 주파수가 공명되고, 유리를 구성하는 분자가 격렬하게 진동하기 시작하여 결합을 유지할 수 없게 되어 깨지게 되는 것이다. 마찬가지로 분자에서도 이런 현상이 일어난다. 예를 들어 [그림 2-2]는 진동에 의해 과산화수소(H_2O_2)의 분자가 절단되는 것이며, 이러한 현상을 '분자 수술'이라고 부른다.

과산화수소 분자에 특정 주파수의 전자파를 쏘면, 산소와 산소를 연결하는 결합만 선택적으로 절단된다. [그림 2-2]에서 파상 화살표는 레이저 광선의 광자를 나타내며, 이 광자의 에너지가 산소-수소 결합에 가해진다. 그렇게 되면 음치를 두드렸을 때처럼 결합이 격렬하게 진동하기 시작한다. 이 진동이 바로 분자 전체에 전해지게 되는데, 이로 인해 산소-수소 결합보다 결합력이 약한 산소-산소 결합이 끊어진다.

찬반 양론이 있는 치료법이지만, 수정에서 방출되는 에너지로 체내에 축적된 고엽제나 DDT와 같은 유독 물질을 분해시키는 진동요법이 있다. '분자 수술'은 이 기법의 생물 물리학적 기전을 뒷받침하는 현상이라고 할 수 있다. 체내에 존재하는 복잡한 분자를 진동에 의해 '절단' 할 수 있으면, 파편이 된 분자는 무독화되어 체외에 배출된다.

[그림 2-2]처럼 분자를 공과 막대로 표현하면, 분자를 구성하는 원자가 일정한 위치에 고정되어 있는 것 같은 잘못한 이미지를 줄 수 있다. 이러한 그림은 평균적인 구조를 나타내고 있는 것에 지나지 않고,

현실 세계에서는 1초에 1조 분의 1이라는 단위의 상상도 할 수 없는 속도로 분자 형태가 변화되고 있는 것이다.

이러한 개념 하에서 [그림 2-3]을 보면, 이 그림은 단백질의 뼈대를 구성하는 단위인 펩티드를 나타내고 있다. 이 펩티드가 몇 개 연결되는가에 따라 크기나 형태, 기능이 다른 여러 가지 단백질이 형성된다. 펩티드 분자 중의 탄소-질소 결합은 거의 움직이지 않지만, 그 주

[그림 2-3] 단백질 골격의 기초 단위인 펩티드

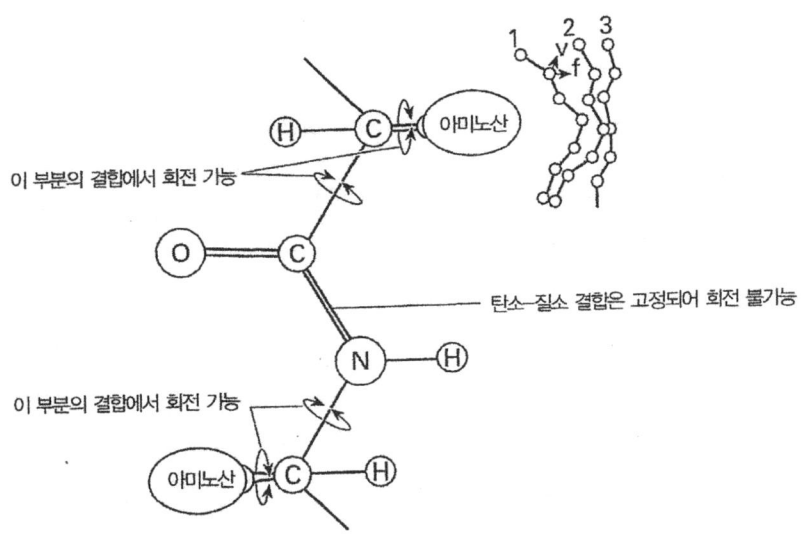

* 펩티드가 몇 개 연결되어 크기나 형태, 기능이 다른 여러 가지의 단백질이 형성된다. 펩티드 분자 중의 탄소-질소 결합은 거의 움직이지 않지만, 주위의 결합은 자유롭게 회전한다. 이러한 결합의 굴곡, 회전에 따라 단백질 변형이 가능하게 된다. 삽입 그림은 단백질 분자의 일부가 1초에 1,000조 분의 1 간격으로 변형해 나가는 모습을 컴퓨터 시뮬레이션으로 예측한 것이다. 컴퓨터는 주위 분자와의 상호작용에 의해 더해지는 힘(f)과 속도(v)에서 형상의 변화를 예측한다(삽입 그림은 1986년 Scientific American 254호에 게재된 카플러스와 맥카몬의 논문 45페이지에서 인용).

위의 결합은 자유롭게 회전한다. 이 자유로운 움직임에 의해 단백질 분자의 골격에 유연성이 있게 되는데, 단백질이 각각의 역할을 할 때 형태를 바꿀 수 있게 된다.

단백질이 기능할 때 어떻게 굴곡하는가를 컴퓨터 시뮬레이션에 의해 예측할 수 있으며, 원자 간의 결합이 용수철처럼 표현된다. 또한 고속 컴퓨터를 이용하면 각 부분에 작용하는 힘도 계산할 수 있으므로, 평균적인 '공과 막대' 구조를 가지는 단백질 분자가 주위 분자의 진동에 영향을 받아 굴곡하는 모습을 시뮬레이션 할 수 있다.

이러한 단백질의 움직임을 시뮬레이션 하는 컴퓨터 프로그램을 사용하여 길슨 등은 중요한 신경전달물질의 반응을 예측했다. 그들은 아세틸콜린이 그 분해 효소인 아세틸콜린 에스테라제의 활성 부위에 깊이 들어가는 모습을 표현했다. 이 시뮬레이션에 의하면, 아세틸콜린 에스테라제에는 전기를 띤 '입구'가 있어, 전기에 의해 활성 부위에 끌어당긴 아세틸콜린을 콜린과 초산으로 분해하여 효소 분자에서 분리한다. 이 반응은 1994년 3월 4일에 발행된 '사이언스' 잡지의 표지를 장식했다.

(1) 분광학

분광학은 분자가 전자파를 흡수하거나 방출하거나 하는 성질을 이용하여 분자의 움직임을 예측하는 중요한 수단이다(분광학에 대한 리뷰는 1995년 사우어의 문헌 참조). 즉 분자 간에 생기는 공명 현상이 분광학을 가능하게 하였다.

하나의 분자에는 [그림 2-3]에서 보듯이 양자, 전자, 아미노산 등의

[그림 2-4] 분자내의 운동과 분자가 방출 또는 흡수하는 전자파의 종류

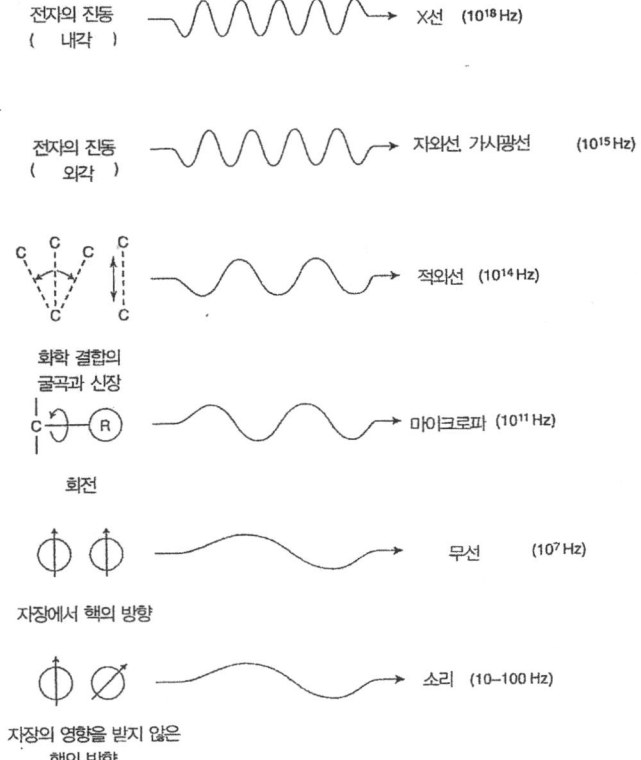

* 주파수가 크고 가장 큰 에너지를 방출 또는 흡수하는 것은 원자 안쪽에 있는 전자이며, X선 영역의 전자파와 공명한다. 원자의 외측에 있는 전자는 원자의 물리적 및 화학적 성질을 크게 좌우하는 요소이고, 자외선 및 가시광선 영역의 전자파와 공명한다. 화학 결합의 굴곡 및 신장은 적외선을 방출하거나 흡수하고, 회전은 마이크로파 영역에서 공명한다. 원자핵의 회전이나 지향은 무선 또는 소리의 주파수대의 진동에 대응한다. 원자핵의 회전이나 지향은 무선 또는 소리의 주파수대의 진동에 대응한다. 일반적으로 한 분자가 흡수하는 주파수는 그 분자가 활성화 되었을 때에 방출하는 전자파의 주파수와 같다. 이 흡수와 방출의 상호성을 키르히호프(Kirchhof) 원리라고 한다. 에너지 방출을 일으키는 과정을 반대로 하면 에너지가 흡수된다. 즉 흡수된 에너지에 의해 분자 내에서 특정 운동이 시작된다. 그러나 주파수대의 경계는 명확이 정해져 있지 않다. 그림은 원자나 전자의 운동을 단순화하여 나타냈으며, 진동과 회전처럼 2종류의 운동이 동시에 일어나는 커플링은 고려하지 않았다(1966년 위펜의 저서 15페이지 그림 2.1 인용). 구체적인 내용은 전자파 스펙트럼 차트 참조.

측쇄에 전하를 띤 여러 성분이 포함되어 있으며, 이러한 성분 주위에 전기장이 생긴다. 그리고 전하를 띤 성분이 운동하거나 회전하면, 전기장도 같이 움직이기 때문에 전자기가 발생하여 주위 공간에 방출된다. 한편 그 반대 현상도 가능하며, 주위의 특정 진동 에너지를 분자가 흡수하면 구성 성분이 운동하기 시작한다. 물처럼 우리 눈에 무색으로 보이는 물질도, 우리에게 안 보이는 다양한 주파수의 진동을 계속 흡수하고 있다. 동종요법을 비롯한 진동요법은 그러한 에너지 흡수가 깊이 관여하고 있다.

분자에서 일어나는 다양한 운동은 [그림 2-4]와 같이 종류가 다른 에너지의 방출 또는 흡수이다. 분자가 방출 또는 흡수하는 전자파를 측정하기 위해서는 분광계를 이용하여 방출이나 흡수 패턴을 나타내는 스펙트럼을 기록한다. 스펙트럼은 주파수 또는 파장과 에너지 가도의 관계를 나타내는 그래프이다. [그림 2-5]는 어떤 화학물의 적외선 흡수 스펙트럼의 예이다. 여기서 각각의 피크는 분자 내 특정 화학 결합의 굴곡이나 신장에 의해 흡수된 적외선 주파수를 나타낸다.

체내에 존재하는 분자 또는 동종요법, 허브요법, 향기요법 등에 사용되는 분자는 모두 고유 주파수로 진동하고 있으며, 각기 특정적인 에너지 흡수 스펙트럼을 가진다. 고분자 화합물은 몇 천 또는 몇 백만의 원자가 포함되어 있어 에너지 흡수 스펙트럼도 매우 복잡하다. 이 스펙트럼은 한 전자기 '싸인' 또는 '지문'이라고 할 수 있는데, 이는 분자 내 입자의 움직임을 정확하게 나타내고 있다. 이에 따라 흡수 스펙트럼은 물질의 특징을 명확히 반영하므로, 화학자는 이 지문을 이용하여 미지 물질의 구조를 알아낼 수 있는 것이다.

[그림 2-5] 2-methyl dioxalane의 적외선 흡수 스펙트럼과 그 분자 구조

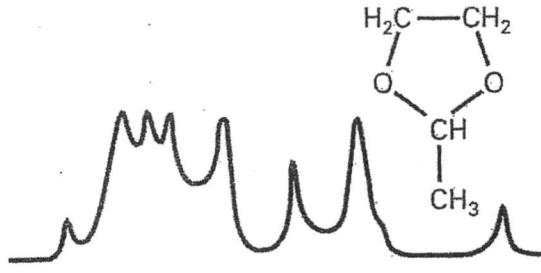

* 1996년 위펜의 저서 102페이지 참조.

(2) 분자 간 진동의 상호작용

[그림 2-6]은 인접한 두 개 단백질 분자의 공명이다. 이 그림에서 전하를 띤 아미노산의 회전이 전자파를 만들고, 인근의 단백질에서 대응하는 아미노산의 회전화, 동조화하고 있다. 그리고 두 번째 단백질이 방출하는 전자파에 의해 다른 단백질에 진동이 일어난다. 이와 같이 분자의 운동과 에너지 파가 연쇄적으로 전해지면, 그곳에 연속적인 에너지 시스템이 형성된다. 이 현상은 결정이 비슷한 분자 구조를 가진 생체조직에서 활발하게 일어나고 있다.

(3) 생명의 결정(結晶)

생체에 대한 치료법이나 생명과학 연구가 더욱 발전하기 위해서는, 생체 조직에서 결정으로 특성에 주목할 필요가 있다. 일반적으로 우

[그림 2-6] 단백질 분자의 전하 부분 회전

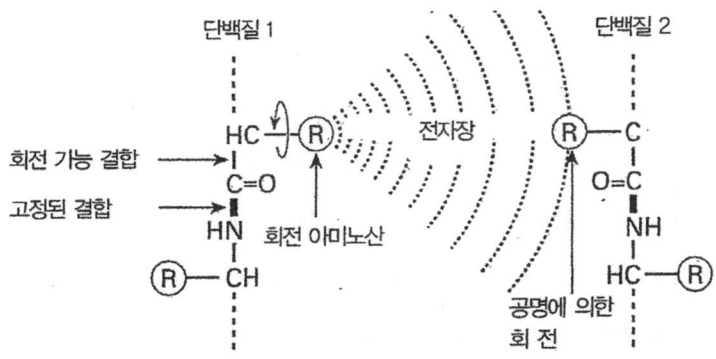

* 좌측 단백질 분자의 전하 부분 회전에 따라 전자기가 발생하고, 이것이 우측 단백질 분자에 공명을 일으킨다. 공명은 2개의 분자가 접촉하고 있지 않아도 일어난다. 첫 번째 단백질의 아미노산에 대응하는 두 번째 단백질의 아미노산 분자에 공명 진동은 전자기장 중의 전기 진동성분이다(구체적인 내용은 1963년 알렌과 크로스의 논문 또는 1995년 사우어의 논문 참조).

리는 생체를 결정이라고 생각하지 않는다. 왜냐하면 결정이라는 말에서 다이아몬드나 마노 같은 단단한 물질을 연상하기 때문이다. 생체 결정은 변형 가능한 가늘고 긴 분자로 구성되어 있으므로 유연성이 있다. 따라서 결정이라기보다는 액정이라고 이해하면 적합하다고 본다.

생체 조직은 예외 없이 일정한 결정 구조를 가지고 있다. 예를 들어 세포막을 구성하는 인지질이나 유수 신경세포의 수초, 또는 결합 조직이나 근막의 성분인 콜라겐, 근육의 액틴과 미오신, 눈, 코, 귀의 감각말단, 신경이나 그 외의 세포의 세포 골격을 구성하는 미세관 및 세사 등의 섬유 성분, 그리고 식물의 잎에 들어 있는 엽록소 등을 관찰하면 모두 규칙적인 분자 배열을 볼 수 있다.

 에너지 요법의 치료사 중에는 석영이나 조개껍질 또는 돌 같은 결정성 재료를 사용하면 치료 효과가 높아진다고 확신하는 사람이 있다. 그러한 효과는 결정성 물질과 생체의 액정성 조직의 공명에 의해 간단히 설명할 수 있을 것이다. 즉 치료사가 환자의 몸에 접촉할 때, 체내에 있는 액정이 진동 에너지를 교환하기 시작하여 결정성 물질이 진동을 더욱 증강시키는 것이다.

4. 코헤렌트 진동

 분자가 접근되면 [그림 2-6]과 같은 공명에 의해 두 개의 전자기장이 상호 작용한다. 그렇다면 앞에서 나열한 생체 조직처럼 같은 분자가 밀접하게 줄지어 있을 때 어떤 일이 일어나게 될까?

 이 의문에 대답하자면 최근의 가장 중요한 발견이 적합하다. 이 발견에 의해 진동요법을 실시하는 사람에게는 일상적이지만, 다른 사람에게는 경이적인 현상의 설명이 가능하게 되었다.

 프로리히가 특히 주목한 것은 세포막 내외에 생기는 강력한 전기장의 작용이다. 세포막은 바깥쪽에 비해 안쪽이 전지적으로 마이너스로 되어 있다. 이러한 전자장은 운동 중인 결합조직(건, 인대, 뼈, 연골, 근막)에 늘어서 콜라겐 분자 주위에도 일어난다. 아울러 신경계의 전기 전도, 근육의 수축, 선에서의 분비 등의 활동에도 전지장이 발생한다. 따라서 생체에서 각각의 활동에 의해 특정적인 패턴을 가진 전기장이 일어난다. 생체 전체에는 극성이 있으며, 머리 쪽이 마이너스 발끝이 플러스로 되어 있다.

그렇다면 전기를 띤 분자가 몇 줄로 서 있으며 어떻게 될까? 세포막이나 건, 근육, 뼈, 신경세포 등의 조직에서 몇 백만의 분자 안에, [그림 2-6]과 같은 에너지 상호 작용이 반복되어 레이저 광선 같은 매우 강한 진동이 일어난다. 각 분자는 전기장의 영향을 받아 작은 진동을 일으키지만, 그러한 진동이 계속 커필링을 반복하면, 모든 진동이 모여서 하나의 거대한 진동을 일으킨다. 이렇게 형성된 진동은 개별 진동의 합보다 매우 강력하고 안정된 주파수의 진동이 된다. 이 현상은 센트 죠지가 적극 주장한 스케일 업에 따른 새로운 특성의 출현을 나타내는 한 예이다. 센트 죠지는 다음과 같이 말하였다.

자연에서 두 가지가 결합되면 원래의 성질로는 설명할 수 없는 새로운 성질을 가진 새로운 것이 출현한다. 전자와 양성자로 원자가 만들어질 때, 원자에서 분자가 만들어질 때, 분자가 몇 개 모일 때, 더욱 진행되어 세포에서 하나의 생물로 스케일이 올라갈 때 어느 단계에서나 새로운 무엇이 우리를 놀라게 하는 새로운 현상이 나타나는 것을 예상할 수 있게 된다. 따라서 하나를 두 개로 나눌 때, 우리는 항상 무엇인가를 잃게 되는 것이다. 그 무엇이 잃어서는 안 되는 성질인지도 모른다.

센트 죠지의 말을 빌리면, 에너지 요법은 생체 각 요소의 구성에서 생성되는 '새로운 무엇' 또는 '새로운 현상'에 초점을 둔 치료법이라고 말할 수 있다. 종래의 과학은 생체를 각 요소로 나누어 연구하였지만, 우리가 가장 알고 싶은 사실 몇 개를 분명히 잊을 수 있다. 따라서 프로리히나 센트 죠지와 같은 과학자가 생체 분자의 상호 작용에서 일어나는 종합적인 성질을 추구하면서 매우 중요한 사실이 발견되었던 것이다.

프로리히의 분자 진동에 대한 연구에서 에너지 의학에 특히 중요한 두 가지의 '새로운 성질'이 발견되었다. 그 하나는, 전신 각처에 존재하는 분자 결정 배열이 주위 에너지에 비해 매우 민감하다는 설명이다. 이 민감함, 즉 감도가 물리학적으로 가능한 한계치에 해당된다. 생물학 분야에서 생체조직의 감도가 차례로 확인되고 있으나, 그러한 현상은 불가능하다고 부정되는 경우가 많았다. 그러나 프로리히의 연구에 의해 생체조직이 에너지를 민감하게 감지한다는 현상을 물리학적 기전으로 설명할 수 있게 되었다.

프로리히의 연구에서 발견된 다른 새로운 성질은, 체내에 퍼지는 결정 구조의 네트에 강력한 진동이 전해짐으로써 그 에너지가 주위 공간에도 방출되는 현상이다. 프로리히의 가설은 어떤 생체 진동이 가시광선이나 근가시 광선을 포함한 다양한 주파수를 가지는 것을 예언하였다. 그 예언이 옳았다는 것이 증명되어 생체에서 에너지의 방출과 더불어 어떤 주파수의 에너지가 생물학적으로 중요한 작용을 일으키는 것을 알게 되었다.

즉 생체 매트릭스의 결정구조는 분자의 코헤렌트 진동에 의해 신호를 보내거나 받는 '안테나' 역할을 한다는 것이다. 전자공학 세계에서는 안테나의 길이가 송신 또는 수신하는 신호의 파장에 대응할 때 감도가 가장 높은 것을 알고 있다. 사람이 움직이면 생체의 결합 조직에 장력이 작용하여 근막계를 구성하는 분자 길이가 바뀐다. 다시 말하면 안테나의 길이가 바뀜에 따라 공명 주파수도 변화된다는 것이다. 숙련된 치료사는 그러한 변화를 민감하게 감지할 수 있는데, 여기서 환자 몸의 상태를 판단하여 균형이 흐트러지거나 움직이기 어려운 부위를 '조정'하게 된다.

생체 조직의 코헤렌트 진동에 대한 연구는, 전 세계에서 크게 주목 받았다. 그러한 연구에서 얻을 수 있었던 중요한 지견의 하나는 물의 존재와 관계되는 것이다. 규칙성이 높은 구조를 가진 조직에 있는 물 분자 역시 규칙적으로 줄지어 있는 것을 알게 되었다. 물 분자의 진동은 단백질 분자에 일어난 코헤렌트 진동과 커플링하며, 그 결과 물 층에서 발생된 코헤렌트 진동은 레이저와 같은 성질을 가진다. 따라서 생체 정보가 전자기로 보관 및 방출한다고 생각된다. 말하자면 물은 일종의 기억장치 역할을 담당한다는 것이다.

5. 세포의 진동과 체계적 조절

이제 많은 치료에서 목표로 하는 분자의 진동을 전신 수준이나 체계적 조절에서 고려하고 있다. 생체 모든 생리적 과정을 어떤 특정 반응을 지칭하지 않고 나타내면 [그림 2-7]과 같다. 이 그림을 보면 어떤 시스템이나 많은 경로가 만나고 교차하는 상호 연계에 있다. 체계적 조절은 복잡한 정보 전달 경로 전체에 작용하여 대사, 운동, 사고, 배설, 생식, 질병에 대한 방어, 외상 회복 등의 조화 활동을 가능하게 하는 의미가 있다. 에너지 요법에서 다양한 기법이 이용되나 모두 체계적 조절을 목표로 한다는 점에는 차이가 없다.

이러한 조절계 전체를 나타낸 [그림 2-7]은 너무 복잡하므로, 하나의 세포에 작용하는 하나의 생리적 과정을 [그림 2-8]에 나타냈다. 이것은 이해하기 쉽게 단순화한 것인데, 어느 단계의 배후에도 복잡한 경로가 관련되는 것을 잊어서는 안 된다. 그리고 센트 죠지가 지적한 것처럼, 단순화에 의해 빠져서는 안 되는 어떤 요소를 잃을 지도

[그림 2-7] 생체의 모든 생리학적 과정에서의 반응

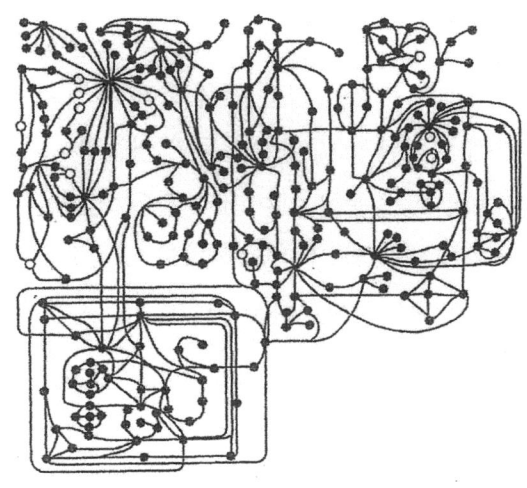

* 생체의 모든 생리학적 과정에서 어떤 것이 어떤 반응을 결정하는 지를 나타낸 그림이다. "개체 전체를 대상으로 한 생물학은 생체를 통합과 조화에 의해 성립되는 시스템으로 간주하는 학문이다. 어느 요소나 특성이 서로 무관한 것은 하나도 없으며, 모든 것이 명확하게 서로 연계되어 있다. 그리고 그 연계는 하나의 고리로 연결되는 것이 아니라, 여러 개의 서로 얽힌 경로에 의해 연결되고 있는 것이다. 시스템 전체가 서로 뒤얽혀 있다. 이것은 커뮤니케이션이 있기 때문에 성립되는 시스템이다."
(1982년 아돌프의 논문에서, 1966년 멜러의 저서에서 인용)

모른다.

[그림 2-8]에 편의상 직선으로 나타낸 과정은 세포에 일련의 반응을 일으키는 자극 또는 침해를 나타내고 있으며, 최종적으로는 세포 표면에서 있는 특정 수용체가 활성화된다. 세포 내에서는 다른 반응도 차례로 일어나 다른 활동도 촉진된다.

이 모식도에서 중요한 요점은 세포 내의 '2차 전달체'의 존재이다. 그 전의 '1차 전달체'는 호르몬, 신경전달물질, 성장인자 등으로 세

[그림 2-8] 전신의 생리학적 과정

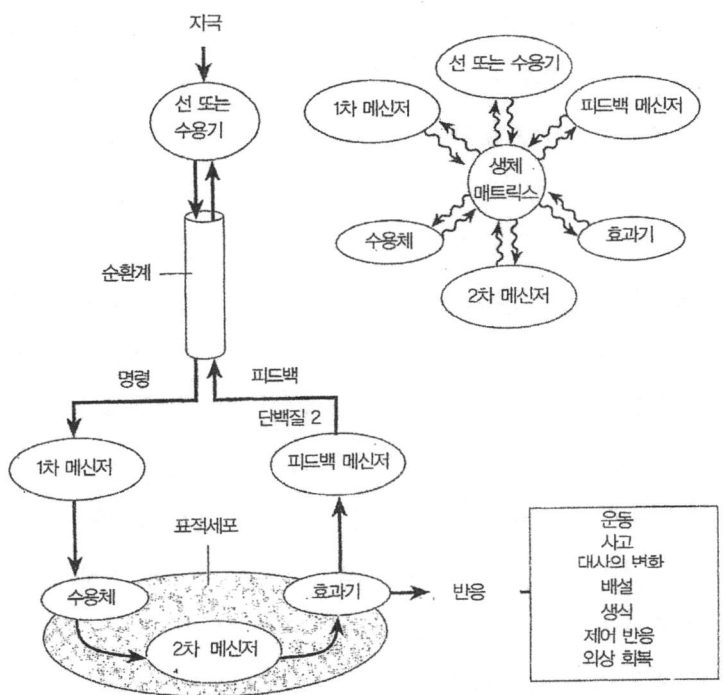

* 전신의 생리학적 과정을 나타낸 [그림 2-7]에서 한 과정만 분리한 그림이다. 전신의 자극 또는 방해(즉 간섭)가 선이나 수용기에 작용하며, 전달체(호르몬, 신경전달물질, 성장인자 등)가 순환계에 분비된다. 전달체는 표적세포로 이동하여 세포막의 수용체를 활성화시킨다. 수용체 활동에 의해 세포내의 하나, 또는 그 이상의 2차 전달체가 활성화되고 효과기(근육, 내분비 기관 등)에 작용하여 특정 반응을 일으킨다. 정보의 피드백은 필수적인 요소이며, 반응이 일어난 정보는 반드시 원래 장소에 전달된다. 순환계에 들어간 피드백 메신저는 일련의 활동을 시작한 선이나 수용기에 돌아온다. 삽입한 그림은 루프내의 각 분자가 기능을 완수 할 때 전자파(광자, 파선으로 나타냈다)를 방출과 흡수하는 모습을 나타내고 있다. 이러한 전자파는 연속체인 생체 매트릭스(결합조직, 세포골격, 핵기질 및 그에 부수된 물)에 의해 전신으로 전해진다. 또한 루프를 구성하는 요소 중에도 부분적이나 전체적으로 전자기적 성질을 가지는 것이 있다고 생각된다. 이 그림과 같은 조절 루프가 무너져서 알레르기, 만성질환, 퇴행성질환, 치유 불능 등을 일으키는 경우가 있다. 이 루프는 화학 반응의 연속인 것과 동시에, 전자적 및 전자기적 상호작용의 연속으로 간주할 수 있다.

포 표면에 결합하여 명령을 전달하는 물질이며, '2차 전달체'는 그 정보를 번역하여 세포나 핵에 활동 방법을 바꾸도록 전달하는 역할을 한다. 1차와 2차 전달체가 전한 명령에 의해 생체는 어떤 '반응'을 일으키며, 이 반응은 전신 상태의 균형을 회복시키는 활동인 경우가 많다. 이 반응이 종료되면 그것을 전한 정보가 명령을 내린 장소로 피드백된다.

다양한 질병이나 장애의 치료 방법으로 많은 환자에게 이용되는 것은 약물요법이다. 약물요법의 기초가 되는 약리학 개념은 생체에서 한 활동을 조절하는 반응 경로를 찾아내고, 몇 단계에 선택적으로 작용하는 약을 이용하여 반응 전체를 촉진하거나 차단한다.

그러나 현실적으로 생체의 반응은 그렇게 단순하지 않고, 반응 경로의 개별 단계에 특유한 구조와 특유한 에너지 흡수 및 방출 패턴을 가진 분자가 관여함으로써, 각 분자 즉 호르몬, 수용체, 2차 전달체, 효소 등이 형태를 바꾸어 고유한 기능을 수행한다. 분자가 역할을 완수하기 위해 꼬이거나 비틀리게 되면, 주위의 전자기장 환경이 변화되고 새로운 환경에서 공명을 일으키는 분자가 영향을 받는다. 영향을 받은 분자는 형태를 변화시켜 그 분자의 기능이 촉진되거나 억제된다. 예를 들어 호르몬과 수용체, 또는 항원과 항체의 상호 작용은, 흔히 열쇠와 자물쇠와 같은 물리학적 관계를 비유함으로써 어느 특정 형태의 분자만 수용체에 결합한다.

그런데 분자 사이의 인식과 응답 기전은 매우 복잡하다. 원자 수준에서 보면 단지 두 개의 분자가 물리적으로 결합하는 현상이지만, 실제로는 분자 간에 에너지의 상호작용이 일어나고 있는 것이다. 예를 들어 호르몬이 수용체에 접근하면 쌍방 분자의 전자 구조에 변화가 일어나 분자 내의 결합에서 구부러짐, 비틀림, 성장 등이 일어나는 동시에, 어떤 부분에서는 회전이나 진동이 시작된다. 분자 간에 이렇게 방향이나 형태를 바꾸어 호르몬 작용 부위가 수용체 결합 부위에 접근하도록 한다. 수용체는 정확히 음차간의 공명처럼 진동의 공명 방법에 의해 특정 호르몬을 인식한다.

프로리히의 가설에 의하면, 분자가 서로 끄는 것은 두 개의 분자 사이에 생기는 강력한 코헤렌트 진동 때문이다. 분자가 가장 강하게 끌 수 있는 것은 진동 주파수 약 1,013Hz 때이며, 이 주파수는 체온에서 세포막의 전기적 진동에 해당된다.

명령 물질이나 수용체 분자에서 전자기장의 영향을 받은 전자는 빙글빙글 춤추듯이 돌아다니지만, 수용체가 활성화되는 것은 그 춤이 끝났을 때이다. 이 전자의 '춤'은 분자가 접촉하지 않아도 상호 작용을 나타내는 한 예이다. 호르몬이나 수용체의 전자 배치가 변화되면, 광자가 방출 또는 흡수된다. 이러한 에너지의 방출과 흡수는 규칙성이 없는 현상, 즉 생화학 반응에 동반된 무의미한 부산물로 생각되었지만, 현재는 없으면 안 되는 정보로 간주하게 되었다.

[그림 2-8]에 삽입 그림으로 나타낸 것은, 조절 루프 안의 분자가 각기의 기능을 수행할 때 광자의 방출과 흡수 모습이다. 이 에너지 교환에 의해 발생하는 정보는 필요 없는 것이 아니라, 생체 메트릭스와 정보 교환에 사용된다. 생체 매트릭스는 결합조직, 세포 골격, 핵 기질 및 그에 밀착되어 있는 물 층으로 구성되는 연속체이며, 전신에 빠짐없이 퍼져 전신 에너지에 대한 정보를 조절한다. 따라서 개체의 에너지나 환경 중의 에너지는 [그림 2-8]에 나타낸 조절 루프의 어느 단계에 영향을 미치게 된다. 즉 호르몬과 수용체의 상호 작용에 의해

생기는 전자기 '환경'은, 그 환경을 만든 상호 작용에 영향을 주는 것과 동시에 그 작용의 영향을 받는다. 이 복잡한 현상 때문에 수용체의 활동이 호르몬 등의 자극에 의해 일어났는지, 그렇지 않으면 적당한 전자기 환경에 의해 일어났는지 구별하기 어렵다. 중요한 조절 루프 중에는, 부분적으로나 전체적으로 전자기적 성질을 가지는 것이 있으며, 그러한 반응은 현재의 약리학적으로는 설명할 수 없다. 장래 에너지 약리학이 확립되면, 화학을 주로 한 약리학이 더욱 발전할 것이다. 프로리히는 다음과 같이 말하였다.

　세포, 조직, 장기 및 기관 등의 조립에서 세포 분열 등의 중요한 과정을 조절하는 집합적 진동이 관계되고 있을 것이다. 보통 이 진동은 매우 안정되어 있으며, 어떤 원인으로 한 세포의 진동 주파수가 변화하면, 인접한 세포가 공명 진동을 보내서 정상적인 주파수로 되돌리려고 한다. 그러나 많은 세포가 이상한 진동을 하기 시작하면 집합적 진동의 영향력이 약해져서, 시스템 전체의 진동이 불안정하게 된다. 이렇게 되어 코헤렌트 진동이 소실되면 질환이나 장애가 발생한다고 생각된다.

　질병은 화학적 균형의 혼란에 의해 일어나며, 그 안에는 전자기의 이상이라는 문제가 있다. 따라서 정상적인, 또는 '건강한' 주파수의 진동을 보내서, 공명에 의해 코헤렌트 진동이 회복되면 시스템 균형이 정상화된다는 것이다.

　이 개념은 인체에 대한 모든 치료법에 깊이 관계되고 있다. 에너지 흡수 스펙트럼에 의해 화학물질의 구조나 성질을 특정하는 분광 분석학은, "화학 구조와 코헤렌트 진동이 포리 일체의 관계에 있다"는 것을 나타냈다. 즉 생체의 코헤렌트 진동은 화학 결합처럼 생명의 기본인 것이다. 따라서 생체의 기능을 변화시키기 위해서는, 특정 분자를 주는 방법과 그 분자의 전자 신호를 보내는 방법 양쪽 모두가 가능하다. 그리고 치료사의 손에서 방출되는 에너지는, 환자의 체내 조절 과정에 작용을 줄 수 있는 힘과 주파수를 가지고 있다.

에너지는 생물학적으로나 심리학적으로 큰 작용을 미치며, 감수성이 높은 부위나 그 주위의 피부에서 에너지를 줄 때 특히 큰 효과를 일으킨다. 세포와 분자는 접촉하지 않아도 상호 작용하는 것이 많은 연구에서 밝혀지고 있으며, 동종요법으로 대표되는 진동요법에 대한 연구는, 세포와 분자의 상호작용이 임상적 의의를 나타내는 예이다.

제3장
•••
중력 · 구조 · 감정

1. 서 론

 지금까지 우리는 전기와 자기의 생리적 작용과 그 임상적 의의에 대해 알아보았다. 중력에 대하여 알아보면, 중력은 중력의 물리학적 작용은 사람의 생활에 큰 영향을 미친다는 것을 우리는 잘 알고 있다.
 인체나 우리를 둘러싸고 있는 환경은 중력에 의해 지배되고 있으며, 중력의 영향은 일상생활의 도처에 미치고 있다. 예를 들면 집, 가구, 빌딩, 기계 등의 모든 구조물과 식물이나 동물의 형태, 그리고 우리의 신체 자체도 모두 중력에 의해 지배되는 세계에서 기능할 수 있도록 만들어져 있음을 알 수 있다.
 또한 신체 안에 속한 개개의 **뼈**와 근육, 그리고 힘줄의 형태를 보면, 중력 안에서 몸을 지탱하고 움직이기 위해서 그것들이 각기 어떤 역할을 하고 있는지 알 수 있다. 치료의 대상이 되는 외상의 대부분은 넘어지거나, 신체의 운동 습관에 의해 조직을 손상시킨 결과이다. 따라서 치료 방법의 종류와 관계없이 중력이 인체 구조와 에너지 흐름,

그리고 감정에 미치는 작용 등을 이해함으로써, '중력에 의한 외상'에 대한 치료법을 알아 둘 필요가 있다.

2. 중력이 생체에 미치는 영향

중력의 임상적 의의를 설명하기 위해서, 하버드대학 의학부의 조엘 E. 골드스웨이트 등의 업적을 소개한다. 그들의 임상 연구는 20세기 전반에 시행되었는데, 매우 중요한 결과임에도 불구하고 오늘날의 에너지 요법 세계에서는 잘 알려져 있지 않다.

보스턴의 외과의사였고, 매사추세츠 종합병원에 정형외과를 개설한 골드스웨이트는, 만성질환에 대한 효과적인 치료법을 고안하였다. 그의 치료 목표는 앉거나 서 있을 때의 자세 혹은 신체 동작 방법에서, 수직선에 대한 적절한 각도의 교정이었다. 만성질환 환자를 오랜 세월 치료해 온 그의 경험에 의해, 환자가 갖고 있는 문제의 대부분은 신체 어떤 부분의 정렬(alignment)이 수직선에서 벗어났기 때문이라고 확신했다. 곧 정렬에 이상이 있으면 장기나 기관이 정상적으로 기능하지 않는다는 것이다.

골드스웨이트의 견해는 만성질환 환자의 수술 소견에 기초를 두고 있다. 그는 정렬이 흐트러진 환자의 수술에서, 복부 신경이나 혈관에 무리한 장력이 걸리고 있는 것을 발견하였다. 또한 경부에 만곡이 있는 환자로부터는, 뇌동맥 및 정맥이 '늘어나거나 뒤틀린' 모습을 하고 있는 것도 알게 되었다. 그로 인해 '생체 역학의 이상'에 의한 흉곽의 변형은 혈액 순환에 나쁜 영향을 미치고, 그 결과 여러 가지 심장질환이 일어난다고 추측되었다. 이와 함께 골드스웨이트는 만성 관절염 환자의 X선 소견에서, 척추 추골 주위에 칼슘 침착이 일어난 것을 발견하여 이 침착이 수직 자세를 방해하고 있다고 검증했다[그림 3-1]. 따라서 이러한 소견에 근거하여 개발된 골드스웨이트의 치료법은, 약을 사용하지 않고 많은 어려운 문제를 해결할 수 있는 것이 증명되었다. 그는 인체의 구조를 역학적으로 관찰하여 조직에 대한

[그림 3-1] 정상적인 척추골와 장기간 계속 스트레스를 받은 추골

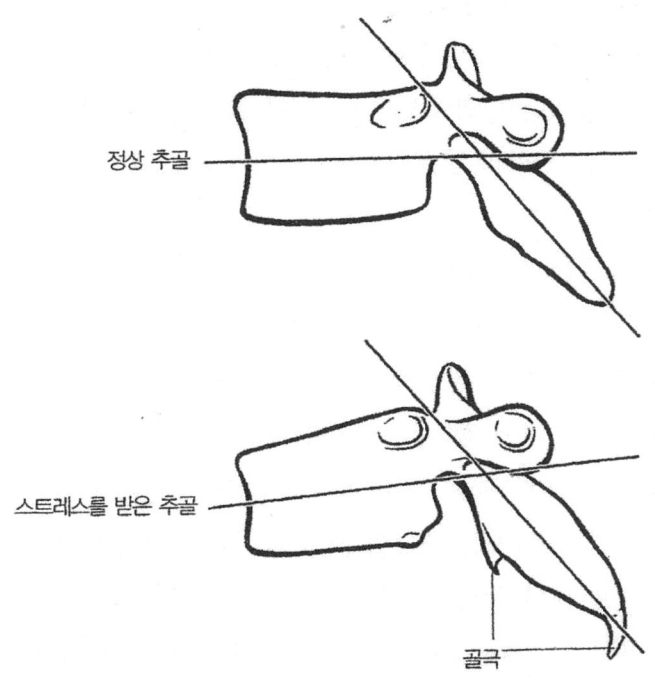

* 정상적인 척추골(위)과 "생체 역학의 이상"에 의한 스트레스를 장기간 계속 받은 추골(아래)이다. 역학적 스트레스는 척추의 만곡에 의한 것이다. 아래의 추골에는, 추체 전방의 축소, 추체와 극돌기 각도의 예각화, 추공의 협착등의 소견이 있다. 또한 추간 관절과 극돌기 끝에서 보이는 골극도 스트레스에 의한 과잉 형성이 일어난 결과이다 (1934년 골드스웨이트의 저서 25페이지 인용).

부담이나 조직의 마모를 막기 위해서는, 올바른 정렬의 유지가 필요하다고 생각했다. 그는 다른 의사들에게 정렬 이상의 장기적 영향을 인식하여 교정하도록 하였다.

골드스웨이트 이외에도 그와 같은 견해를 가진 연구자가 있었지만, 그들이 획기적인 발견을 했던 시기는 약리학이 꽃피기 시작했던 시대였다. 이 때문에 생체 역학이라는 개념은, 발전된 약물 치료 중심의 의학에 밀려나 있었다.

골드스웨이트는 1909년과 1911년에 발표한 논문에서, 중력과 인체의 자세 및 신체 동작 방법의 관계에 관심을 더 가져야 한다고 강하게 주장하였다. 그 개념은 의학에서 한 분야의 확립에는 도달되지 않았지만, 현대 에너지 의학의 많은 기법이 골드스웨이트의 이론을 기반으로 하게 되었다.

일상생활에서 우리의 자세나 신체 동작 방법은 일반적으로 알고 있는 것보다 깊은 의미가 있다. 몸을 가볍고 아름답게 움직이기 위해서는 똑바로 서서 몸의 각 부분에 균형이 유지되지 않으면 안 된다. 이러한 자세와 운동에 대한 원칙은, 신체에 대한 불필요한 부담을 없애는 것이 건강 유지에 중요하다는 것이다. 그러므로 몸에 걸리는 부담을 가장 작게 하기 위해서는 균형이 있는 자세와 움직임이 필요하다. 그리고 필요 없는 에너지를 절약할 수 있으면 그 에너지를 다른 중요한 기능에 이용할 수 있다. 그러나 인체 구조의 균형이 흐트러지면 여분의 에너지가 필요하게 되어 에너지 효율이 저하된다. 몸의 일부분에 생긴 균형의 혼란은 반드시 다른 부분에 대한 스트레스가 된다. 따라서 어느 부위의 균형이 흐트러져도 그 영향은 전신에 미치게 된다.

누구나 이해할 수 있다고 생각되지만, 전신의 균형이 유지되고, 내장의 위치나 근육의 균형이 완전히 정상적이면 건강을 유지할 수 있을 것이다. 그러나 반대로 방사선 사진에서 발견되듯이 복부나 흉부의 내장 위치가 어긋나 있는 경우에는, 몸의 어디엔가 이상을 일으킬 것이다. 즉 모든 장기는 올바른 위치에 놓여 있지 않으면 기능이 저하된다는 것이다. 따라서 장기 이상을 장기간 방치해 두면 그 기능을 완전하게 잃게 될 것이지만, 역학적 이상을 교정하면 장기의 장애를 막을 수 있을 것이다.

골드스웨이트의 연구팀은 [그림 3-2]와 같은 기준에 의해 생체 역학을 몇 '단계'로 평가하는 방법을 고안했다. 생체 역학이나 롤핑 교과서에서는, 추를 매달은 실을 머리 부분 중심에 위치시켜 실이 그리는 직선을 수직선으로 하여[그림 3-2] E, 이 수직선에 대한 정렬을 평가하고 있다. [그림 3-2]에는, 롤핑의 고안자인 롤프가 정의한 '중력선'을 골드스웨이트의 그림에 기입하였다. 숙련된 치료사는 골드스웨이트가 '역학적 우수한 자세'라고 평가한 [그림 3-2] A와 같은 경우에도 수직선과의 차이나 스트레스를 발견할 수 있었다.

빅토리아 왕조 시대에는 좋은 자세가 좋은 예의범절로 간주되었는데, 오늘날에도 아이들에게 등을 펴서 앉거나 서고 걷도록 가르친다. 또한 좋은 자세를 유지하는 것은 예의범절만의 문제는 아니다. 현대의 치료사들은 외상의 축적에 의해 인체의 정렬이 서서히 수직에서 어긋나는 것을 알고 있다. [그림 3-2]의 B에서 D와 같은 자세의 사람을 올바른 자세로 만들려고 하면 무리가 된다. 부상, 외상, 신체 동작 방법의 습관, 또는 설계가 잘못된 의자에 장시간 앉는 것 등에 의해 조금씩 정렬이 무너져 가면 건강 상태에 영향을 미치게 된다는 것이다. 그 결과 '허리를 펴고 서시오.'라고 몇 번이나 지적해도 수직 자

[그림 3-2] A~D는 하버드대학에서 생체 역학 평가에 사용된 그림

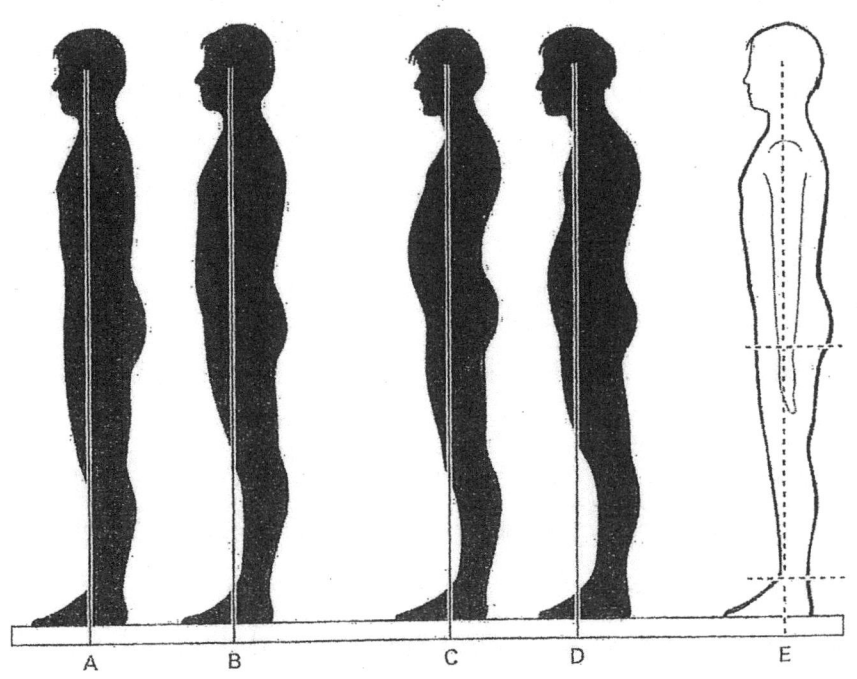

* 각각의 평가는 다음과 같다.
A: 역학적으로 우수한 자세. 머리, 가슴, 허리, 다리가 직선상에 줄지어 있다. 가슴은 전방을 향하고, 복부는 평탄하고 들어가 있으며, 등의 만곡은 없다.
B: 역학적으로 양호한 자세. 머리가 앞으로 돌출되고, 가슴은 평평하나 복부와 등은 거의 정상이다.
C: 역학적으로 불량한 자세. 머리가 가슴보다 앞으로 돌출되고, 가슴은 평탄하나 복부는 느슨해져 앞으로 돌출되고, 등이 만곡되어 있다.
D: 역학적으로 매우 불량한 자세. 머리는 더욱 앞으로 돌출되고, 가슴은 더욱 평탄하며 함몰되어 있다. 복부는 완전하게 느슨해지고 "새우등"이 되어 만곡이 심하다(1934년 골드스웨이트의 저서 8페이지에서 인용).
E: 롤프가 롤핑 설명에서의 정의한 이상적인 수직 자세. 이상적인 "중력선"은 귀(외이도의 입구), 어깨(상완골두), 허리뼈(대퇴골두), 무릎, 그리고 발목(외과)을 통과한다(1977년 출판 롤프의 저서에서 인용).

[그림 3-3] 앞으로 굽힐 때 허리에 걸리는 힘

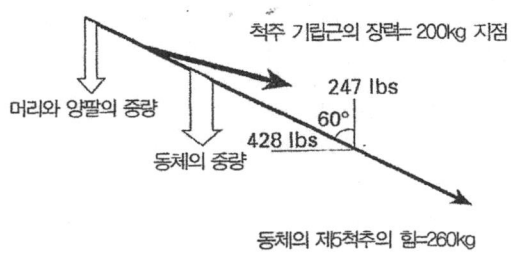

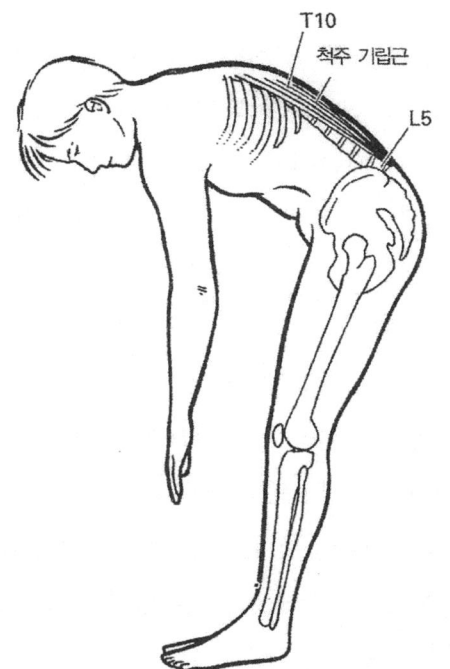

* 사람의 체중을 80kg으로 계산하였다. 제5요추를 척추의 지점으로 간주하고, 척추 기립근을 케이블로 가정한다. 전체적인 평형은 상체에 걸리는 중력과 드는 짐 중량의 합과 근육의 힘이 같아졌을 때이다. 짐이 없을 때 제5척추에 걸리는 힘은 260kg으로 계산되지만, 그림과 같은 자세에서 20kg의 짐을 든다고 하면, 제5요추에는 380kg의 힘이 걸리게 된다(그림과 수식은 1947년 스트레이트의 논문 377페이지, 그림 5와 378페이지 그림 6을 인용).

제3장 중력 · 구조 · 감정 67

세로 돌릴 수 없게 된다.

그런데 인체 정렬은 왜 점차 흐트러지는가? 정렬 이상이 건강이나 에너지 효율에 어떤 영향을 미치는가? 그리고 어떻게 하면 수직 자세를 회복할 수 있는가? 이러한 의문이 답하기 전에 먼저 인체의 '중력 시스템'을 검토해 보자.

※ 중력 시스템

사람들이 중력 안에서 몸을 지탱하여 자유롭게 움직일 수 있는 것은 근육과 그것을 에워싸고 있는 근막과 힘줄, 뼈, 인체, 연골 등의 조직이 상호 작용하고 있기 때문이다. 그리고 생체의 '중력 시스템'은 운동신경과 근육, 결합 조직과 신체 각 부분의 움직임이나 장력, 위치를 파악하는 감각 기관으로 구성되어 우리의 운동 감각을 유지한다. 외상이나 임상 치료에 대한 생체의 반응 양식은, 여러 결합 조직계의 상호 관계를 주목하면 이해하기 쉽다.

인체에는 피부, 신경계, 근육 구조, 소화기계, 순환계, 림프계, 골격계 등의 다양한 장기와 기관이 존재하며, 각각의 특징적인 형상과 성질은 모두 각 장기와 기관을 구성하는 결합 조직에서 유래한다. 즉 결합 조직은 체내 각 부분에서 모든 요소를 형성하여, 서로를 연결시키고 있는 만능 소재라고 할 수 있다.

그런데 중력이 생체에 어느 정도의 힘으로 작용하고 있는지 알 수 있을까? 간단한 역학 공식을 사용하여 생체에 부과되는 힘을 계산해 보면, 놀라울 정도의 큰 값이 나온다. 근골격계에는 같은 기능을 하는 부위가 다수 존재하는데, 이 기능에 의해 관절이나 그 외의 조직에 부과되는 힘이 증가하게 됨으로써, 결과적으로 매우 큰 힘이 인체에 걸리게 된다[그림 3-3]. 이때 그렇게 큰 힘을 인체는 어떻게 참고 있는 것일까? 그것은 에너지 시스템에서 등장한 텐세그리티 구조의 개념으로 설명할 수 있다.

3. 텐세그리티

텐세그리티는 1948년 R. 벅크민스터 풀러가 고안한 구조 에너지 개념이며, 지오데식 돔(측지선을 따라 직선 구조재를 연결한 돔)이나 텐트, 범선의 돛, 나무의 기둥과 와이어로 구성된 조작, 완구 등의 구조에 활용되고 있다. 텐세그리티 구조의 특징은 연속된 인장재(생체에서 힘줄에 해당된다)와 그것을 지탱하는 불연속적 압축재(지주)로 구

[그림 3-4] 단순한 텐세그리티 구조의 예

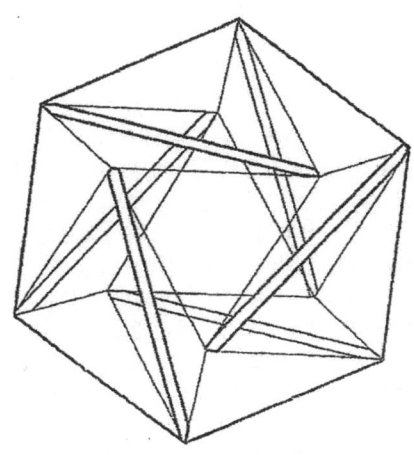

* 텐세그리티 구조는 연속된 인장재와 불연속적 압축재로 구성된다.

성되어 있다. 이러한 구조에 의해 어떤 힘이 걸려도 효율적으로 대응할 수 있는, 동적으로 안정된 구조물이 가능하게 된다[그림 3-4].

텐세그리티 개념은 생체의 구조나 에너지(정보) 전달계에 적용할 수 있으며, 한 개체 전체, 특히 척추를 텐세그리티 구조로 간주할 수 있다. 생체에서는 뼈가 불연속적인 압축재 역할을 하고 있고, 근육, 힘줄, 인대가 연속적 인장재에 해당된다. 뼈와 연장재가 동시에 작동함으로써, 우리는 자세를 바꾸거나 몸을 움직이고 물건을 들 수 있는 것이다. 인체 구조에 대한 로비의 연구에 의하면, 척추 주위에 있는 연

[그림 3-5] 척추주위에 있는 연부조직

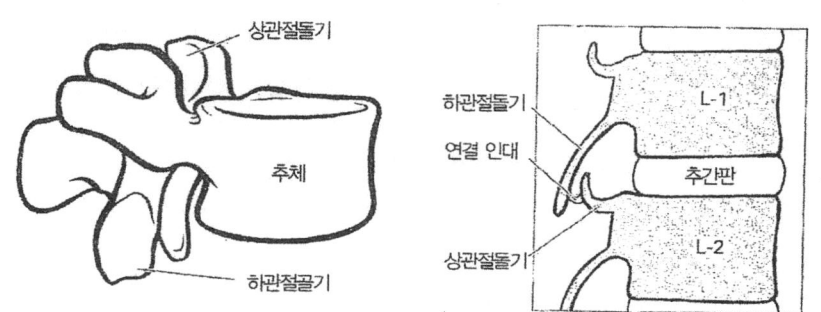

* 1977년 로비의 보고에서, 척추 주위에 있는 연부조직에 일정한 장력이 걸리면, 한 추골을 하위 추골이 지탱할 수 있다고 한다. 일반적으로 체중 부하가 걸리는 뼈는 치밀골이나 소주골이 많지만, 척추골에는 그런 구조가 거의 없다. 체중 이외의 부하가 걸리는 요추골도 해면상 구조가 많다. 척추골의 요소 중에서 체중을 지탱하는 역할을 하는 것은 좌우 한 쌍의 관절 돌기이며, 이 부분은 두꺼운 치밀골 층으로 되어 있다. 한 척추골에서 위로 나와 있는 상관절 돌기는 위쪽 척추골에서 아래로 향해 나와 있는 하관절 돌기의 하단보다 위에 위치하고 있다. 이러한 관절 돌기를 잇는 섬유상의 결합조직은 "붕대"처럼 되어, 아래쪽 척추골이 위쪽 척추골을 지탱하고 있다. 즉 척추는 척추골의 중첩인 동시에 텐세그리티 구조의 마스트인 것을 알 수 있다. 추간 연골의 압박이나 탈출 질환을 가진 사람은 척추가 벽돌을 겹쳐 쌓아 놓은 상태로 되어 있다. 따라서 척추 주위의 인대나 근막을 강화하거나 조정하는 치료를 하면 척추의 텐세그리티가 회복되어 추간 연골의 부담을 감소시킬 수 있다(1973년 워위크와 윌리암스의 저서 240페이지, 그림 3.39를 인용, 오른쪽 그림은 1977년 로비의 논문 46페이지, 그림 1을 인용).

부조직에 일정한 장력이 걸리면, 한 척추골을 아래 척추골이 지탱할 수 있다. 즉 로비는 척추를 하나의 텐세그리티 구조를 가진 마스트로 간주한 것이다.

로비가 관찰한 것처럼, 척추 주위의 인대는 척추골이나 추간 연골에게 무담을 주지 않고 체중을 지탱하는 '붕대(sling)'의 역할을 하고 있다. 척추는 단순히 추간 연골을 쿠션으로 한 척추골의 중첩이 아니다. 이에 따라 로비의 개념을 요약하면 [그림 3-5]와 같다.

1957년 영의 저서에는 토끼의 전신 텐세그리티 구조를 나타낸 그림이 있다[그림 3-6]. 이 정밀한 그림에서, 하나의 직선은 한 세트의 근육과 건을 나타낸다. 또 [그림 3-7]을 보면, 텐세그리티라는 개념이 사람의 뼈나 크레인과 같은 기계에도 적합한 것을 알 수 있다.

[그림 3-6] 토끼의 텐세그리티 구조

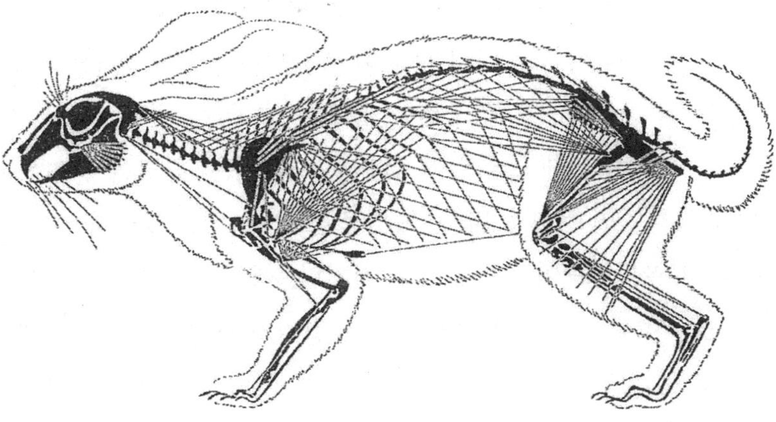

* 근육과 건을 한 단위로 간주하여 각각을 하나의 직선으로 나타내고 있다(1957년 영어 저서 "The life of mammals(포유류의 일생)에서 인용).

[그림 3-7] 대퇴골두와 크레인

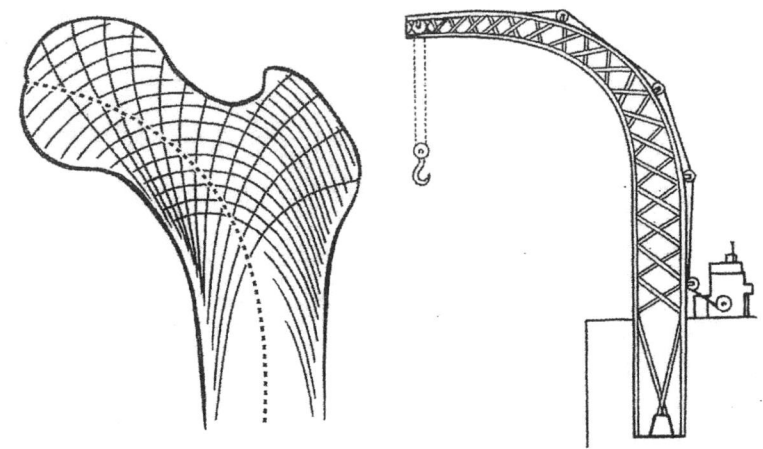

* 양자 모두 텐세그리티 구조를 가지며, 압축재와 인장재로 구성되어 있다.

한편 텐세그리티 개념을 근막조직에 적용시키면, 생체의 손상 없이 충격을 흡수하는 구조를 설명할 수 있다. 생체 어떤 부위에 가해진 역학 에너지는 텐세그리티 구조 전체를 흔들다가는 점차 사라져 간다. 따라서 구성 요소가 잘 연결되어 보다 유연하고 균형 있는 구조로 되어 있을수록, 효과적으로 충격을 흡수할 수 있게 된다. 즉 스포츠나 댄스 등 격렬한 신체 움직임이 필요한 사람들은, 근막을 유연하고 부드럽게 움직이면 부상을 막을 수 있음을 알 수 있는 것이다.

1909년 골드스웨이트가 주장한 것처럼, 생체 일부분의 균형이 무너지면 반드시 다른 부분에 스트레스가 걸리기 때문에, 한 부위에 생긴 스트레스는 항상 전신에 영향을 준다. 즉 어느 조직이 경직되거나 수축하면, 다른 조직의 구조나 움직임에 영향을 미친다는 것이다. 마이어는 '열차와 같은 구조'라고 표현했으며, 생체에서 국소의 외상이

먼 조직에 영향을 미쳐 경우에 따라서는 다른 외상이 일어나기 쉬운 상황을 만든다는 것이다.

이와 같이 어떤 부위에 걸린 스트레스의 영향이 전신에 미치는 것처럼, 어떤 부분의 유연성이 회복되면 주위조직의 상태도 개선된다. 이러한 현상은 앞에서 설명한 '열차와 같이' 이어지는 근막의 존재로 인정할 수 있다. 따라서 경직이나 통증이 있는 부위를 집중적으로 치료하면 그 효과가 주위 부위에 확대된다. 또한 통증이 너무 심해서 환부를 직접 치료할 수 없는 경우에는, 주위 부위를 치료하여 환부의 상태를 개선할 수 있다. 이러한 치료가 효과를 나타내는 것은 조직의 장력이 연속되기 때문이고, 생체의 텐세그리티 구조가 연속된 반도체처럼 전신에 진동을 전하기 때문이다. 그러므로 텐세그리티 구조의 인장재 하나를 연주하면, 그 진동이 구조 전체에 전해지게 되는데, 생체에서도 그와 같은 현상이 일어나게 된다.

수기치료나 가공 등은 치료사의 손에서 방출되는 에너지 파가 환자의 몸에 진동을 전한다. 이 진동은 치료사의 체내에 존재하는 분자, 세포, 조직에서 발생되는 에너지와 치료사의 전신에서 발생하는 에너지가 혼합된 결과인 것이다. 한편 손 이외에 레이저광선, 소리, 전기, 자기, 열 등을 이용하는 치료법에서, 이러한 에너지를 체표면 특정 부분에 주게 되면 체내 조직을 진동시킨다. 그 결과 반도체적 성질을 가진 텐세그리티 구조가 다양한 형태의 에너지를 흡수하고, 주파수가 다른 진동파가 바뀌어 그 파를 전신에 확대시키게 되는 것이다.

텐세그리티 구조는 역학적 연속체인 동시에 진동 에너지 면에서도 연속되어 있으므로, 어떤 부분에 지장이 생기면 전체 구조나 에너지에도 영향이 미친다는 것이다. 그러므로 구조상의 균형과 진동 에너지, 즉 정보전달계의 균형은 손을 맞잡은 관계에 있으므로, 구조의 영향은 진동계와 정보 전달계에도 영향을 미치는 것과 함께, 진동계와 정보 전달계 문제는 구조에도 문제를 일으키게 된다.

※ 세포 수준의 텐세그리티

텐세그리티 구조는 근막뿐만 아니라 세포나 핵에도 존재한다. 지구 중력의 영향은 '인테그린'이라고 부르는 일련의 분자를 통해 전신 세포 골격에도 영향을 미치고 있다. 인테그린은 인접한 세포나 세포와 주위의 결합조직 기질을 연결하는 '접착제'와 같은 역할을 한다. 왕 등의 보고에 의하면, 인테그린은 세포막을 통과하여 세포외 기질이나 세포 골격을 장력으로 연결하는 인장재 기능을 하고 있으며, 인테그린으로 연결된 구조는 텐세그리티 성질을 가지게 된다고 한다. 세포의 형상이나 기능이 세포 골격에 참가하는 장력과 압력에 의해 조절되는 것은 잉그버의 논문에서 보고되었다

최근 호르비츠에 의한 리뷰를 보면, 인테그린이 의학자들의 관심을 많이 모으고 있는 상황을 엿볼 수 있다. 인테그린은 생체의 많은 기능을 조절하고 있을 뿐만 아니라, 관절염, 심장질환, 뇌졸중, 골다공증, 그리고 암의 전이에도 중요한 역할을 한다. 인테그린과 그에 연결된 조직의 연구는 에너지 용법에 매우 중요한 의미가 있다. 인테그린 분자에는 생리학, 생화학, 생체의 에너지 시스템 및 감정 등의 모든 요소가 집약되어 있어, 원리가 다른 치료법에서도 치료의 요점이 되기 때문이다. 인테그린의 기능 중에서 특히 주목받고 있는 것은, 생체의 자기 방어 반응이나 회복 반응인데, 이는 세포를 이동시키는 역할을

하고 있다.

4. 가소성

생체의 구조나 운동의 패턴은 신체 사용법에 따라 유연하게 변화한다. 우리가 외상을 입으면 그 상처에 반응하여 즉시 신체 동작 방법을 바꾸게 되는데, 이것은 신경계의 유연성을 나타낸다. 예를 들어 다리를 삐게 되면 부기가 가라앉을 때까지 발목에 부담이 되지 않도록 다리를 끌면서 걷게 된다. 즉 외상의 결과, 일시적으로 운동 패턴이 변화되는 것이다. 상황에 따라 구조가 변화하는 것은 신경계만이 아니며, 뼈나 연부조직 등의 체중 부하가 크게 걸리는 조직에서 콜라겐 섬유 합성이 진행되고, 부하가 줄어들면 여분의 콜라겐은 분해된다.

이 기전은 100여 년 전 울프에 의해 발견되었다. 울프는 "뼈(또는 그 외의 결합 조직)의 모습을 보면 기능적 부하가 걸리는 방향에 따라 뼈 성분(콜라겐)이 다른 것을 볼 수 있다. 즉 골량의 증감은 그 뼈에 걸리는 기능적 부하의 양을 반영하고 있다"라고 하였다.

뼈나 결합 조직 세포가 조직의 성분(콜라겐)을 합성하거나 분해시키는 기전은 이미 밝혀졌다. 운동할 때에 생기는 전기 에너지가 세포(결합조직에서는 섬유아세포, 뼈에서는 골아세포)에 지령을 보내, 장력이 걸린 방향에 따라 콜라겐을 합성시키게 되는데, 이는 조직이 강화되는 결과로 나타난다. 한편 부하나 운동량이 적으면 전기 에너지가 약해짐으로써, 발생 빈도가 줄어들기 때문에 세포가 콜라겐을 분해한다. 이와 같은 반응은 외상 회복 시에도 일어나는 것으로 알려져 있다.

예를 들어 와이스의 보고에 의하면, 회복 반응 초기에는 각 방향으로 늘어선 섬유조직이 모여 덩어리를 만들고 있다고 한다[그림 3-8]. 이때 이 덩어리가 분해될 때 장력을 받지 않는 섬유가 분해되어 장력 방향으로 늘어서 섬유만 남게 된다는 것이다.

[그림 3-8] 각 방향으로 늘어선 섬유조직이 모여 덩어리

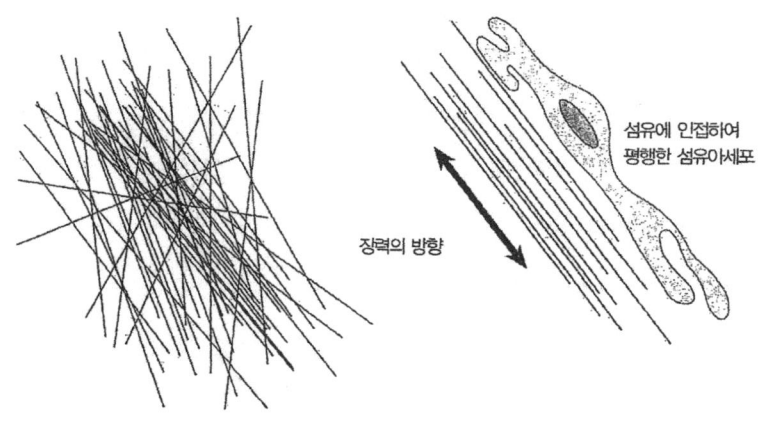

* 1961년 와이스의 논문에 의하면, 회복 반응 초기에는 각 방향으로 늘어선 섬유조직이 모여 덩어리를 만든다고 한다(왼쪽). 이 덩어리가 분해될 때 장력을 받지 않는 섬유가 먼저 소실되며, 장력방향으로 늘어선 섬유만 남는다. 남은 섬유위에 섬유아세포가 이동해 오고, 장력이 걸린 방향을 따라 늘어선다.

남은 섬유 위에 섬유아세포가 이동되어 오므로 섬유아세포는 장력이 걸린 방향을 따라 늘어서게 된다. 또한 체중을 지탱하는 조직에 장애가 일어날 경우, 중력이 조직에 걸리는 장력이 되어 전기를 발생시킨다(압전기 효과와 유동 전위). 그 전기가 세포에 지령이 되어, 세포를 이동(화학적 에너지를 동력으로 하는 세포 골격의 '모터' 기능에 의한) 시킴으로써, 필요한 부위에 콜라겐을 합성시키는 것이다.

조직의 가소성, 즉 리모델링의 생화학적 관점에서의 연구는 50여 년 전부터 시행되었다. 그 계기는 콜롬비아대학 르돌프 쉔하이머에 의한 연구이며, 그는 방사성 물질로 표시된 화합물을 동물 먹이에 혼합하여 그 물질의 행방을 좇는 실험을 했다. 표지 화합물은 동물 조직이나 배설물에 들어가 쉽게 식별할 수 있다.

당시의 생물학은 성인의 신체 조직은 거의 고정되어 있고 변화되지 않는다고 생각하고 있었다. 그러나 일부 연구자는 음식의 일부가 체내에 받아들여져, 손상된 조직이나 마모된 조직의 회복에 사용된다고 추측하고 있었다. 쉔하이머의 연구팀이 표지 화합물에 의한 실험을 시행한 결과, 먹이에 혼합된 표지 화합물의 대부분이 신속하게 조직 안으로 받아들여지는 것을 알게 되었다. 이 실험 결과에서 쉔하이머는 당시의 상식과 어긋나는 '대사적 재생'이라는 개념을 제시하였다.

생체를 구성하는 요소는 항상 합성과 분해를 반복하고 있다. 보통 합성과 분해 속도가 일치하여 생체조직의 질량, 위치 및 구조가 거의 일정하게 보인다. 이때 조직을 파괴하는 분해 효소의 기능과 조직을 만드는 합성 효소의 기능이 대충 같다. 그리고 이러한 효소의 정체도 합성되고 분해되는 단백질이다. 단백질의 합성과 분해를 조절하는 것은 세포핵이고, 효소가 만들어지거나 분해되는 반응 속도를 정교하게 조절한다. 따라서 생체에서 각 조직의 재생 사이클에 각각 차이가 나는 것이다.

운동 패턴 변화에 따라 생체 구조가 신속하게 바뀌는 기전은 대사적 재생으로 설명할 수 있다. 스포츠 선수, 음악가, 무용가 등의 신체가 연습에 의해 구조적이나 기능적으로 변화되어 서서히 각각의 움직임에 적응해 나가는 것은, 쉔하이머가 발견한 조직의 합성과 분해 반복의 결과이다. 이러한 극단적인 예가 보디빌딩이다. 그들은 운동 자극을 가중시켜 자신의 신체 형태를 극적으로 변화시킨다. 보디빌딩을 하는 사람의 체내에는 근육 양과 강도뿐만 아니라 근막이나 그 이외의 요소도 증가한다. 바이올린 연주자의 섬세한 손가락 움직임도 보디빌딩의 신체에서와 같은 현상이 일어난다. 신체를 사용하는 방법에 따라 '적응'을 거듭한 결과, 서서히 형태와 움직임이 완성되어 간다. 이러한 예는 모두, 특정한 움직임과 관계된 조직의 구조와 기능이 조화를 이루면서 변화되는 것을 나타낸다. 따라서 여러 가지 치료법으로 운동 패턴을 변화시키면, 움직임에 의해 일어나는 전기 에너지 패턴에도 변화가 일어나서 생체 구조를 바꿀 수 있다.

 1978년 피컵의 보고에 의하면, 행동에 의해 스트레스가 가해진 조직에서 콜라겐 밀도 상승이 있다고 한다. 이미 영은, 콜라겐 섬유의 배열이 신체의 사용 방법이나 몸에 걸린 무리한 힘의 '기억'이라고 지적하였다. 환자의 몸에 접촉하여 치료하는 치료사는, 딱딱해진 조직의 촉진에서 구조나 운동의 이상을 일으킨 원인을 찾는다. 저자는 영의 개념이 세포 수준의 텐세그리티 구조에 들어맞는 것을 최근의 연구에 의해 확인했다. 기억이 홀로그래피라는 가설은 '신체적 기억'이라는 현상과 일치한다. 즉 신체 특정 부위에 스트레스를 주면 외상 기억이 선명히 소생된다. 또는 외상의 원인이 된 사건에 의해서도, 그 경험을 생각해 내는 경우가 많다. 바꾸어 말하면, 섬유조직의 배열이 변화되어 조직이 유연하게 되거나 이완하면, 그 조직에 갇혀 있던 기억이 해방되어 발산된다는 것이다.

5. 중력과 신체 및 감정 구조

중력이 우리의 생활에 어떤 영향을 가져오는가에 대해, 롤프는 자신의 경험을 기초로 다음과 같이 발표했다. 골드스웨이트의 이론에 근거한 그의 연구는 원래의 이론보다 훨씬 과학적으로 설득력이 있었다.

* 신체적 외상은 반드시 내적 구조의 변화로 기억된다. 생체 구성 요소가 약간의 손상을 받게 되면, 손상의 치유에 따라 거의 이전 위치로 돌아올 수 있다. 그러나 약간의 위치 차이도 장기간에 걸친 축적, 곧 체중 부하를 받는 부분에 일어나는 변화, 즉 중력과 생체 구조 관계가 변화되면 분명한 영향이 나타난다.

  실제로 우리의 신체는, '모든' 외상에 의해 중력에 대처할 수 있도록 우리의 이상적인 생체 구조가 흐트러져 중력과 생체 구조의 관계가 변화된다. 따라서 정렬이나 움직이는 방법이 조금 바뀌어도, 생체 전체에 보상성 변화가 일어나 신경계의 활동 패턴이나 혈액, 림프액의 흐름 그리고 근육수축 패턴이 변화한다. 만일 손상이 치유되지 않으면, 사용하지 않는 근육은 위축되어 경직되게 된다.

  근육은 혈류나 림프액의 흐름이 잘 되도록 하는 펌프와 같은 역할을 하고 있으므로, 근육이 움직이지 못하게 되거나 이완되면 세포나 조직에 영양소와 산소가 전달되지 않게 된다. 또한 근육이 만성적으로 수축되어 있으면, 점차 이완하는 힘을 잃게 되어 항상 긴장된 상태가 지속된다. 그러면 그 부분에 걸리는 힘을 지탱하기 위해서, 결합조직 섬유 성분이 더욱 합성되고 조직이 비후되어 단단해지는 것이다. 구조나 기능에 변화가 일어난 흔적은 상처가 가라앉은

후에도 남는다. 일반적으로 균형 혼란의 축적이나 그에 따른 불쾌한 증상은 피할 수 없는 노화 현상이며, 치유가 불가능하다고 생각되고 있으나 그것은 잘못된 인식으로 치유가 가능하다.

＊ 생체가 신체적 외상에 대해 반응하는 것처럼, 감정에 받은 상처나 만성적인 정신 상태에 대해서도 반응한다. 즉 생체의 구조에는 반드시 심리 상태가 반영된다는 것이다. 공포, 슬픔, 분노 등의 감정은 각기 특징적인 자세나 운동 패턴이 되어 나타나기 때문에 '신체 언어'라고 부르는 경우도 있다. 사람이 어떤 감정을 가지면 즉시 굴근의 수축을 일으키기 때문에 몸의 움직임은 구조적 균형을 잃게 된다.

이러한 반응이 일어나면, 생체는 중력에 지배되고 있어 조직은 아래로 향한 힘으로 끌려가므로 신장이 줄어든다. 신체 어딘가의 균형이 흐트러지면 반드시 보상 반응이 일어나 다른 부위의 위치가 어긋나게 된다. 감정적 쇼크 상태에서 회복하기 위해서는 근골격계의 유연성을 찾을 필요가 있으며, 그에 따라 생체 구조와 중력의 균형을 정상적 관계로 돌릴 수 있다. 비록 연기라고 하더라도 어떤 감정 상태를 계속 연기하면 그 심리 상태가 신체에 반영된다.

이러한 변화가 일어나면, 몸의 자세를 자신의 의지대로 바꿀 수 없게 된다. 감정적 장애의 영향은 호흡 등의 운동에도 나타난다. 몸의 균형이 유지되고 있는 경우, 숨을 들이마시면 천골에서 두개골에 이르는 척추 전체가 신장한다. 그러나 운동이 제한된 상태에 있으면, 사람은 감정을 감정으로 인식할 수 없게 된다. 그렇게 되면 눈앞의 상황에 즉시 대응할 수 없게 되어 결국 생활의 지장을 일으킨다. 그리고 생활, 운동, 존재 자체까지 몸의 자세에 지배되어 간다. 다른 사람과 이야기하거나 스스로 생각하고, 사람들의 지적을 받아도 자세나 운동 패턴을 바꿀 수 없다. 따라서 만성적인 공포, 슬픔, 그리고 분노에서 빠져 나오기 위해서는, 근육의 긴장을 풀어 생체 구조와 중력의 역학적 관계를 정상화하지 않으면 안 된다.

  * 신체적 또는 감정적 외상에 의해 균형이 깨진 경우, 종래의 의학은 좋은 대처 방법이 없어 만성질환을 일으켰다. 즉 관절염, 고혈압, 암 등의 중증질환은 전신 균형에서 보면 어느 부분의 이상이 아니라 전신의 문제인 것이다. 그리고 전신이 중력의 작용을 받는다는 것을 잘 인식하지 못하고 있다. 즉 중력이 사람의 뇌에 어떤 영향을 주는지 생각하지 않는다.

  대부분의 사람은 무엇인가 이해하려고 할 때, 머리를 앞으로 내미는 자세를 하기 때문에 경추가 굽어진다. 그러면 똑바로 유지되어야 할 척추 동맥이 구부러져 혈관 내 공간이 좁아지며, 목 부분의 혈액 순환이 나빠진다. 따라서 뇌와 머리 부분 감각기관의 영향이 부족하게 되고, 일정한 압력으로 유지되고 있는 뇌의 구조(뇌실)에 영향을 미친다. 그러면 교감신경과 부교감신경의 균형이 깨져 위장 증상이 나타나며, 긴장에 의해 두통과 활맥낭염을 일으킨다.

  머리에서 목 부분의 척추는 매우 중요한 역할을 하고 있으며, 그 기능의 이상은 지장을 일으킨다. 뇌와 척추신경에서 일어나 전장과 자기장은 목의 균형 이상에 의한 패턴을 알 수 있게 한다.

  * 심리 상태가 신체 구조나 운동 패턴을 만드는 것처럼, 신체 구조도 심리 상태에 영향을 준다. 즉 소아기에 계단에서 넘어지거나 자전거에서 넘어진 경험(모두 중력의 작용에 의한 사고)이나 심한 교통사고에 의한 신체적 외상은, 피해자의 감정에 영향을 미친다. 비교적 가벼운 사고도 생체 정렬에 이상을 일으키고, 그 균형 이상이 심리 상태에 반영된다. 사람의 운동 감각은 부적절한 운동 패턴을 감지하여 생체 구조에 균형이 깨진 형태로 나타난다.

지구 중력의 영향을 우리는 항상 받고 있지만, 자신의 몸과 중력의 균형에 대해서는 잘 알지 못한다. 생물이 어떤 고통도 없이 효과적으로 움직이기 위해서는 수직방향으로 작동하는 중력과 평형을 유지하는 신체 구조 [그림 3-2] E가 필요하다.

제4장

온그림 hologram, 에너지, 파동의학
– 아인슈타인적 생명관

1. 서 론

    현행 의학적 치료는 뉴턴의 고전물리학 모형에 바탕을 두고 있다. 이 모형의 근본 특징은 세계를 정교한 기계라고 간주하고 있는 것이다. 의사들은 인체를 뇌와 말초신경계라는 궁극의 생물전산기 (biological computer)에 제어된 장대한 기계라고 생각하고 있다. 그렇다면 인간은 진정 하나님의 영광으로 빛나는 기계일 뿐일까? 그것도 우리들은 때에 따라 소위 '기계 속의 유령'으로 비유되듯이, 상호 침투하는 일련의 생명 에너지장과 함께 역동적으로 상호 작용하는 복잡한 생물학적 작동체계인 것일까?

    이 내용은 '치유'라는 현상을 '물질도 에너지의 한 형태'로 진화하고 있는 상황을 둘러싼 새로운 관점을 소개하는 것이다. 아인슈타인적 인식에 입각한 이 새로운 치유이론은 '파동의학' (vibrational medicine)이라고 부르고 있다.

    아인슈타인적 인식을 파동의학에 적용하면, 인간이란 세포계인 육체와 상호 작용하는 복잡한 에너지장의 그물 네트워크(network)로 보인다. 파동의학은 질병 상태 때문에 평형을 벗어난 에너지계로, 바람직한 영향을 미치는 특수한 형태의 에너지를 치료에 활용한다. 파동의학 치유사는 세포의 생리를 조절하도록 돕는 에너지장을 다시 균형잡게 하는 것이므로, 사람이 원래 갖추고 있는 고차원 기능의 질서를 회복시키려는 역할을 수행하고 있다.

모든 물질이 에너지 형태라 하는 사실을 인식한다면 인간을 역동적인 에너지계로 이해하기 쉬워진다. 앨버트 아인슈타인은 유명한 $E=mc^2$이라는 방정식을 사용하여, '물질'과 '에너지'라는 동일한 어떤 보편적 실체가 이원적(二元的)으로 표현되는 것이라는 사실을 증명하였다. 이 보편적 실체란 우리 모두를 형성하고 있는 근원적 에너지, 곧 '파동'인 것이다. 그러므로 물질의 기본적인 파동 또는 에너지 차원을 조정함으로써 몸을 치유하도록 하는 시도, 이것이 곧 '파동의학'이라는 수법이라고 생각할 수 있다. 다만 이러한 아인슈타인적인 관점은 물리학자들 마음속으로는 서서히 받아들여져 응용하게 되었지만, 아직도 아인슈타인의 깊은 통찰이 의사의 인간관이나 질병관에 파고 들어가기까지에는 이르지 못하였다.

현대의학의 사상기반인 뉴턴의 고전물리학적 모형은 인간의 생리, 심리학적인 활동을, 뇌와 몸이라는 구조적인 하드웨어에 의존하여 이루어져 있는 것이라고 생각하고 있다. 예컨대 심장은 산소와 영양의 풍부한 혈액을 뇌와 온 몸 장기에 보내기 위한 기계적 펌프다. 의사는 심장의 기능에 관하여는 충분하게 이해되고 있다고 생각하기 때문에 잘못된 심장에 대신하는 기계를 발명하고자 한다. 또한 의사의 대부분은 신장의 기본적 기능을 자동여과와 물질 교환에 있다고 보고 있다. 그래서 투석장치를 개발하여, 불순물과 유해물질의 여과라는 콩팥 기능을 기계적으로 바꿔치기 하여 버린다. 의료기술의 진보는 의사에게 다양한 예비 부품을 공급하고 장기와 혈관을 대체할 수 있게 되었지만, 많은 질환을 어떻게 치료하고 또는 예방하는가 하는 보다 중요한 문제에 관한 지식은 유감스럽게도 아직 충분하다고 말할 수 없다.

아이작 뉴턴의 시대로부터 기계관은 물질계 현상을 설명할 때 커다란 효용성을 제공하여 왔다. 뉴턴학파 사상가들은 이 우주를 성스럽고 예측 가능하며, 규칙 바른 기계라고 생각하고 있다. 그래서 창조자와 닮게 만든 인간도 또한, 규칙 바르고 예측 가능한 것이라는 사상이 더욱 이어졌다. 뉴턴 시대에는 인체의 구조가 얽히고설킨 생물기계라고 생각하는 것이 당연한 사실이었던 것이다. 그러한 기계론적 관점은 대단히 널리 지지되어, 당시의 사상가 대부분은 전 우주를 거대한 기계 장치라고 간주하였다. 세월과 함께 과학 사상이 크게 진보된 오늘에도 인체 내부의 활동에 대한 의사의 관점은 그 시대와 거의 바뀌지 않았다. 현재도 의사는 인체를 정교한 기계라고 생각하고 있다. 그들은 그 기계 장치의 구조를 분자 차원에서 몇 가지 상세하게 연구해야 할 것으로 보고 있음에 지나지 않는다.

뉴턴의 기계적 사고에 바탕을 둔 첫 의학적 접근은 외과수술이다. 초기 외과 의사들은 인체는 복잡한 상하수도 설비와 같다는 전제를 바탕으로 수술을 시행하였다. 현대의 외과의사도 어떻게 '병든' 장기를 기계부품을 떼어내듯 잘라 없애고, 어떻게 잘라 없앤 장 기계를 다시금 적절하게 기능하도록 이어 붙일까? 하는 것을 알고 있는, 숙련된 '생체 배관공'이라고 간주할 수 있겠다. 아울러 최근에 발전된 약물치료도 새로운 수단으로 마모된 몸을 '수리'한다는 점에서는 크게 다르지 않다.

 치료방식은 다소 달라도 인체를 복잡한 생체기계로 보고 있는 이상, 어느 쪽도 뉴턴 기계적인 것이다. 외과에서 수술 칼을 사용하는 대신, 내과의는 표적이 되는 신체 조직에 약물이라는 마법의 탄환을 쏘아 맞춘다. 약물은 의학적 필요에 따라서 정상에서 벗어나 있는 세포를 강화하거나 사멸시키기 위하여 채택하고 있다. 나아가 분자생물학이 진보한 덕분에, 보다 더 능률적 효과를 가지면서도 몸 전체에 미치는 독성은 적도록 더욱 특수한 요구에 맞추어 마법의 탄환이 개선되었다. 약물요법도 외과수술도 질병의 진단과 치료에 비약적인 진보를 초래하였지만, 그 어느 것도 인체는 각각의 장기, 화학물질, 효소, 세포막수용체 등의 부품으로 얽히고설킨 복잡한 기계라는, 고전물리학적 인체관에 바탕을 두고 있음에는 바뀐 것이 없는 것이다.

 뉴턴 기계적 생명관은 오로지 실체에 근사적일 뿐이다. 약물요법이나 외과수술이 완전하다고 할 수 없는 것은, 그 어느 쪽도 생체 기계에 생명을 불어넣고 생기를 주는 '생명력(vital force)'이라는 존재를 무시하고 있기 때문이다. 기계의 경우 전체의 기능은 부품의 총화로 예측할 수 있다는 원칙이 성립한다. 그렇지만 인간은 기계와는 달리 방대한 화합물의 총화 이상의 것이다. 모든 살아있는 생물은 미약한 생명력에 의존함으로써 살 수 있는 것이고, 생명력이란 분자로 이루어진 독특한 구조적 배열의 유기체를 통하여 작용하는 상승효과의 원천으로 되는 것이다. 그 상승효과가 있기 때문에 '살아 있는' 전체는 부분의 집합 이상의 것으로 되는 것이다. 생명력은 항상 생명체의 질서를 창조하고, 세포의 전달수단 발현을 끊임없이 재구축하고 갱신하여 가고 있다. 죽음에 임하여 생명력이 몸을 떠나버리면 생리작용은 얼마 있지 못하여 사라지고, 신체의 단위구조는 마침내 전혀 유기적 관계가 없는 화학물질 덩어리로 되어버린다. 그것이 생물과 무생물, 사람과 기계를 구별하는 원리의 하나이다.

오늘날 이 뉴턴식 기계론 옹호자들이 우위를 점하는 현대의학에서는 생명력에 관하여 언급되는 일은 없지만, 이 생기를 불어넣는 생명력은 일종의 에너지이다. 존재와 기능을 설명하는 타당한 과학모형이 존재하지 않는다 하여 이들 미세한 힘을 의사들이 다루지 않고 있는 것이다.

오늘날의 과학이 생기를 불어넣는 생명력을 다룰 수 없게 된 부분적 이유는, 오랜 옛날에 일어난 동서양 사상체계의 대립 때문이다. 이 세계관의 차이로 몇 천 년이나 옛날에 자리 잡은 '종교와 과학의 분열'이 실질적으로 그 흔적을 남기고 있는 것이다. 과학자가 인체의 구조를 뉴턴적 모형으로 설명하고자 하는 행위는 인체 기능을 신의 영역으로부터 사람이 이해하고 조작할 수 있는 기계론적 영역으로 끌어내린 의도가 반영되었다. 인체의 기계화는, 이해하려 하는 가운데 인간이 '정말로 신비로운' 삶과 질병이나 죽음에 이르기까지 맞이하는 불가사의한 힘을 '무소불위의 막강한 힘을 갖는' 종교의 해석으로부터 분리하려는 운동의 상징이라고 할 수 있다.

오늘날의 의학관은 불과 몇 백 년 전 뉴턴식 세계관을 토대로 확고하게 뿌리내렸다. 뉴턴식 모형은 산업혁명 시대에는 이론면 및 실용면에서, 진보에 없어서는 안 되는 존재였다. 그러나 과학자가 갖가지 전자와 자기 현상의 많은 실험을 할 즈음, 뉴턴식 모형의 많은 결함 때문에 결과적으로는 골치 아프게 되었다. 이와 함께 생명체에서 생명력의 역할이 뉴턴식 모형으로는 적절한 설명이 이루어지지 않는 점도 보인다. 소위 '생기론'이 한 때는 대중적이었지만, 과학기술에 대한 과신은 유기적 생명의 기계론적 모형을 위하여 쫓겨나게 되었다.

뉴턴적 세계관은 자연의 관찰로부터 얻어진 물체의 운동 모형을 바탕으로 한다. 사과가 떨어지는 사실을 관찰한 뉴턴이 가속과 중력을 해석하였다. 그는 자신의 관찰 결과에 수학을 적용하고, 자신이 실제 보았던 사실을 표현하는 여러 가지 운동 법칙을 끌어냈다. 이러한 초기 뉴턴 물리학의 법칙 덕분에 과학자는 역학계의 거동을 예측할 수 있게 되었다. 당시 뉴턴식 모형은 대단히 진보적이었다. 뉴턴은 계산법을 더욱 발전시킴으로써 우주를 탐색할 수 있는 도구를 과학자들에게 남겼다. 이 결과는 새로운 과학적 발견으로 인류 복지에 공헌하는 수많은 발명을 가능하게 만든 길을 열어 놓았다. 그러나 뉴턴의 법칙은 근본적으로 지구의 중력 아래에서 운동하는 물체의 법칙이기 때문에, 얼마 뒤에 대두된 전기나 자기의 거동을 설명하기에는 한계성이 도출되었다. 결과적으로 흥미로운 에너지 현상을 모순 없이 설명하기 위하여 새로운 우주 모형이 필요하게 되었다.

또 다시 과학자들은 전통적으로 실재를 설명하는 뉴턴 모형에는 적합하지 않은 '힘'을 찾기 시작하였다. 보수적, 정통적인 과학자는 인정하지 않았지만, 여러 분야의 연구자가 생명체를 태어나게 한 힘의 중요성을 알게 됨으로써 생명력이라는 에너지를 연구하고 있었다. 그러나 현재까지도 대부분의 생물학자나 의사는 인체가 세포로 구성되는 기계라는 뉴턴 모형에 따라서 연구를 계속하고 있다.

연구자 대부분은 살아있는 생명 에너지가 신체에 생기를 부여하는 역할을 아직도 인정하지 않는다. 의학은 분자 차원에서 세포의 상호 작용의 해명에 초점을 맞춤으로써 고도의 발전을 이루었지만, 그 생리적 모형은 고집스럽게 물질 거동에 한정한다. 결국 이들 모형은 세포의 성장 유형이나 물리적 발현에 영향을 주는 생명에너지장의 기여를 배제한다.

오늘날 '에너지로서의 물질'이라는 혁명적 관점에서 인간존재의 기능을 이해하려는 새로운 부류의 의사와 치유사가 있다. 정신적, 영적으로 눈뜬 과학자들은 단순히 우리들 자신을 이해할 뿐만 아니고, 자연에 내재하는 구조와 우주의 신비를 이해하기 위한 실마리로 인체를 파악하려고 생각하였다. '인간은 에너지적 존재'라는 사실을 알아차리게 됨으로써 건강과 질병에 관한 새로운 이해를 시작할 수 있게 되었다. 이 새로운 아인슈타인 관점은 미래 의사들에게 병인론(病因論)에 대한 독특한 시각을 제공할 뿐 아니라 사람을 고통으로부터 벗어나게 할 수 있는 보다 효과적인 방법을 제공할 것이다.

약물이나 수술이라는 관습적인 접근방식 대신에 파동의학은, 순수한 에너지로 사람을 치료하려고 시도한다. 파동의학의 이론적 바탕은 분자의 집합체라고 생각되었던 육체가, 사실은 에너지장의 엮어 놓은 복잡한 그물이라는 이해에 있다. 즉 물질이나 세포라는 틀로 나타나는 그 에너지 그물은, 신체와 함께 생명력을 조정하는 '미세 에너지계'에 의하여 조직되어 성장되고 있다. 또한 물리적인 신체 내부의 세포 구조만이 아니고, 전기 생리적인 기능과 내분비 기능도 계층 구조를 갖는 각기의 미세한 에너지계에 의하여 조절되고 있다. 무릇 건강상태 변화 그 자체가 그러한 미세차원으로부터 생기는 것이다. 그 독특한 에너지계는 영양 상태나 환경인자만이 아니고, 감정이나 정신적, 영적 평형의 정도로부터 강하게 영향을 받고 있다. 거꾸로 이 미세한 에너지는 세포의 성장 유형에 좋은 영향을 주거나 나쁜 영향을 미치고 있다.

비정상인 세포계를 물질적으로 수복하거나 제거한다면, 질병은 모두 고칠 수 있다는 생각으로 현대 의학은 빗나가게 되었다. 의사는 마치 최신장비의 배관공이 막힌 배관을 수리하듯이, 약물과 수술로 경화증을 일으킨 동맥과 같은 기능이 잘못된 부품을 재개통시키려고 한다. 의사는 화학약품에 의하여 혈류량을 늘려 콜레스테롤이 침착된 부위를 뚫으려고 하고, 그것이 실패하는 경우에는 풍선을 이용하여 혈관 내경을 늘리거나 심지어 단파광(레이저)으로 혈류 장해의 원인인 퇴적물을 폭파시키려고 한다. 막혀버린 오랜 동맥을 우회시키려고 새 배관, 즉 별개의 혈관을 바느질하여 붙이는 방법도 최근에는 일반화 되었다. 그러나 그러한 재발 염려가 있는 병태를 치료하는 때에는 '응급수리'와 같은 물리적 해결방법이 능사는 아니고, 세포의 장해가 나타나도록 바탕을 만들고 있는 에너지 장을 구조화하는 유형 자체를 조정하여야 한다.

사람에게는 의사들이 해명하지 못하고 인정하기 꺼리는 생리적 영역이 있다. 그것은 바로 영(靈)의 영역으로, 이 영은 물질적 신체와 관련되어 있다. 영적 에너지가 물질적 틀로서의 신체에 생기를 불어넣기 때문에, 영적 차원은 모든 생명의 에너지 바탕이 된다고 할 수 있다. 따라서 물질적 신체와 영의 미세한 힘 사이를 잇는 관계는, 눈에 보이지는 않지만 물질과 에너지간의 내적 관련성을 이해하는 열쇠를 쥐고 있다. 그러므로 과학자들이 물질과 에너지 간의 진정한 관련성을 이해하기 시작할 때, 인간과 신의 관련성도 더욱 이해할 수 있게 될 것이다.

인류를 이 새로운 이해 차원으로 유도하는 과학의 진화 영역이 바로 파동의학인 것이다. 파동의학은 생명의 물질적 나툼(표현)을 이끌고 있는 에너지 유형의 작용에 의하여, 병을 치유하고 인간의 의식 변혁을 일으킨다. 우리는 의식 그 자체가 하나의 에너지이고, 그것이 물질적 신체의 세포 차원에서 변화에 불가결한 관련을 갖고 있다는 사실을 언젠가는 알아차릴 것이다. 미래과학으로서의 파동의학에는 언제나 건강한 사람이 있는 한편, 항상 병을 앓고 있는 사람이 왜 그런가 하는 의문에 대한 해답의 암시도 내포하고 있다.

의사가 신체성, 정신성, 영성 사이의 심층에서 상호 관련성을 깊게 이해하고, 이 지구상에서 그들 특성이 현현하도록 안내하고 있는 자연법칙을 체득할 때 진정한 의미의 통합의학이 나타날 것이다. 동양의 사상가들이 태고부터 이해하였듯이, 우리들 하나하나가 문자 그대로 '대우주 속 소우주'인 것이다. 그 소우주에서 보이는 법칙은 자주 대우주의 거동을 지배하는 법칙을 반영하고 있다. 자연계의 질서 유형은 여러 계층에 걸쳐 반복된다. 만약 소우주 차원의 물질에 나타나는 보편적인 법칙을 알게 된다면, 우주 전체를 더욱 쉽게 이해하게 될 것이다. 사람들 각자가 자기 심신의 물질적, 에너지적 구조를 진정으로 이해할 때, 우주의 본질과 신과 우리를 잇고 있는 창조력의 파악에 더욱 다가간다고 볼 수 있는 것이다.

2. 단파광(單波光, 레이저)의 마법 – 새로운 실재모형으로서의 온그림술(holography)

아인슈타인적인 의학을 이해하려면 빛에 관한 지식, 특히 단파광

(레이저)에 관한 지식이 쓸모가 있다. 단파광속(레이저빔)과 온그림술(홀로그래피) 등에 채택하는 레이저는 결 맞는 빛(응집성 있는 빛, coherent light)으로 알려진 대단히 특수한 광선이다. 결 맞는 빛이란 대단히 규칙적인 파동이고 하나하나의 파가 모두 군대의 행진과 같이 정연하게 나아가는 것을 말한다.

 단파광(레이저)은 과학, 의학, 산업분야에서 응용범위가 넓어, 광음반(레이저디스크), 광섬유통신, 안과 수술 등은 잘 알려진 응용 예이다.

 온그림술(홀로그래피)이란 물체에 단파광(레이저)을 조사하여 사상(寫像)을 만드는 기술이고, 온그림은 에너지의 간섭 유형으로 만들어지는 특수한 3차원 사진이다. 온그림은 또한, 어떤 부분을 취하여도 그곳에 전체의 본질이 포함하고 있다는 자연의 독특한 원리를 제시하는 것이다. 온그림은 우리들에게 인간의 다차원적인 성질을 이해시켜 줌과 동시에 우주 에너지적 구조를 알기 위한 새로운 독특한 모형을 보여주는 것이다.

 온그림은 하나의 광원으로부터 단파광(레이저)을 분광기(分束器, beam splitter)로 알려진 광학장치에서 2광속(光束)으로 나눔에 따라 만들어진다. 2광속 가운데 첫 광속이 '참조광속'이고, 연필 굵기로 응집한 빛이 산란 렌즈를 통과함에 따라, 등대 명멸광과 같은 퍼지는 빛으로 바뀐다. 이 광속은 반사경에서 방향이 바뀌어, 미(未)감광 건판에 다다른다.

 또 다른 하나의 빛은 '작업광속'이라고 부르는데, 참조광속과 똑같이 두 번째 산란렌지를 통과한다. 그러나 참조광속과는 달리 피사체를 비추고, 피사체에서 반사되어 건판에 다다르게 된다. 그 건판 위에 생기는 것이 온그림술(홀로그래피)의 기본이고, 우주에 대한 새로운 이해의 기초가 된다. 어떤 영향도 받지 않은 순수한 참조광속이 피사체로부터 반사되어온 작업광속과 교차될 때, 간섭유형이 형성된다. 이 간섭유형은 한 광속의 파동이 다른 광속의 파동과 겹쳐서 상호 작용할 때 만들어지는 것이다.

단파광(레이저)에 의하여 만들어져서 건판에 기록된 간섭유형은 온그림이라고 부르는 현상을 일으킨다. 그것은 응집되지 않는(비응집) 일반 적인 빛으로 촬영된 사진과 아주 다르다.

간섭유형이라는 현상은 자연계에 많이 보인다. 조용한 수면에 돌을 두 개 동시에 던질 때 생기는 파문의 간섭유형도 그 일례이다. 어떠한 돌도 각각의 중심으로부터 어디까지라도 퍼지는 동심원 모양의 파동을 만든다. 각각 파동의 마루가 만나면 그곳에 상호 작용하여 간섭유형을 형성한다.

그 유형은 원리적으로는 온그림술(홀로그래피) 건판 위에 형성되는 단파광(레이저)의 간섭유형과 같은 것이다. 건판의 감광유제에 간섭유형이 기록되어 온그림이 만들어진다. 그 한 장의 필름에서 특이할 점은, 그곳에 참조광속과 같은 순수한 단파광(레이저)을 투과시키면 작업광속에 의하여 기록된 피사체의 삼차원 영상이 보인다는 점에 있다. 즉 참조광속을 가짐으로 온그림은 필름 위에 기록된 간섭유형과 같은 작업광속이 재현될 수 있다는 논리이다. 피사체와 상호 작용된 작업광속은 변화된 파동의 내부에 피사에의 상호작용의 기록을 내장하고 있는 것이다.

온그림은 진정한 의미에서 3차원이다. 어떤 온그림이 투영된 사상(寫像) 주변 어디를 따라 바라보고 상하로 바라보아도, 그 사상(寫像)

은 마치 실물 그대로인 듯하다. 온그림의 또 한 가지의 특징은 필름 일부분을 잘라서 단파광(레이저)을 쪼여도, 완전히 잘라지지 않는 3차원 모습이 보인다는 점에 있다.

사과의 온그림을 만드는 과정에서, 이 온그림에 백열등과 같은 비응집성 빛을 쪼여도 사과 모양을 볼 수 있는 것은 아니다. 관찰자는 그저 뿌옇게 단파광의 간섭으로 만든 무늬가 어렴풋이 보일 뿐이다. 그러나 같은 온그림을 응집성 단파광 발생기 앞에 놓으면 원래의 간섭무늬를 만들었던 참조광속에 재현되고, 사과는 3차원의 입체상으로 나타난다. 그래서 이 사과의 온그림 필름 일부를 잘라서 단파광을 쪼이면 흐리지만, 완전한 사과의 전체모양이 떠오른다. 그 이유는 온그림이 에너지 간섭무늬라는 사실에 있다. 그 무늬의 가운데는 모든 '부분'에 '전체'의 정보가 포함되어 있다. 즉 사과의 온그림 필름을 50매로 자른다면, 각각의 조각이 흐릿한 사과의 입체 모양을 만드는 것이다.

온그림술(홀로그래피) 모형은 아인슈타인적 의학을 이해하기 위한 좋은 예로서, 우주를 이해하기 위한 전적으로 새로운 방법을 제공하는 것이다. 이 온그림술 모형을 이용한다면 단순한 연역적 논거나 논리만으로는 유도될 듯하지 않는 결론에 도달할 수도 있다.

사과를 촬영한 1장의 온그림 필름을 50매로 잘라도 각각의 조각으로부터 50매의 흐릿한 사과의 입체모양을 만든다는 사실은, 뉴턴적 우주의 가설을 갖고 있는 한 아무리 사색을 거듭하여도 예측할 수 없다. 그러면 자연계 현상을 이해하기 위해 온그림술(홀로그래피) 이론을 어떻게 응용하면 좋을까? 이에 가장 응용하기 쉬운 것이 인체 그 자체라고 할 수 있겠다.

고도의 상징적 차원에서 말한다면 "모든 조각이 전체를 내포한다."라는 온그림술(홀로그래피)의 원리는 모든 생물의 세포 구조에서 볼 수 있다. 세포 생물학 세계의 과학적 발견은 인체의 어떤 세포 내에도 완전한 인체를 만들어 낼 수 있는 충분한 양의 정보를 갖는, DNA 설계도 원본의 복사본이 내포되어 있다는 사실을 입증하여 왔다. 그것을 실현한 것이 살아 있는 세포의 복제기술이다. 복제기술은 갖가지 생명 형태의 복제를 만들기 위하여 이용되고 있다. 개구리와 같은 하등 생물의 복제를 만들기 위하여, 수정란으로부터 DNA물질이 제거하고 성숙한 개구리 장(腸)세포의 DNA물질로 바꿔친다. 각각의 체세포 내 명령은 모든 다른 세포 내에도 같은 무더기의 정보가 축적되어 있으므로, 유성생식이 아니라도 아주 똑같은 개구리를 만들 수 있는 것이다. 말하자면 '기술적인 잉태'이다. 유전적 청사진이 갖는 잠재력은 수정란과 같은 적절한 보호적 환경 속에서 발현된다. 인체 내 모든 세포가 온전한 인체를 창생하기 위한 충분한 정보를 갖고 있다는 사실에는, 모든 조각이 전체의 정보를 갖고 있다는 온그림술(홀로그래피) 원리가 반영되어 있다.

온그림술(홀로그래피) 원리는 또한 인체의 물리화학적 구조에 관여하고 있는 생체 에너지 장의 이해에도 작용한다. 과학은 생체의 성장, 발달, 수복의 이해와 함께 크게 진보되어 왔다. 그 이해의 대부분은 세포핵 내의 유전코드의 해독이라는 고도의 기술에 의한 것이다. 핵은 확실하게 세포 내 및 세포 사이의 복잡한 과정 및 상호 작용을 조절하는 중추이다. DNA를 포함하고 있는 세포핵 내의 염색체를 시험함에 의해, 우리는 세포의 복제, 성장, 그리고 원시적 태생기 세포로부터 신체 내의 특정 기능을 갖는 특수한 세포로 분화과정을 보다 상세하게 이해할 수 있게 되었다. 그러나 우리의 DNA에 관한 지식은, 분화된 인간 태아 세포가 어떻게 하여 특화된 기능을 수행하기에 적합한 공간상 위치로 도달하는 길을 찾는가를 설명하기에는 아직 부적절한 것이다.

인간의 성장과 발달의 스텝을 수정란 단계로부터 더듬어 보자. 수정의 순간 정자는 난자와 일체로 되고, 그것이 성장의 전 과정을 개시시키는 자극으로 된다. 정자와 난자가 합하면 부친으로부터 반, 모친으로부터 반씩 염색체를 갖는 하나의 세포가 만들어진다. 그 유전 물질이 새롭게 태어나는 사람의 최종적인 발현을 위한 모든 정보를 가져온다. 단일한 그 세포는 자기 복제의 가정을 개시하고 곧 부정형의 미분화세포가 빽빽하게 채워진 작은 공 모양의 것으로 된다. 그러한 부정형 세포는 어느 것이나 신경세포, 골세포, 근육세포, 결합조직 세포의 형태를 취하여 하나의 인체로 공동작업하기 위해, 무엇인가의 방법으로 적절한 장소로 이동하여 가지 않으면 안 된다.

생물학 전문지식 이해를 돕기 위한 수단으로, 인간의 세포 발달을 어린이 야구단에 비교하여 생각해 보자. 아직 미분화된 즉 어린이들을 모아서 야구단이라는 하나의 응집력 있는 기능적 집합체로 키우려고 한다. 그 어린이들은 학생으로 글자를 읽기는 하지만 이해력에 한계가 있다고 하자. 그러한 애들에게 야구하는 방법을 가르치려면 우선 주장을 뽑고, 주장은 각 선수에게 적당한 역할을 배정한다. 주장은 '야구 하는 법'이라는 제목의 소책자를 선수 전원에게 전달한다. 애들은 이해력이 한정되었으므로 그 책자에는 자신의 수비에 직접 관련이 없는 쪽에는 검은 종이가 씌워져 있다. 일루수는 '일루수가 되려면'의 항목 이외의 쪽에는 모두 검은 종이를 씌운 소책자를 넘겨주는 것이다. 다른 선수도 각각 같다.

  이 비유는 발생 초기 단계의 인간 발달을 유추하기 위한 것이다. 어린이 야구단과 같이 인간의 발달도 일단의 미분화된 성분, 즉 세포군으로부터 출발한다. '야구 하는 법'의 소책자가 장래 야구선수 후보 전원에게 배급되듯이 모든 세포가 "인간을 만들고 유지하는 방법"이라는 총서를 공급하는 것이다. 그 총서에는 각각의 세포핵 내 DNA가 집합하여 만드는 유전암호 속에 기록되어 있다.

  세포는 전사(轉寫)라고 부르는 공정을 갖고서 유전암호를 해독한다. 전사 작업 중 DNA로부터 정보는 각기의 기능 단백, 구조 단백을 꾸밀 때 이용되는 중간적인 RNA분자에 복사된다. DNA는 야구의 소책자에서 검은 쪽과 같은 역할을 하는 히스톤 및 비히스톤으로 알려진 단백이라는 특수한 단백질로 덮여있다. 이 독특한 단백질은 각각의 세포 기능에 관계가 없는 암호 해독을 선택적으로 막는 역할을 하고 있다. 예컨대 발달 도상의 근세포는 DNA편람의 "근세포로 되는 방법" 이외의 모든 내용을 실효시키는 덮개를 갖고 있다. 이 공정이 현재 '세포의 분화'로 알려져 있다. 그것은 미분화한(미숙한) 선수가 '할 일' 즉 자리를 할당하는 것과 같은 것이다. 그렇게 하여 세포(또는 선수)는 대단히 특수화된 기능을 갖는다.

  현재 시점의 분자생물학과 DNA 지식은 인간의 태아세포가 발달 공정에서 어떻게 분화하는가를 충분하게 설명할 수 있는 수준으로 도달하였다. DNA에는 각 세포에 지시하여 특정 작업을 수행시키고, 단백질을 합성시키기 위하여 필요한 모든 정보가 포함되어 있다. 그러나 DNA만으로 설명할 수 없는 것은 새롭게 분화된 세포가 발달도상의 태아의 몸속에서 어떻게 하여 적당한 장소로 이동하여 가는가 하는 사실이다. 그 구조가 어떻게 기능하고 있을까를 이해하려면 다시 야구단의 비유로 돌아가야 한다.

우리들이 어린이 선수의 이야기에서 벗어난 사이에, 그들은 일사불란한 조직화된 경기를 위하여 각기의 독자적인 역할에 관한 설명을 읽기 위하여 귀가하였다. 이제야 그들은 야구의 규칙과 각자의 위치에 관하여는 터득하였지만, 시합을 시작하기 전에 하나 잊고 있는 일이 있다. 그것은 구장과 내야 표시인 것이다. 야구를 하려면 우선 선수가 구장이라는 '장'에 배치되지 않으면 안 된다. '장'이란 용어는, 비유적으로 발달 도상의 인체를 상징하는 이상이기 때문에, 이 논리적 유추를 위하여 조심스럽게 선택하였다. 세포의 공간적 조직화는 완성된 인체가 어떠한 모습인가를 짐작하게 하는, 복잡한 3차원 지도에 의하여 질서가 잡혀 있을 가능성이 높다. 그 지도 또는 주형이 물질적 신체에 함께 존재하는 생체 에너지 장이다. 이 장, 즉 '에테르체'는 온그림술(홀로그래피) 에너지의 주형이고, 발달 도상에 일어날 수 있는 조직손상을 수복하기 위한 안내 지도만이 아니고, 태아의 공간적 조직화에 관한 기호화 정보를 보존한 주형으로 작용하고 있다. 대다수의 주류 과학자에게는 알려져 있지 않으나 그러한 온그림술(홀로그래피)적인 '에너지 신체'라는 가설을 지지하는 과학적인 증거는 산더미처럼 쌓여 있다.

3. 에테르체의 과학적 증거

온그림술(홀로그래피) 에너지 신체의 존재를 지지하는 최초의 증거는 1940년대에 활약한 예일대학의 신경해부학자 해롤드 색슨 버의 연구이다. 버는 살아있는 동식물 주위에 존재하는 에너지 장의 형태에 관하여 연구를 하고 있었다. 그 연구 가운데 도룡농 몸을 둘러싸는 전장의 형태에 관한 연구가 있다. 그는 도룡농 주위에 그 몸과 같은 모양을 한 전장에 존재함을 발견하였다. 그는 역시 전장이 뇌와 척수를 일직선으로 세우는 한 가닥의 '전기 축'을 포함하고 있음을 발견하였다.

그 전기 축이 도룡농 발달의 어느 단계에서 처음 생기는 것인가를 자세하게 알고 싶었다. 버는 도룡농의 배(胚) 발생 초기 125부터 전장의 형태변화를 기록하기 시작하였다. 그리고 그 전장이 이미 미수정란 시기에 생겨져 있다는 사실을 발견하였다. 이 발견은 그 당시의 생물학과 유전학의 정통적 이론과는 모순되는 것이었다.

버는 성숙한 도룡농 신경계에 따라서 생기는 전기 축이 미수정란에 생겨 있는 축과 같은 것이라고 생각하였다. 그 가설을 뒷받침하기 위하여 그는 '표지'법을 사용한 실험을 실시하였다. 도룡농과 같은 대형 양서류는 꽤 큰 알을 낳기 때문에 미수정란의 전기 축에 표시를 하는 것은 현미경으로 직접 시각적 관찰로 실시할 수 있다. 그래서 버는 마이크로피펫을 가지고 지워지지 않는 잉크를 소량, 알의 전기적인 축에 상당하는 부분에 주입하였다. 알이 수정되어 성장함에 따라 잉크는 끊임없이 뇌와 척수에 흘러 들어가는 사실을 알았다.

버는 또한 작은 묘목의 주위 전장으로도 실험하였다. 그 결과에 의하면 새싹 주위에 있는 전장은 원래 씨 모양이 아니라, 이미 성장한 포목 형태를 나타냈었다. 버의 실험 결과는 발달 도상의 생물은 미리 정하여진 성장 주형에 따르고, 그러한 주형은 그 생물의 개별적 전자장에 의하여 초래된다는 사실을 나타내고 있다.

현대의 과학적 연구는 버의 생체 에너지적 성장설에 신뢰를 두기 시작하고 있다. 또한 생체 에너지 장의 온그림술(홀로그래피) 성질을 지지하는 증거도, 고전압 사진의 영역에서의 실험적 연구로부터 늘고 있다. 고전압 사진, 즉 키를리안 사진은 고주파, 고저압, 저전류 전장 아래에서 생물을 촬영하는 기술이다. 이 기술은 주로 러시아 연구자 세미욘 키를리안에 의하여 개발되어, 그의 이름을 따라 부르게 되었다. 키를리안의 연구는 1940년대 초기부터 시작되었지만, 그것은 버가 생물 주위의 전자장을 연구하고 있던 시기와 같다.

두 과학자는 모두 생체의 에너지 장 변화를 측정할 수 있는 기술을 개발하였다. 버의 연구방법은 종래의 전압계를 갖고 마이크로 볼트 단위의 수치를 밝히는 것이었다. 키를리안도 똑같이 생체의 전장을 연구하였는데, 그의 고전압 사진 기술은 버의 전기적인 계측을 시각적인 전기코로나로 변화시킨 것이었다. 버와 키를리안 모두, 암과 같은 병은 생체의 전자장에 큰 변화를 초래시킨다는 사실을 알아냈다. 이와 같은 사실을 버는 피부표면 전위를 전압계로 측정함으로써, 키를리안은 병에 따라 생기는 에너지장의 변화를 확인하기 위하여 코로나 방전 영상을 기록함으로써 발견하였다. 키를리안이 고전압 사진으로 동식물의 몸을 연구하는 방법을 최초로 개발한 이래, 수많은 연구자가 전자기적인 기록방법에서 유래하는 진단의 잠재적 가능성을 확인하였다.

고전압 사진은(가장 초기 형태에서는) 코로나 방전으로 알려진 현상의 관찰에 기초를 두었다. 접지한 물체를 고주파 전자장 내에 두면 그 물체와 전자장을 발생하고 있는 장치 내의 전극 사이에 불꽃방전이 일어난다. '코로나 방전'이라는 용어는 둥근 물체 주위에 생긴 방전의 유형으로부터 따왔다. 방전 유형은 물체 주위를 따라서 생기고, 일식 때 보이는 코로나와 같이 보이기 때문이다. 물체와 전극과 사이에 사진필름을 끼어 넣으면 불꽃 방전은 감광유제에 기록된다. 그 코로나는 물체로부터 방출된 무수한 전자가 그 물체를 올려놓은 사진 필름으로 향하여 흐른 전자방전 흔적이다. 필름의 종류나 전자장 발생 장치의 에너지 특성에 의하여 갖가지 아름다움 색채와 스파크의 유형이 고전압 영상에서 관찰되고, 그것은 '키를리안 오라'라고 불린다.

온도, 습도, 미소환경, 압력 등 물리적으로 방전에 미치는 생물 물리학적 요인은 수없이 존재한다. 사진에 영향을 줄 수 있는 요인이 많이 존재함에도 불구하고, 많은 연구자들이 사람 손가락 주위에 찍힌 전기적 코로나 모양으로부터 적절한 생물학적인 정보를 성공으로 얻었다. 손가락 끝의 코로나방전 유형이, 피험자 몸에 예컨대 암, 낭포성 선유증, 기타 질환이 존재에 관련되는 의미심장한 진단 정보를 나타내는 것이다.

식물 잎 주위에 생기는 아름다운 방전유형의 사진은 손가락의 사진보다 더욱 흥미가 있다. 고전압 사진기술로 기록되면서 다른 곳에 예를 보이지 않는 것은 '환엽(幻葉, phantom leaf) 효과'라고 부르는 환상으로 마치 이것이 우리들이 논의하고 있는 '생체 에너지의 성장 주형'과 크게 관계가 있는 것이라고 생각된다. 이 효과는 잎 위쪽 3분의 1을 잘라버렸을 때 관찰되었다. 잎의 남은 3분의 2 부분을 고전압 사진으로 촬영한다. 그러면 절단되어 잃어버렸을 잎이 사진에는 선상되지 않은 잎의 전체모습으로 보인다. 절단 부분이 물리적으로 파괴되었음에도 사진에는 전체 상이 찍혔다.

회의적인 과학자들은 환엽에 대한 다양한 물리적 설명을 붙이고 싶어 한다. 비판자는 필름에 부착한 잎의 습기에 의한 것이라고 제안하였다. 그러나 캘리포니아 주립대학의 키스 와그너(Keith Wagner)가 그 회의적 의견을 반박하였다. 와그너는 환영이 나타나는 부분에 투명수지판 장애물을 통해도 역시 환엽이 촬영되는 사실을 보여주는, 정연한 고전압 사진 연구로 논증한 것이다. 습기가 투과할 수 없을 플라스틱 장애물을 통하여도 유령과 같은 잎의 환상이 언제나 모습을 나타냈다.

※ 환엽으로부터의 암시 – 온그림 hologram으로서 에테르체

환엽 효과가 뜻하는 사실은 환영이 관찰되는 공간 내에, 자르고 남은 잎의 코로나방전 전자가 무엇인가의 조직화된 에너지 장과 상호작용하고 있음을 나타내고 있는 듯하다. 이 상호 작용은 질서 있는 방전 유형으로 기록되고, 그 방전 유형에는 잎을 잃은 부분의 공간의 통합성과 조직성이 유지되어 있다. 알렌 디트릭(Allen Detrick)은 환엽 실험을 계속하여 절단된 잎의 부분에 생기는 환영을 앞 두 양쪽에서 촬영함에 성공하였다. 이것은 손가락을 자른 손의 앞 뒤 사진을 찍는 것과 같은 것이라고 말할 수 있다. 한 고저압 사진은 지문 환영을 나타내고, 다른 쪽에서 찍은 것은 손톱 환영을 나타낸다는 것이다. 그러한 생물학적 에너지 장이 갖는 이러한 3차원 공간적 혹은 조직적인 특성이 자연의 온그림술(홀로그래피)인 것이다. 이 생각을 뒷받침하는 더욱 설득력 있는 사례가, 최근의 고전압 사진 기록법의 진보에 의하여 유래되었다.

루마니아 이온 드미트레스크(I. Dumitrescu)는 고전압 사진 수법에 바탕을 둔 도사(走査) 기술을 이용하여 환엽 효과에 새로운 '발상'을 추가하였다. 드미트레스크는 잎 중앙에 둥근 구멍을 뚫고 독자적으로 개발한 기기로 사진을 찍어본 것이다. 그래서 새로워진 것은 둥근 구멍 속에 역시 구멍이 뚫린 작은 잎의 모양이 나타난다는 사실이었다. 잘려 없어진 바탕 잎의 구멍 가운데에 더욱 작은 잎의 상이 나타난다는 '드미트레스 현상'은, 앞에서 논한 사과의 온그림과 매우 닮았다. 사과의 온그림 조각에 단파광(레이저)을 쬐면 완전한 모양을 한 사과의 모양이 얻어졌다. 그것은 드미트레스크의 실험에서 관찰되었던 현상 그 자체가 아닐까? 잎 가운데 또 잎! 드미트레스크가 남긴 결과는, 모든 생체를 둘러싼 에너지 장이 온그림술(홀로그래피) 성질을 확인한 것이라고 할 수 있다.

형이상학의 문헌을 읽으면 생체를 둘러싸고, 관통하는 그 에너지 장이 '에테르체'인 것으로 언급되어 있다. 에테르체는 인간 모습의 최종적인 표현에 기여하고 있는 여러 불가사의한 신체의 하나라고 되어 있다. 에테르체란 결국 온그림과 같은 에너지의 간섭유형이 하나임에 틀림없다.

온그림술(홀로그래피) 모형은 오래 지속될 전망이 있다. 어쩌면 이 우주 그 자체가 거대한 '우주 온그림'일지도 모르겠다. 즉 우주는 엄청나게 거대한 에너지의 간섭 유형일지 모른다는 것이다. 그 온그림술(홀로그래피) 성질에 의하여, 우주의 모든 단편은 전체의 정보를 보유하고 있거나 혹은 전체의 정보에 기여하고 있는 것이다. 우주적 온그림은 시간의 흐름 속에서 얼어붙은 정지사진이라기보다, 순간순간 역동적으로 변화하고 있는 온그림술(홀로그래피) 영상 두루말이(비디오테이프)에 지나지 않는다는 것이리라.

4. 입자물리학으로부터의 식견 – 동결한 빛으로서의 물질, 그 의학적 의미

밀교적 가르침에는 "극과 극은 통한다."는 지혜가 있다. 이 구절의 의미하는 내용을 보면, "미시적인 차원에서 보이는 사실은, 거시적인 차원에서도 보인다(반영되어 있다)."는 것이지만, 좀 더 깊이 풀이한다면 우리들이 자기 자신(작은 극)을 보다 깊이 이해하게 되면 주위를 싸고 있는 우주(큰 극)도 보다 깊이 이해된다는 사실이다.

예컨대 단일세포의 관점으로부터 이 세계를 탐색하여 보자. 세포핵 내의 DNA에는 세포의 활동에 있어서 구조적, 생리학적인 표현이 암호화되어 있다. 그러나 DNA는 다만 정보 안내에 지나지 않고, 세포라는 체제 가운데에 그 지령을 실행하는 담당자가 존재하지 않으면 안 된다. 세포라는 무대의 연기자는 효소, 즉 단백질의 몸을 갖고 매일 많은 생화학적인 직무를 수행하고 있는 존재인 것이다. 효소는 화학 물질의 특정 반응의 촉매 역할에 의한 분자 조립을 통하여 새로운 구조물을 만들거나, 전기화학 반응의 불을 펴서 세포엔진을 구동시켜 궁극적으로 전 생명체의 효율적인 활동을 유지하는 역할을 맡고 있다. 효소는 단백질로 구성되어 있고, 단백질은 그 자체가 줄에 꿰인 구슬과 같이 정렬한 아미노산 집합체다. 아미노산 표면의 다양한 양과 음 전하에 따라, 인력과 척력의 힘으로 구슬의 열은 '자기조립(self-assemble)' 하여 기능을 갖는 3차원의 입체 구조를 만들게 된다. 그 구조의 핵심은 분자덩어리 '활성부의'(또는 작용)라고 부르고 화학반응의 촉매역할을 한다. DNA분자에는 갖가지 색칠된 아미노산의 연쇄배열이 암호화되고 역할이 배정되어, 각 종류의 단백질에게 유전적 구조의 기억을 갖게 한다.

그런데 그러한 분자는 더욱 작은 원자라는 입자의 집합이라는 사실을 알고 있다. 서양의 과학기술이 "원자란 무엇일까?"라는 물음에 답할 수 있게 되기까지 진보한 것은 불과 19세기의 일이다. 원자가 다시 전자, 중성자, 양자로 더욱 분할 가능하다는 사실은 지금은 상식으로 되었다. 모든 물질은 전자와 같은 원자와 아원자의 무한하게 다른 배열로 구성되어 있다. 그렇다면 전자란 도대체 무엇이란 말인가?

이 의문의 거의 1세기에 걸쳐 열광적으로 논의되었다. 이 기본적인 의문에 대한 답은 원자의 구조나 우주의 구조 그 자체를 이해하기 위한 핵심이라고 할 수 있다. 또한 그것은 우리의 물리학 및 상보성이라는 독특한 개념을 이해하는 과정의 전환점이다. '상보성'이란 이 세계가 흑과 백으로만 되어있는 것이 아니라, 여러 가지 짙고 옅은 회색으로 되어 있음을 제시하는 개념이다. 이 상보성이라는 사고방법은 일견 서로 다른 것, 또는 전혀 정반대의 두 가지가 같은 물체 안에서 동시에 존재하고, 나아가 평화적으로 공존한다는 사실을 허용하는 것이다. 전자의 성질을 기술함에 상보성원리는 더욱 효과적으로 응용되었지만, 보다 큰 혼란도 동시에 야기하였다.

20세기 초, 과학자들은 어떤 실험으로 전자가 작은 당구공과 같이 거동한다는 사실을 알았다. 전자는 충돌할 때, 당구대 안에서 충돌하는 당구의 공과 같이 빗겨 튀긴다. 이것은 뉴턴 물리학의 기계론적 사고로 예측 가능한 입자 거동 유형이다. 그러나 혼란은 다른 실험에서 빛의 파동과 같이 거동하는 전자의 특성이 나타났을 때 시작되었다. 전자의 기묘한 파동적 거동을 나타낸 이 유명한 실험은 '이중 슬릿 실험'이라고 부르는 것이다. 그 실험은 단지 하나의 전자가 마치 두 개의 슬릿을 동시에 빠져나가듯 나타나는 현상을 나타냈다. 그러한 전자가 보여준 기묘한 재주는 당구공에서는 결코 생각할 수 없다. 그러나 또 다른 실험에 의하면, 두 전자선을 서로 부딪치도록 발사하면 전자는 작은 당구의 공과 같이 서로 튕긴다. 그러나 전자가 입자가 아니고 파동이라면, 두 슬릿을 동시에 통과할 수 있다. 그러면 파동과 입자의 양쪽 성질을 갖고 있는 듯이 보이는 전자란 도대체 무엇이란 말인가?

전자는 입자와 파동의 상보적 거동을 동시에 보인다. 에너지와 물질이라는 두 가지 서로 배차적인 특성이 전자 속에 공존하고 있는 것이다. 이것이야말로 정말로 상보성 원리의 진수이다. 전자는 순수한 에너지도 아니고 순수한 물질도 아니다. 양쪽의 요소를 연출한다. 이 모순을 전자를 '파동의 다발'로 간주함으로 해결하려는 물리학자도 있다.

전자와 같은 아원자에서 보이는 '파동과 입자 이중성'은 에너지와 물질의 관련성을 반영하고 있고, 이 관련성은 20세기 초 알버트 아인슈타인에 의하여 유명한 $E=mc^2$의 공식과 함께 처음 밝혀지게 되었다. 이제 물질과 에너지는 서로 전환 가능한 것으로 알려졌다. 이것은 물질이 에너지로 전환 가능할 뿐 아니라, 에너지도 또한 물질로 변환 가능하다는 사실을 의미하고 있다. 실험실에서 인위적으로 그 위업을 달성한 과학자는 아직 없지만, 그 현상은 실험용 핵반응 시설의 안개상자 내에서 관찰되고 사진으로 포착되었다.

우주선, 즉 고에너지를 가진 광자는 무거운 원자핵 가까이 통과할 때, 자연스럽게 입자와 반입자의 쌍으로 나뉘어 필름 위에 그 흔적을 남긴다. 광자가 형태를 바꾸어 대칭되는 입자로 된다. 이것은 문자 그대로 에너지가 물질로 변환하고 있는 증거이다. 이와는 반대로 물질과 반물질이 만날 때는 엄청난 에너지를 방출하면서 소멸된다.

　빛과 물질의 상호 가역성은 사실 기묘한 현상인데, 말하자면 한 사과가 오렌지로 바뀌고 다시 사과로 돌아가는 듯한 것이다. 그렇지만 우리가 목격하고 있는 것이(예컨대 고체인 얼음이 승화하여 수증기로 되고, 액체의 응축된 증기가 얼어서 얼음으로 되돌아가듯이) 전혀 다른 두 존재의 변환인 것일까? 어떤 종의 근원적, 보편적인 실질 '상태의 변화'를 목격하고 있음에 지나지 않는다는 가능성은 없는 것일까? 이 해석은 전자와 같은 입자, 파동의 이중성 개념에 새로운 '빛'을 던져준다.

　고에너지의 광자가 두 입자로 나눠지는 예를 재음미해 본다. 에너지가 물질로 변환하는 순간 광자, 즉 전자에너지의 양자(量子)는 입자로 되기 위해 감속을 시작한다. 그 과정에서 광자는 어느 정도(예컨대 질량과 같은) 고체의 성질을 획득하지만 아직 파동적인 특성도 남아있다. 그 파동적인 특성은 예컨대 전자현미경과 같이 전자성도 남아있거나, 전자현미경과 같이 전자 속(束)이 광속(光束)으로써 다루어지는 어떤 종류의 실험 이외에는 숨겨져 있어 현재화(顯在化)되는 일은 없다. 쉽게 말하면 빛의 다발은 감속하여 얼어붙어 버리는 것이다. 그 얼어붙은 한 알의 광자는 미소한 에너지의 간섭유형이라고도 하거나, 또는 극소 공간을 채우는 미시적인 에너지장이라고도 말할 수 있다. 이러한 아원자 물리학의 세계에 헤집고 들어 갈 때 우리들은 고체라는 거시적인 환영이 녹아 없어져 가는 모습을 목격하게 된다. 더욱 상세하게, 원자는 거의 텅 빈 공간으로 되어 있다는 사실을 인식하지 않으면 안 된다. 아무것도 아닌 그 공간을 메우고 있는 것은 마치 동결한 빛의 다발인 것이다. 미소 우주의 차원에서 생각한다면 모든 물질은 동결된 빛인 것이다.

물질은 고도로 복잡화되어 무한하게 조화된 에너지 장으로 되어 있다. 그 조합은 물리학이 풀어 밝혀왔던 갖가지 '자연의 법칙'에 의하여 지배되고 있다. 그 이론 모형의 설명에는 정확하게도 '장(場) 속의 장(場)'이라는 말이 사용되어 왔다. 그 사고모형을 생체에 응용한다면 물질적 신체의 세포질에는 에테르체라는 생체 에너지 장을 구조함으로써, 상호 침투해 만나는 복잡한 '에너지 간섭유형'을 볼 수 있을 것이다. 특수한 에너지 '장'으로서의 물질이라는 이해는 사상의 혁명이고, 이 책을 꿰뚫는 논의의 중심 주제이고 토대로 되어 있는 것이다.

그것은 또한 보수적인 '뉴턴' 의학적 접근으로부터 물질을 보다 명확하게 이해하고 인간의 질병에 실질적으로 적용하려는 것은 '치유의 아인슈타인적 인식'을 향한 출발점이기도 하겠다. 파동의학은 치유의 아인슈타인적 인식에 바탕을 둔 체계적 접근이다. 파동의학이란 물질적 신체의 바탕에 깔려있고 그 기능적 표현에 기여하고 있는, 근원적 미세 에너지 장을 조화시키려는 시도이다. 뉴턴 모형적인 약물동태학적 접근이 주로 효소나 수용체(리셉터)와 같은 분자의 상호작용을 다루는 것에 반하여, 이 새로운 에너지 모형은 의사에게 보다 근원적 미세에너지 차원의 치유 체계의 개념을 정립할 수 있게 만들 것이다.

5. 극과 극은 통한다 – 우주 온그림

일련의 복잡하고 통합된 에너지 장으로서의 물질로 돌아가면, 물질이란 에너지 간섭유형의 한 형식이라고 생각할 수 있다. 그 장으로부터 '에테르체'는 물질적 신체의 성장과 발달을 이끄는 온그림술(홀로그래피) 에너지의 주형이라는 가설을 검토하여 보자.

많은 사람들은 에테르체가 소위 에테르라는 물질로 만들어진 몸이라고 생각한다. 이 경우 에테르질이란 보다 높은 주파수 성질을 갖고 있다. 즉 입자가 대단히 높은 주파수로 진동하고 있기 때문에, 에테르질은 인간에게 일반 물질과는 다르게 인지된다. 기억하기 바라는데, 만약 물질이 빛과 같은 특성을 갖고 있다면 물질도 또한 주파수 특성을 갖고 있을 것이다. 소위 물질적 우주의 물질이란, 다만 단순하게 특정한 밀도, 또는 보다 낮은 주파수를 갖는 물질이다.

에테르질은 동양의 밀교적 문헌에는 '미세질(subtle matter)'이란 의미로 표현되어 있다. 미세질이란 물질보다도 밀도가 작으나 굳이 말하자면 주파수가 높은 것이다. 에테르체는 말하자면 환엽과 같이, 물질적 신체에 대응한 미세한 성분으로 이루어지는 신체이다. 우리들의 에테르체는 온그림의 성질을 갖은 에너지 간섭유형이다. 이것은 마치 물질적인 우주의 배후에는 보다 높은 주파수를 가는 미세한 대응물이 존재하는 듯하다. 그러면 만약 한 개인이 에테르체의 에너지 간섭유형이 하나의 온그림으로서 거동한다면, 전 우주의 에너지 간섭유형은 하나의 거대한 우주 온그림을 표현하는 것일까? 만약 그렇다면, 모든 조각에는 전체가 포함된다는 온그림술(홀로그래피)원리에 따라서 우리를 둘러싼, 마치 비어있는 듯한 공간 내에 모든 정보가 저장되어 있다고 생각할 수 있다. 무한한 정보가 우주의 구조 가운데 내장되어 있다는 사실은, 데이비드 봄과 같은 노벨상 이론 물리학자의 흥미를 끌지 않을 수 없다. 봄은 온그림술(홀로그래피) 우주가 갖는 '내장(內藏) 질서'에 관하여 설득력 있는 논의를 전개하였다. 그러한 우주 내에 보다 높은 차원의 질서와 정보가, 공간과 물질/에너지로 짠 직물 속의 온그림술(홀로그래피)처럼 접혀 있는 것이다.

그러한 우주 온그림이 정말로 존재한다면, 우주 어느 조각을 잡아도 그곳에는 우주전체의 성립에 관한 정보가 포함되어 있을 것이다. 정지된 온그림과는 달리, 우주 온그림은 마이크로 초마다 변화하고 있는 역동적인 체계이다. 온그림술(홀로그래피)한 에너지 간섭유형의 극히 작은 단편 내에서 발생되었던 사건도 순식간에 전체 구조에 영향을 미치는 것이므로, 온그림술(홀로그래피)적 우주 모든 부분들은 엄청나게 결합성이 강한 관계를 갖고 있다고 할 수 있다. 만약 신을 '만유(존재하는 모든 것)'라고 생각한다면, 신은 홀로그래픽한 우주의 상호 결합성을 통하여 모든 창조물과 연결되어 있을 수 있다. 그러면 우리의 궁극적인 물음은, 우리들 자신의 내부와 주위의 공간에 내장되어 있는 우주에 관한 정보에 어떻게 다가갈까 하는 것이 된다. 우주 온그림을 어떻게 하면 해독할 수 있을까? 우리는 모두 자신의 육체에 의하여 다소라도 우주 내 작은 영역의 부동산을 점유하고 있는 것이기 때문에, 우리는 어떤 의미에서 '돌 한 조각'을 갖고 있는 것이다. 그러면 현재 방송되고 있는 온그림술(홀로그래피) 정보에 주파수를 맞출 수 있을 것이다. 그렇다면 우리는 그 방송을 들을 수 있는 제대로 된 라디오를 갖고 있는가?

이 종류의 온그림술(홀로그래피)적 사고방식은 캘리포니아주 팔로 알토에 있는 스탠포드 연구소에서의 원격 투시 설명에 잘 채택되었다. 원격 투시라는 용어의 작명은, 사이과학 연구를 선도하고 있는 단파광(레이저)물리학자인 럿셀 태그(Russell Targ)와 양자물리학자인 해롤드 퍼토프(Harold Puthoff)이다.

원격 투시의 피험자들은 관찰자와 함께 각각 밀폐된 방에 격리되고 시험하는 동안, 무작위로 선택된 어딘가 먼 장소의 특징을 말하도록 지시받는다. 피험자가 묘사하도록 지시된 그 장소에는 그 시각에 다른 실험자가 방문하고 있다. 많은 피험자가 지시된 장소의 모습을 꽤 상세하게 알아맞힐 수 있음을 알았다. 잉고스완과 같은 '유명 피험자'라면 과거 지도에도 실려 있지 않은 장소까지 인식할 수 있을 뿐만 아니라, 실험이 실시되고 있는 바로 그 시간의 원격 투시하고 있는 곳의 일기를 정확하게 알아맞힐 수 있었다. 스완씨는 뉴욕에서 활동하는 예술가로 원격투시에 의한 금성, 화성, 수성의 자료수집 연구에도 참가하였다. 스완씨와 또 한 사람의 능력자인 해롤드 셔먼(Harold Sherman)은 금성과 수성의 정확한 관찰 자료를 제공할 수 있었고, 뒷날 NASA가 인공위성으로 그 자료를 확인하였다. '심령 우주탐사'로 얻어진 혹성의 자료는 그 시대 천문학적 자료에는 반하는 것도 있었다. 그러나 몇 년 뒤 얻어진 인공위성의 원격 측정에 의한 자료는, 스완과 셔먼이 심령적으로 관찰하였던 사실을 증명하였다.

원격 투시라는 능력을 갖는 개인이, 당사자에게 배당된 우주 온그림 조작에 다가가서 그 내용을 해독하였다는 사실이 있을 수 있을까? 온그림의 어느 조각도 전체를 포함한다는 사실을 기억해주기 바란다. 우주 온그림은 역동적인 에너지 간섭유형이기 때문에 시시각각 계속적으로 변화하고 있다. 그 사실은 스완이 인도양 상의 작은 섬(사실은 프랑스와 소련의 비밀 기상관측소가 있었다)을 검증할 수 있었을 뿐만 아니라, 그 섬의 그 시각 기상 상황까지도 조망할 수 있었던 이유를 설명할 수 있는 것이다.

우주 온그림은 많은 다른 주파수 에너지 간섭유형이 중복되어 만들어지고 있는 것으로 생각된다. 각각의 주파수 '특정의 온그림 유형'은 그 주파수 영역 특성에 관련된 독특한 정보가 포함되어 있는 듯하다. 예컨대 '에테르질'과 대비하여 '물질' 영역의 주파수 간섭유형으로 만들어진 우주 온그림의 하위 유형이 존재할 수 있다. 그 주파수의 온그림에 가까이 할 수 있다면, 스완이 목성과 수성의 투시로 얻었던 바와 같은, 혹성의 물리적 구조나 표면의 자잘한 정보 이삭줍기가 허용될 수도 있다. 또한 우주 온그림의 '에테르'나 그 이상 높은 차원의 본질에 접근할 수 있을 것이다.

우주 온그림은 많은 주파수 온그림이 겹친 복합체로 보일 것이고, 각각의 온그림은 우주의 조금씩 다른 본질의 정보를 가질 수 있다. 이것을 광학망원경으로 관찰한 우주 모습과, X선이나 라디오 망원경에 의한 그것과 비교하여 보자. X선 에너지 스펙트럼으로 관찰된 별의 영상에 비교하면, 광학망원경으로 찍은 같은 별의 사진은 흐릿하여 그다지 흥미롭게 보이지 않을 수 있다. 우주의 같은 영역에서도 다른 기기로 관찰한다면, 전혀 다른 모습으로 천문학자의 눈에 비친다. 자료가 다른 것은 관찰 기기의 주파수 대역이 다르기 때문이다. 이 사실은 다양한 차원의 주파수 '특정한 정보'가 있고, 그 정보가 어떤 한 조각 우주 온그림의 해독에 다가갈 수 있다는 가능성을 제시하는 것인지도 모른다. 해독되었던 정보의 본질은 관찰자의 기량이나 인지틀의 감도에 따라 다른 것처럼, 수신하였던 에너지 주파수 대역에 따라서도 바뀌는 것이다.

스탠포드에서 피험자가 되었던 사람 모두(주부로부터 국방성 장군까지)가 어느 정도 원격 투시가 가능하였다는 사실은, 누구나 잠재적으로 우주 온그림에 내장된 이러한 정보의 차원까지 다가갈 수 있는 잠재력이 있음을 시사하고 있다. 원격 투시가 내적 우주의 탐색이 외적 우주의 새로운 발견을 이끌 수 있다는 사실을 알려주는 독특한 예의 하나다. 원격 투시가 아니더라도 심령적 능력은 인간의 광범위한 잠재능력 중 일부일 뿐이고, 과학자는 간신히 그것을 알기 시작한 단계에 지나지 않는다. 원격 투시로 실증 되었듯이, 고차원적 의식상태는 홀로그래픽한 우주를 이해하고 해독할 때 불가결의 역할을 할 수 있다.

우리는 온그림술(홀로그래픽)적 모형에 의하여 단일 세포로부터 전 우주적 규모에 이르기까지, 광대한 차원에 있어서의 정보 구조를 이해할 수 있다. 그것은 물질의 숨겨진 성질을 미크로와 매크로 양쪽 차원에서 바라보기 위한 독특한 방법을 제공한다. 미시차원에서는 생물 세포가 "모든 하나하나의 조각이 전체를 포함한다."는 조직화의 원리를 보여준다. 비슷한 정보 저장 유형은 통상적인 온그림에서 보이는 것이다. 보다 고도로 조직화된 차원에서 생물 전체의 성장이 눈에 보이지 않는 에테르층이나 주형'에 유도 되는바, 그 주형도 역시 3차원이라는 점에서는 온그림과 공통되어 있다. 환엽의 고전압 사진은 그 에너지 장의 유형 가운데에는 어느 조각도 전체의 정보를 포함하고 있음을 확인하고 있다.

온그림은 에너지의 간섭유형이라는 독특한 특성에 바탕을 깔고 있다. 물리학자는 근래 전자와 같은 아원자가 실제로는 작은 에너지 간섭유형이라고 결론지었다. 물리적 우주의 구성 단위가 에너지 간섭유형이라면, 우주가 온그림 같은 특성을 또한 보일 수 있는 것이다. 만약 (에테르체와 같이) 아원자의 유기체 차원에서 간섭유형에 의하여 온그림이 생겼다면, 온그림의 원리는 온 세상의 거시우주선 차원의 상호 작용을 관장하고 있다고 생각하기 때문에 이상하지 않다. 이와 같이 하여 온그림의 원리는 인체의 구조와 인체 내부의 정보 내용을 조직화하고 있고 또 우주 전체에 퍼진 질서의 유형을 반영하고 있다고 생각될 수 있는 것이다.

우주는 미시 및 거시 차원에서 조직화 유형을 반복하면서 상승하여 가는 계층 구조를 보이고 있다. 예컨대 전자가 원자핵의 주위를 도는 모습은 소형 태양계와 닮았다. 온그림 구조라는 질서 유형 또한, 우주 차원에서도 같아 보인다고 생각된다. 그것이 "극과 극은 통한다."는 속담 해석의 하나인 것이다.

우주의 미시 및 거시 차원에 온그림 같은 정보가 내장되어 있다면 그곳으로부터 의미가 있는 자료를 끄집어낼 수 있을까? 원격 투시 연구는 인간 의식에는 다층적 온그림에 내장되었던 정보를 해독할 잠재력이 있음을 알려주고 있다. 원격투시가 잘 실시되었을 때에 달성되는, 응집성이 있고 한 점에 모아진 의식 형태는, 현재의 온그림 해독에 이용될 수 있는 응집성 있는 참조 광속(光束)에 닮은 성질을 갖고 있는 것이다.

백열전구로부터 발하는 보통 빛은 비응집 광이다. 비응집 광은 불규칙하게 거동하고, 광파는 무질서하게 모든 방향으로 전진한다. 평균적인 사람의 사고도 그렇게 불규칙하여 비접속한 사고라고 생각할 수 있을 것이다. 이것과는 대조적으로 단파광(레이저), 즉 응집광은 고도로 압축되어 있어 모든 광파가 군대 행진처럼 정연하다. 만약 백열전구로부터 발생한 에너지가 응집된다면, 결과적으로 단파광(레이저)과 같이 철판을 달구어 잘라 구멍을 낼 것이다. 사람들은 그 논리를 확대하여 응집한 사고활동(뇌파의 집중 상태가 강해지는)을 만들어낼 수 있다. 고도로 집중하고 질서적이라는 사실과 더불어, 응집 광속은 온 그림을 해독할 수 있다. 보다 강하게 응집한 뇌파의 활동은 염력(念力, psychokinesis, 물질적 변화를 초래하는 생각의 힘)이나 원격 투시와 같은 심령 사상(事象, 심령의 작용으로 나타나는 사건, 능력, 현상)과 관계가 있음을 나타내는 증거도 있다. 초월 명상 수행자에 대한 과학적 연구는 그 '의식의 응집성'의 가설을 뒷받침하고 있다. 장기간 명상으로 초능력적 행동(siddhis)의 시행 가능 수행자 뇌파는, 그 능력을 발휘하는 동안 뇌파의 응집성이 증가한다는 사실이 알려졌다. 그 외에도 심령 능력을 발휘하고 있을 동안, 대뇌 양반구의 뇌파 동기화(同期化)를 따라, 뇌파가 델타/시타 영역(초당 1부터 9헤르츠)로 확실하게 이행됨을 발견한 연구자도 있다.

여기에서 매우 중요한 원칙은 "응집된 의식이 일상적으로 깨어 있는 의식을 뛰어넘는 특성을 보일 수 있다."는 사실이다. 집중하지 않은 해이된 생각으로부터 집중된 의식으로 이행한다는 사실은, 일반 백열등으로부터 단파광(레이저) 에너지로 변환한다는 사실만큼이나 비약적인 이행이다. 그 고도로 집중된 의식 상태를 달성함으로써 우리들은 무의식이나 잠재능력으로 접근할 수 있는 것이다. 명상을 비롯한 정신 수행법에는 복잡한 신경계라는 물질적이고 '미세 에너지적' 하드웨어를, 보다 고차원적인 정보로 접근시킬 수 있도록, 조건을 구성하거나 또는 '작정(作程, 프로그램)' 하는 작용이 있을 것이다. 이러한 기법에 의하여 인간은 라디오의 주파수다이얼을 돌리듯이, 뇌/마음이라는 수신기를 에너지 입력의 특정한 주파수대역에 선택적으로 맞출 수 있다.

그러한 특수한 의식 상태에 이르면, 인간은 물질/에너지장과 공간 그 자체의 구조 속에서 여러 층으로 겹쳐 쌓여 있는 정보의, 계층적 차원에 개인적으로 접근할 수 있게 될 것이다. 인간의 의식 확장이야말로 온그림과 같은 우주와 다차원적인 인간 스스로를 탐구하기 위한 가장 중요한 도구일지도 모른다. 스탠포드연구소에서 시행하였던 원격 투시와 같은 연구는 모든 사람이 간직하고 있지만, 숨겨져 밝혀지지 않았던 잠재력을 향하고 있다. 인간의 의식이 이러한 독특한 잠재력을 발달시키는 단계까지 진화한다면, 파동의학의 원리나 온그림과 같은 우주의 숨겨진 경이적 모습이 우리 모두에게 이해되고 수용되기 시작할 것이다.

제5장

물질의 주파수대와 미세 에너지 차원
– 인간의 다차원적 해부학

1. 서 론

  뉴턴 의학과 아인슈타인 의학의 주된 차이 가운데 하나는 인체를 보는 관점이다. 뉴턴적 기계론자는 분자 생물학적 접근이 복잡하긴 하지만, 인체를 신경과 근육, 살과 뼈라는 구조물을 움직이는 일련의 복잡한 화학반응계로 간주하고 있다. 물질적 신체는 궁극의 기계, 즉 복잡한 시계로부터 하나하나의 세포 구조에 이르기까지 정밀한 분자 기계로 생각하는 것이다. 우리는 첫 장에서 소립자 차원에서는 물질로부터 소위 '물질다움'을 잃어가는 사실을 제시하는 심각한 증거에 관하여 검토하였다. 물질의 '단단하다'는 성질은 우리들의 감각이 만드는 환상일 뿐이다. 새로운 물리학의 시각에서 물질이란 그 동결된 빛의 입자로 구성되어 있는 존재이다. 물질의 파동/입자 이중성이라는 특성은 지금까지 누구도 생각할 수 없었던 인체의 구조 특성을 접근함으로써, 인체의 새로운 모형을 구축하게 하였다.
  이 장에서 탐색하려고 하는 주제는 우리의 신체 체계와 고차 에너지계 사이의 연속성에 관한 것이다. 이들 미세 에너지계는 인간 존재의 기능전체에서 불가결한 역할로 되어 있다. 물질적 신체 체계는 역동적 평형을 이루고 있는 복수계의 하나일 뿐이고 폐쇄계가 아니다. 기존 사고방식에서 근본적으로 유리된 것으로 보일 수 있지만, 이들 모든 계는 바로 같은 공간에 물리적으로 겹쳐 있다. 고차 에너지계란 우리의 미세 신체(subtle body)라고 부르지만, 실제로 물질적 신체와는 다른 주파수 특성을 갖는 기질(基質)로 구성되어 있다.

물질도 동결된 빛의 일종인 이상 특정 주파수의 특성을 갖고 있을 것이다. 물체와 에테르체의 다른 점은 단순하게 주파수 차이에 지나지 않는다. 주파수가 다른 복수의 에너지는 동일 공간 내에 공존할 수 있는 것이고, 서로 파괴적으로 작용하지 않는 사실은 물리학에서 이미 알고 있는 사실이다. 우리가 일하고 생활하는 이 공간에서, 우리는 각종 방송전파(인공적 전자기 안개, manmade electromagnetic soup)가 난무하고 있는 것을 매일 경험하고 있다. 예컨대 집이나 몸을 투과하는 라디오와 텔레비전 전파는 항상 우리 몸에 접촉되고 있다. 그 전자 에너지는 눈이나 귀에서 보이거나 들리지 않는데, 우리 신체 감각기관이 느낄 수 있는 주파수 에너지 영역을 넘어서 에너지 역치가 존재하기 때문이다. 그러나 그 지각할 수 없는 에너지도 텔레비전 스위치를 켜면 우리의 지각 범위 내에 있는 빛이나 음으로 변환된다. 텔레비전을 켤 때 한 채널의 방송은 다른 채널의 방송과 섞이지 않는다. 그 이유는 각 방송의 전파 에너지가 조금씩 다른 주파수를 갖고 있으므로 동일 공간 내에 서로 간섭하지 않고 존재할 수 있기 때문이다. 공간 내에 그러한 에너지가 존재한다는 사실을 확인할 수 있는 것은, 우리의 지각을 연장할 수 있는 텔레비전이라는 기기가 존재하기 때문이다.

서로 다른 주파수가 비 파괴적으로 동일 공간을 차지한다는 에너지에 관한 원리는, 이론상으로 다른 주파수를 갖는 물질에도 응용할 수 있다. 소위 물질과 에테르질도 고유 주파수가 다르기 때문에 텔레비전이나 라디오 전파와 같이 간섭 없이 동일 공간 내에 존재할 수 있다. 에테르체의 에너지 주형, 즉 온그림과 같은 에너지 장의 주형은 인체의 물질적 구조 위에 겹쳐져 있다. 환엽이 항상 물질적 부분으로 차지되어 있던 공간에 출현하는 것은 그 때문이다. 주파수가 다른 물질에 관한 원리는 에테르체보다도 더욱 높은 주파수를 갖는 에너지 기질에도 응용된다. 이 장의 목적은 보다 높은 주파수를 갖는 에너지 신체의 성질과 원리, 그리고 그들 에너지 신체와 물질적 신체 간 상호 연속성을 그리려고 한다. 그들은 상승적으로 연계되므로 우리 육체의 확장된 에너지 신체 부분을 형성하고 있다.

2. 육체 / 에테르체 접촉면 – 파동의학 발전에 있어서 제2의 발견

물질적 신체에 관련하여 온그림 같은 에너지 주형이 존재한다는 사실을 보여주는 증거가 꽤 있다. 이 주형으로써 기능하는 '에테르체'가 곧 물질적 신체에 겹쳐서 존재하는 몸이다. 에테르 에너지의 주형 또는 설계도는 세포의 성장을 유도하여 물질적 신체 구조를 만들기 위한 정보가 담겨있다. 이 설계도는 태아가 자궁 내에서 어떻게 발육되어 가는가를 나타낸 3차원적 정보와, 출생 뒤 장기의 상처나 병이 생겼을 때 성장과 수복에 필요한 구조학적 정보도 담고 있다. 도롱

농 다리가 절단되어 그것을 정확하게 재생하려면 도롱뇽 다리의 주형이 필요하며, 다리의 에너지 구조는 지난 몇 십 년에 걸쳐 분자 생물학이 다듬어 온 '세포의 유전기구'와 공동으로 연구된다. 물질적 신체가 세포 성장을 이끌어가기 위해 에테르체와 강하게 에너지적으로 연계되어 의존하고 있어, 물리적 신체는 에테르체 없이 존재할 수 없다. 따라서 에테르장에서 '왜곡'이 생기면, 곧 신체 차원에서도 질병이 따르게 된다. 많은 병의 발생은 우선 에테르체 차원에서 시작되고, 뒤이어 물질적 신체에 장기병상(臟器病狀)으로 드러나는 것이다.

이미 설명한 것처럼 에테르체도 실제로 물질의 일종이다. 그 구성 요소는 '에테르질' 또는 '미세질(subtle matter)'이라고 부르고 있고, 이는 우리의 고차원 에너지 신체를 형성하기 위한 본질이다. '미세질'이라는 용어는 일반적으로 물질적 신체에 대응하는, 눈에 보이지 않는 고차 에너지적 실체를 표현할 때에 사용된다. 에테르체와 더욱 고차 에너지 신체의 사이에 무엇인가의 차이가 있다면, 그것은 오직 주파수 특성 뿐이다. 눈에 보이지 않는 에너지를 맨눈으로 인지할 수 있도록 하여주는 과학 기술이 아직 발전 중이기 때문에, 보다 고차 에너지 신체를 인지하는 차원에는 이르지 않아 고차원 에너지 신체는 보이지 않는다. 관찰이 불가능하였던 우주의 영역도, 라디오 전파나 X선 등을 사용하여 우리들의 감각을 확장하는 기술이 개발된 이래 천문학적인 관찰의 대상으로 되어 있다는 경위는 주목할 만할 것이다. 미세 에너지 경우에도 불가시를 가시로 표현하기 위한 유사한 연구 노력이 현재 시점에서 크게 필요한 것이다.

에테르체는 물질적 신체로부터 완전하게 분리하여 움직이는 것이 아니라 상호 작용한다. 양자 사이에는 에너지 정보를 한 계에서 다른 계로 옮기도록 에너지 교환 특수 통로가 있다. 비록 이러한 통로가 서양 과학의 세계에서는 최근까지 알려져 있지 않고 논의된 일도 없지만, 동양에서는 문헌에 많은 기록이 있다.

최근에 이르러 서양 과학자가 개발한 장비는 침술 경락 장치다. 고대 중국의학 이론에서는 인체 깊은 곳의 조직 내를 달리는 '경락'이라는 눈에 보이지 않는 체계가 존재하고, 인체표면에는 경락을 따라 존재하는 '경혈'이라는 특이점이 존재한다고 되어 있다. 중국인들이 흔히 말하는 '기(氣)'란 성장촉진 작용을 갖는 특수한 에너지이고, 경락을 따라 흐르고 있다고 되어 있다. 기는 경혈을 통하여 체내로 들어가고, 나아가 심부의 장기로 향하여 흘러감으로써, 미세 에너지 특성의 생명을 키우는 자양을 운반한다. 중국 사람들은 인체 내에는 12쌍의 경락이 존재하고, 인체 깊숙한 특정 장기계와 연결되었다고 믿는다. 또 어떤 장기로 향하는 에너지 흐름이 막히거나 불균형할 때, 그 장기계의 기능 장해가 발생한다고 생각한다.

한편 근래에 들어와 서양에서도 통증 치료를 위하여 침술 이용에 대한 문헌이 많이 저술되었다. 그러나 서양 의사 대부분은 침술이 다양한 유형의 통증의 완화 능력이나 외과수술 마취로 이용된다고 인식하였을 뿐이다. 이렇게 침술에 대한 한정된 인식 때문에 월과 멜자크에 의한 '관문 조정이론'과 같은 침술의 진통 효과를 설명하기 위하여 이용되는 이론은, 신경자극이라든지 중추신경계 내의 엔돌핀 방출과 같은 생리학에 바탕을 둔 환원주의 모형에 지나치게 의존한다. 그러나 서양 의사 대부분은 해부학과 생리학 모형에 집착하여 기의 통로라고 하는 '경락'을 통해 흐른다는 개념을 머릿속에서 지워버렸다. 이러한 개념의 몰이해를 만드는 뿌리는, 서양의학 문헌 어디에도 경락의 존재에 대한 해부학적 증거를 찾을 수 없다는 사실이다.

1960년대 북한의 김봉한 교수가 지도하는 연구단에 의하여 경락의 해부학적 성질에 관한 일련의 동물실험이 실시되었다. 김봉한은 토끼와 다른 동물을 모형으로 경락에 관한 실험을 실시하였다. 그는 토끼 혈점에 방사성 인 32(P32, 인의 방사성 동위원소)를 주입하고 주위의 조직으로 퍼지는 동위원소의 흡관을 추적하였다. 김교수는 미세 자동 방사선 촬영(micro-auto-radio-graphy)이라는 기술을 이용하여, P32가 가느다란 도관(지름은 대략 0.5에서 1.5미크론)을 따라 실제적으로 흘러가는 사실을 알아냈는데, 이 도관은 전통적인 경락을 따라 흘렀다. P32 농도는 경락에 바로 근접한 세포나 경혈 근처에서 무시할 정도였다. 경락에 인접한 정맥에 고의적으로 P32를 주사하였을 때, 경락에서 P32가 거의 검출되지 않았다. 이 연구결과로 경락은 혈관으로부터 독립된 계라는 사실이 확인되었다.

그 뒤 1985년 프랑스 피에르 드 베르누뉘르 집단의 사람에 대한 연구 결과, 김교수의 발견이 옳다고 증명되었다. 그들 실험은 방사성 테크네슘 99mg을 환자 혈점에 주입하고, 감마카메라 영상으로 방사성 동위원소의 흡관(吸管)을 추적하였다. 드 베르느뉘르 박사는 주사한 방사성 테크네슘 99mg이 4분에서 6분 사이에 전통적인 경락을 따라서 30cm나 떨어진 장소까지 이동하는 사실을 발견하였다. 테크네슘 99mg을 정맥이나 림프관에 고의적 주입과 함께, 피부에 무작위로 주사로는 같은 결과를 얻을 수는 없어서, 경락이 하나의 독특하고 별개의 형태학적 경로라는 사실을 검증하였다.

김박사의 토끼 도관계에 대한 조직학적 연구에 의하면, 이러한 관형 경락계가 '표재미고관계(表在微小管系)'와 '심재미소관계(深在微小

笸系)'로 나누어져 나타나고 있음을 보여주었다. 심재계는 더욱 몇 가지의 버금계로 나뉘어진다. 제1심재 경락계는 '내관계'라고 부른다. 이들 미소관계는 혈관이나 림프관 내부에 자유롭게 떠있고, 그 입구와 출구는 혈관을 관통하고 있음을 알았다. 이들 내관 내 액체는 혈액이나 림프액의 흐름과 같은 방향으로 흐르고 있음이 흔히 발견되었으나, 어쩌다 반대 방향으로 흐르는 사실이 주목되었다. 그들 내관계 내의 액체가 '수송혈관'의 흐름과 역방향으로 흐르는 경우와 함께 내관의 주행이 혈관벽을 관통하여 나가거나 들어온다는 사실은, 미소관계의 기원이 혈관이나 림프관과 다르다는 사실을 알려주고 있다(어쩌면 혈관보다 오랜 기원일지도 모른다). 바꿔 말하면 경락은 태아발생기에 동맥, 정맥이나 림프관보다 앞서서 형성되어 있을지도 모른다. 경락은 그 뒤 새롭게 형성되는 혈액/림프 순환 그물망의 성장과 발달 단계 때 공간적 위치 결정의 안내자로서 기능하고 있을지도 모른다. 혈관이 경락의 주위에서 발달되어 있기 때문에, 결과적으로 경락이 혈관을 들어가거나 나오는 모습을 남긴 것으로 보인다.

심재경락계의 제2소 관계는 그 특징으로부터 내측외관계라고 부른다. 이들 미소관은 내장의 표면을 따라 발견되고, 혈관계, 임파계, 신경계와 완전하게 독립된 그물망을 형성하고 있다. 그리고 세 번째는 외관계라고 부르고 혈관이나 림프관 벽의 표면을 주행하고 있는 것이다. 이들 미소관은 피부 층에서 발견되고, 그들은 표재미소관계라로 알려졌다. 이 표재계가 전통 침술사에게 가장 익숙한 경락계이다. 네 번째의 체계는 신경관계로 알려지고, 중추신경계와 말초신경계에 분포되어 있다.

모든 미소관이 결과적(표재계로부터 심재계에 이르기까지)으로 상호 이어져 있음이 알려져, 계의 연속성이 유지된다. 다양한 관계가 다른 계의 종말 미소관의 접속을 통하여 상호 연결되어 있다. 그 연결은 모세혈관 상(床)에서 동맥/정맥이 연결과 같은 것이다. 정말 흥미롭게도 김교수는 종말미소관은 세포핵까지 도달한다는 사실을 발견하였다. 또한 경락으로 조금 떨어져 위치한 특수한 미소체를 발견하였다. 표재미소관계 내 미소체는 전통적 경혈과 경락 아래 위치하고 대응하는 것 같다.

이들 미소관으로부터 추출된 액체는 혈류에서 대체로 발견되는 농도와 사뭇 다른 수준으로 고농도의 DNA, RNA, 아미노산, 히알루론산, 16종의 핵산, 아드레날린, 코르티코스테로이드, 에스트로겐과 기타 호르몬 물질을 함유하고 있다. 경락계 내 아드레날린 농도는 혈중 농도의 두 배였다. 경혈에서는 혈중의 10배 이상에 이르는 농도의 아드레날린이 검출되었다. 미소관 내 호르몬이나 아드레날린의 존재는 경락계와 내분비선 사이에 어떤 연결이 있음을 확실하게 보여주는 듯하다. 김박사는 또한 심재계의 종말미소관이 세포의 유전정보중추인, 세포핵에 이르고 있음을 발견하였다. 경락 액에 코르티코 스테로이드와 에스트로겐과 같은 핵산이나 호르몬이 존재로부터, 경락계와 내분계의 인체기능조절 사이에는 중요한 상호관계가 있음을 나타내는 듯하다.

김박사는 수많은 실험으로, 경락 흐름이 심재계를 통하여 특정 장기로 흘러들어가는 사실의 중요성을 확인하였다. 그는 개구리 간장으로 가는 경락을 절단하고, 결과적으로 일어나는 간장의 현미경적 변화를 연구하였다. 간장 경락을 자른 직후, 간세포는 커지고 내부의 세포질이 탁해졌다. 사흘 내 간장 전체를 통하여 심각한 혈관 퇴화가 진행되었다. 이러한 결과는 반복적으로 실험하여도 같았다. 또 김교수는 신경 주위 경락을 절단하였을 때, 신경반사의 변화도 연구하였다. 결과는 경락절단 30초 내에 반사시간이 5배로 늘어지고, 그 실험오차는 거의 없이 48시간 이상 지속되었다. 이들 연구로 경락은 장기에 특화된 자양의 흐름을 공급한다는 전통 침술이론을 확인하는 듯하다.

그러한 방대한 실험 자료에 바탕을 두고, 김교수는 경락은 그 계 내에서 서로 이어져 있을 뿐만 아니고, 조직 내 모든 세포핵을 상호연결하고 있다고 결론지었다. 태아발생기에 이 핵/세포 간 연결이 형성되는 시점을 밝히기 위하여, 김교수는 여러 가지 종류의 생물을 대상으로 경락이 어떤 시점에서 형성되는가를 연구하기 시작하였다.

버박사의 연구를 연상시키는 발생학적 연구에서 김교수는 닭의 태아에 있어서는 수정 뒤 15시간 이내에 경락계가 형성된다는 사실을 밝혔다. 이 시점에는 가장 초보적인 기관(器官) 조차도 아직 형성되어 있지 않으므로, 김교수의 발견은 대단히 흥미 있는 것이다. 경락계의 3차원적 위치 형성 완료가 기관의 형성보다도 빠른 시기에 이루어진다고 한다면, 경락계 기능이 세포의 유도(遊走)나 내장의 3차원적 위치형성에 영향을 미친다는 사실을 시사한다. 경락이 개개 세포에 있어서 유전정보의 중심을 연결하기 때문에, 경락계가 또한 세포의 복제나 분화(특수화)에도 중요한 역할을 맡고 있을지도 모른다.

김박사의 연구를 해롤드 버박사의 대응되는 연구와 종합하여 본다. 버박사가 도룡뇽의 배(胚) 주위에 발생한 전장(電場)을 시각화하는 실험을 실시하였던 것을 기억할 것이다. 자신의 연구를 통하여 버박사는 도룡뇽의 미수정란에, 성숙한 도룡뇽의 뇌와 중추신경계에 대응하는 전기 축이 발생되어 있음을 발견하였다. 미수정란에 그러한 전기

축이나 파동 안내가 생긴다는 사실은, 태아의 몸이 새롭게 형성되면서 급속하게 분열하고 유주하는 세포들에게 3차원적 위치 형성을 위하여 몇 가지 유형의 에너지장이 협조하고 준비한다는 것을 보여주는 것이다. 또한 버논 식물묘목에서 새싹을 둘러싼 전장의 윤곽이, 이미 성장한 식물의 형태를 갖고 있음을 발견하였다. 환엽 현상을 포착할 수 있는 키를리안 사진에 대한 지식을 앞의 연구 결과와 연결하면, 태아발생으로부터 성체를 향한 성장의 3차원 위치 형성은 에테르체로 알려진 온그림 같은 에너지 주형에 의하여 유도되어 있는 듯하다는 결론에 도달하게 된다.

김박사는 경락계의 형성에 배(胚)에서 기관원기의 발달과 정착에 선행한다는 사실을 발견하였다. 또 경락과 세포핵이 묶여 있는 사실도 발견하였다. 김교수의 연구는 어떤 유형의 정보가 경락을 통하여 세포의 DNA 조정 중심으로 흘러, 태아의 발달에 필요한 추가수정을 대비한다는 사실을 시사한다. 경락이 세포나 기관이 태아 체내 최종 위치를 찾아내기 이전부터, 이미 3차원적으로 조직화되어 있기 때문에, 경락계는 신체 세포성장을 위한 일종의 중간적인 도로지도 또는 정보 안내체계에 대응되는 사실을 확인한다. 버나 김교수에 의한 발생학적 연구 결과를 종합하면 경락계는 에테르체와 물질적 신체의 사이에 중개역할을 맡고 있는 듯하다. 경락계는 성장도중의 물질적 신체와 에테르체 사이에 최초의 물리적 연결이다. 에테르체의 에너지구조의 조직화는 물질적 신체의 성장을 선행하고 유도한다. 에테르체의 변화는 그것이 몸을 건강하게 만들거나 질병을 일으키거나 세포의 물질적 변화로 옮겨간다. 그 가설은 원격진단에 관한 샤피커 카라 굴라박사의 연구와 같은, 다른 많은 연구자의 자료와 모순되지 않는다. 원격진단 연구에 의하면 어떤 사람의 물리적 신체에 드러난 병이 나타나기에 앞서 그 사람의 에테르체가 이미 기능부전상태로 되어 있다는 것이다.

경락계는 '육체/에테르체 접촉면'이라고 부를 수 있을지도 모른다. 생체에너지의 정보와 기라는 생명에너지는 특수한 경락 그물을 통하여 에테르체로부터 물질적 신체의 세포 차원까지 도달한다. 다음에 어느 초심리학적인 문헌으로부터 인용하여 보자.

신경계, 순환기계, 경락계는 직접 연결되어 있다. 그 부분적인 이유는 물질적 신체를 만들고 있는 신경계와 순환기계를 만들어 내기 위하여 발생단계 초기에 경락이 이용되고 있기 때문이다. 결과적으로 이들 계 가운데 어느 하나에 영향을 주는 인자는 다른 두 계에도 직접 영향을 주도록 되어 있다. 경락은 물질적 신체에 생명의 힘을 공급하기 위하여 신경계와 순환기계 사이의 연락통로를 이용하고 있고, 그 통로는 분자차원에까지 달하고 있다. 경락계는 물질적 신체로부터 에테르 성분과 통하는 접점 또는 문인 것이다.

경락계는 호르몬이나 핵산을 세포핵에 운반하기 위한 미소관으로 된 단순한 물리적 체계는 아니고, 어떤 유형의 미세 에너지 기(氣)를 외계 환경으로부터 체내 장기로 전달하는 특수한 유형의 전해질액체계이기도 하다.

신체표면 경락계의 경혈을 통하여 어떤 유형의 에너지를 주고받는다는 가설은, 경혈 내 또는 그 주위의 피부전기저항을 측정한 결과로 뒷받침되고 있다. 수많은 연구자에 의한 정량적 측정에 의하여 경혈이라는 부위에는 전기저항이 다른 부위보다 20분의 1로 감소되어 있음을 밝혔다. 에너지가 가장 저항이 작은 곳으로 흐르는 경향이 있음은 잘 알려져 있다. 물은(그라드의 연구에 발견되었듯이) 인체의 대부분을 차지하고 있지만, 전류만이 아니고 미세 에너지의 양도체이기도 하다. 키를리안 사진 연구에서도 경락이 확실한 전기적 특성을 갖고 있다는 사실이 확인되었다. 아울러 중요한 것은 두미트레스큐와 같은 전자사진 연구자가 복부 고전압 사진에 의한 신체스캔을 이용하여, 경혈 부위의 밝기가 신체 질병 변화에 몇 시간, 며칠 또는 몇 주일 선행한다는 사실을 발견하였다.

이 사실은 에테르 구조의 변화가 물질적 신체의 병리학적 변화에 선행한다는 가설과 일치하고 있다. 또한 병이란 신체 장기로 자양적인 기를 공급하는 경락 내 에너지 평형이 무너지므로 발생한다는 한의학 이론을 뒷받침한다. 경락 변화는 이미 에테르 차원에서 발생한 기능장애를 반영한다. 이들 변화가 경락계를 통하여 물질 차원으로 스며들어간다. 경락의 변화가 물질적 장기의 변화에 선행한다는 원리의 한 예는 김교수의 간경락 연구에서 볼 수 있다. 김교수가 간으로 가는 경락의 흐름을 실험에 의하여 방해하였을 때, 간세포의 변성이 실제로 사흘 뒤에 일어났다.

따라서 경락계의 통합성과 에너지 평형은 장기의 건강유지에 극히 중요하다. 경락계는 경혈의 침 찌르기와 같은 질병 치료법만이 아니고, 병의 조기 발견에 대한 열쇠도 쥐고 있다. 키를리안 사진이나 다양한 침술 관련 전기기기는 경락계의 미세 에너지 변화를 기록할 수 있으므로 미래의 진단기기로서 커다란 잠재력을 갖고 있다. 그러한 장치는 결과적으로 병에 걸린 몸의 미세 에너지 평형의 흐트러짐을, 기존의 어떤 진단기기보다도 빨리 측정할 수 있는 수단을 제공할지도 모른다.

경락계에 관하여는 다시 상세하게 다룰 것이다. 그러나 전에 우리들 물질적 신체와 고차원 에너지 기능 체계 사이에 경락계로만 연결되는 것은 아니다.

3. 차크라와 나디 – 인도 미세 에너지 해부학

고대 인도 요가의 다양한 문헌에는 우리의 미세 신체 내에 존재하는 특수한 에너지 중추가 기록되어 있다. 그 에너지 계를 서술하고 그들 뒷받침한 차륜(車輪)을 의미하는데, 미세 에너지가 소용돌이쳐 움직이는 꼴이 차바퀴에 닮았다고 일컬어진다. 차크라는 고차 에너지를 받아들여 체내에서 이용 가능한 몸으로 변환하는 작업에 관여하고 있다. 최근에는 서양의 과학자도 지금까지 인지되지 않았던 체내 구조물의 이해와 평가에 주목하기 시작하였다. 과거에는 '차크라'나 '경락'은 비과학적이고 원시적 동양 사상가의 이상한 개념으로 생각하고 서양 과학자에게 거의 무시되었다. 그러나 미세에너지 존재와 기능을 측정하는 기술이 진보함에 따라서 결과적으로 경락과 함께 차크라가 알려지는 것이다.

생리학 관점에서 차크라는 특수한 미세에너지 통로를 통하여, 물질적 신체의 세포 내로 유입되는 고차 에너지의 흐름에 관련되어 있다고 생각된다. 어떤 단계에서 차크라는 에너지 변환기(變換機)로 작용하여, 한 형태와 주파수 에너지를 보다 낮은 차원으로 단계적으로 낮춘다. 그 변환된 에너지는 다시 몸 전체적으로 호르몬 변화, 생리학적 변화, 최종적으로는 세포의 변화로 번역되어 간다. 물질적 신체에 관계되는 주된 차크라는 적어도 일곱 가지로 나타나고 있다.

해부학적으로 주요 차크라는, 각기 중요한 신경총이나 내분비선과 거의 관련되어 있다. 주요 차크라는 등뼈 아래부터 머리로 올라가는 수직선 상에 위치하고 있다.

가장 아래의 것은 '뿌리차크라'라고 부르고, 꼬리뼈 근처에 있다. 두 번째는 '선골차크라' 또는 '비장차크라' '성선차크라' 등으로 일컫고, 배꼽 바로 아래, 비장 근처에 위치한다. 이들은 실제 두 가지 다른 차크라인데, 학파에 따라서는 두 번째 것으로 소개 되고 있다. 세 번째 '태양신경총차크라'는 상복부 정중, 흉골 검상돌기 아래에 있다. 네 번째 '심장차크라' 흉골 중앙부 주변, 심장과 흉선 바로 위에 있다. 다섯 번째 '인후차크라'는 후골(喉骨, 結喉, 울대뼈) 근처 목에 있고 갑상선과 후두 위에 위치하고 있다. 여섯 번째 '미간차크라'('제3의 눈 차크라'는 요가 문헌에 '아즈나 차크라'로 알려짐)는 이마 중앙, 콧등 조금 위에 있다. 일곱 번째 '두정차크라'('왕관차크라')는 두정부에 있다.

어떤 비전 문헌에는 주요 차크라가 열 둘이라고 한다. 그 경우는 앞서 언급한 7종에 덧붙여, 손바닥에 둘, 발바닥에 둘, 그리고 중뇌와 협동하고 있는 연수에 또 '둘((알타;alta) 대차크라'라고 부르기도 한다)이 존재한다고 되어 있다. 그 외에도 무릎, 발목, 팔꿈치라는 주요 관절에 관련하여 존재하는 많은 소 차크라가 있어서, 인체 내에는 360개 이상의 차크라가 있다고 한다.

일곱 가지 주요 차크라는 그 어느 것도 특정 유형의 심령적 지각 기능에 관련되어 있다고 알려져 있다. 즉 차크라는 심령적인 지각에 관한 미세에너지 기관의 한 유형이라고 생각되고 있다. 예컨대 아즈나 차크라, 즉 미간차크라는 때때로 '제3의 눈'이라고도 부르고 투시 능력에 깊게 관련되어 있다.

앞에서 언급하였듯이 주요 차크라는 각각 개개의 신경총 및 내분비선과 관계를 맺고 있다. 서양과 동양 양쪽 계통에 바탕을 두고 만들어진 차크라는, 하위 차크라에서 어떤 부분은 내분비선과 다르게 연관지어져 있다. 그 이유는 사실 다른 두 종류의 차크라 계이기 때문이다. 그들 두 가지 차크라계가 혼합하여 새로운 차크라 계가 만들어지는 경우도 있는 것이다. 동양인은 미골과 성선이 각각 제1과 제2 차크라, 또 갑상선이 제4 차크라에 상당한다고 생각되고 있다. 서양인은 제1, 2 차크라는 성선과 비장에 대응하고, 제4 차크라는 심장과 관계가 있다고 생각하고 있다. 또한 제1 차크라를 성선에 제2 차크라를 성선의 호르몬 생산 라이디히 세포나 부신과 엮고 있는 문헌도 있다.

차크라는 고차 에너지 특성을 변환하고, 내분비선에 의한 호르몬 생산의 결과로 물질적 신체 전체에 영향을 미친다. 비전 문헌에 의하면 차크라는 에테르체 내 중추로 작용한다고 되어 있다. 그들은 보다 높은 주파수체, 예컨대 '감정체(astral body)'에 대응하는 에너지중추다. 기본 차크라는 에테르체 차원에 기원을 두고 있다. 차크라는 '나디'라고 부르는 미세 에너지 통로(관)을 통하여 서로, 또한 물질적 세포 구조에까지 이어져 있다.

나디는 미 에너지 물질에 의한 가느다란 실로 이루어져 있다. 나디는 실제로 경락도관계(經絡導管系)라는 물질적 대응물을 갖고 있는 경락과 다르다. 나디는 유동하는(유체 같은) 확장된 에너지 그물을 형성하여, 수없이 많은 신체의 신경과 병행한다. 동양 요가문헌에서는 차크라는 은유적으로 꽃으로 시각화되어 있다. 나디는 꽃 닮은 차크라의 꽃잎과 가는 뿌리로 상징하고, 각 차크라의 생명력과 에너지를 물질적 신체에 분배시키는 것이다.

　많은 문헌에 의하면 인간의 미세구조에 72,000가닥에 이르는 나디나 에테르 통로가 존재한다. 이들 독특한 통로는 물질적 신체의 신경계로 짜여 있다. 신경계와 더불어 복잡한 상호관계 때문에 나디는 뇌, 척수, 말초신경계의 포괄적 그물망 내에서 신경전달의 특성과 질에 영향을 주고 있다. 그러므로 차크라나 나디 차원에서 기능장해가 생기면, 신경계에도 병리학적 변화가 생길 수 있다. 그 기능장해는 물질적 신경계에 흐르는 미세에너지 절대량을 고려한다면 '양적'일 수 있지만, 차크라/나디와 신경계 사이 협조라는 조건에서 본다면 '양적' 이기도 하다. 바꿔 말하자면 주요 차크라, 내분비선, 신경총은 인체 최적 상태 기능에 필요한 특별한 조율이 있는 것이다.

　또한 차크라와 내분비선 사이 호르몬의 연계는, 미세에너지계 불균형 때문에 온몸 세포가 받는 비정상 변화의 복잡성을 시사한다. 어떤 차크라에서 미세에너지 흐름이 줄어들면 주요한 내분비선 기능저하를 일으킬 수 있다. 예컨대 인후차크라 에너지 흐름이 줄면 갑상선 기능 저하를 일으킬 수 있다.

　이렇게 차크라/나디계라는 인체에 가장 기본적인 측면을 소개하였지만, 여기에 우리들은 미세에너지 그물의 존재를 실증하는 확실한 증거의 존재 여부를 묻지 않을 수 없다. 일본 모토야마 히로시(本山 博) 박사는 인체에 차크라계 존재가 확인되는 듯한 실험 결과를 소개하였다. 이미 언급하였듯이 차크라는 에너지 변환기로 느껴지고 있다. 그리고 차크라를 흐르는 에너지흐름은 두 방향으로, 하나는 미세에너지 환경으로부터 물질적 신체로 향하는 방향 또는 그 역방향, 즉 몸속에서 외계로 발산되는 방향이다. 후자의 가능성은 차크라의 활성화 차원의 특성으로 나타난다. 차크라를 통하여 에너지를 활성화하고 전달하는 능력은, 개인의 의식 발달과 집중 수준을 반영하는 것이다.

모토야마 박사는 깨달은 이가 차크라 에너지를 마음대로 활성화하고 방향지을 수 있다면, 이들 차크라에서 나오는 어떤 유형의 생체에너지/생체전기 산출을 측정할 수 있을 것이라고 추론하였다. 차크라를 통하여 유도된 근원적 에너지가 아무리 미세한 성질인 것이라고 하여도 정전장(靜電場)과 같은 '낮은 화성음계'에 2차적인 공진을 측정할 수 있을까? 고차원 에테르 현상이라 할 환엽 효과가, 어떻게 키를리안 사진에서 낮은 음정 차원의 전자를 이용하여 영상화될 수 있는가 하는 사실도 같은 가설로 설명할 수 있다. 정전장은 고차원 에테르에너지에 의하여 생긴 2차적인 효과에 지나지 않지만, 기존 전기적 기록장치로 간단하게 측정되는 것이다.

모토야마 박사는 납을 덧대어 실외 전자교란으로부터 전기적으로 차폐시킨 특수한 방을 준비하였다. 방 가운데에 있는 피험자 차크라에 마주하는 위치에는 이동 가능한 구리 전극이 대치되어 있다. 그 전극을 통하여 피험자 체표로부터 떨어진 어떤 곳에서 사람 생체전장을 측정하였다. 모토야마박사는 오랜 동안 수많은 피험자의 차크라로부터 많은 전자 기록을 축적하였다. 피험자의 대부분은 익숙한 명상가이든지 심령현상에 대한 경력자였다. 피험자가(오랜 명상을 통하여) 개발되었다고 주장하는 차크라 위에 전극을 배치하면, 의식이 집중되어있는 차크라 위 전장의 세기와 주파수는 대조군 사람들 차크라에서 기록된 에너지보다 대단히 높아졌다. 모토야마 박사는 어떤 사람은 차크라를 통하여 의식적으로 에너지를 방출할 수 있다는 사실을 발견하였다. 그들이 의식을 집중하고 있을 때, 모토야마 박사는 활성화된 차크라에서 발산되는 주목할 만한 전장 교란을 검출하였다. 모토야마 박사 연구실에서는 몇 년에 걸친 반복 실험으로 이 현상의 재현성이 확인되었다. 명상 관련한 생리학적 변화를 연구한 이차크벤토프도 비슷한 장비를 이용하여 차크라부터 정전장 에너지복사에 관한 모토야마박사의 발견을 추시하였다.

UCLA 발레리 헌트(Valerie Hunt) 박사는 차크라와 인체 에너지장에 대한 흥미 있는 연구에 더욱 전통적 측정기기를 이용하였다. 헌트는 차크라에 상응하는 피부영역의 생체전장에너지 변화를 연구하기 위하여, 원래 근전위를 측정하는 EMG용 전극을 이용하였다. 여러 전극이 원격 측정장치로 연결되어 측정 자료는 기록실로 전송되고, 기록실에서 다양한 유형의 생리도표 장치들이 신체 측정 부위로부터의 에너지 출렁거림을 기록하였다. 헌트 박사는 규칙적이고 높은 주파수를 갖고 사인 커브를 그리면서 변화하는, 그때까지 기록도 보고도 되지 않았던 새로운 진동을 발견하였다. 뇌파 주파수의 정상치는 0에서 100Hz다. 대부분 파형은 0부터 30Hz에서 출현한다. 근육 주파수 경우 대개 225Hz까지 상승하고, 심장 경우는 250Hz까지 상승할 수 있다. 그렇지만 차크라에서 신호는 언제나 100에서 1,600Hz 주파수대역에 놓여 있었는데, 이 값은 이전에 발견되었던 인체로부터 복사 주파수 값을 훨씬 넘는 것이다.

박사의 이 연구는 실은 롤핑(Rolfing)이라고 알려진 물리적 조작기술의 치료와 에너지 효과를 유도하기 위하여 실시된 것이었다. 헌트 박사는 전기적 기록에 덧붙여, 로잘린 브루이어(Rosalyn Bruyere)의 재능을 빌렸는데, 그녀는 훈련된 원격 투시 능력자로 인체 오라장의 변화를 판독할 수 있었다. 브루이어에게 피험자 차크라를 전자적으로 판독하고 있는 동안 피험자 미세에너지장을 관찰하도록 주문하였다. 오라를 관찰하는 동안 피험자 몸의 근전도 전극에서 자료가 무엇인가 전기적 변화를 나타내도 브루이어에게는 되먹임 되지 않았다.

 연구 결과는 헌트 박사가 예상하지 못한 것이었다. 브루이어의 오라 관찰이 피험자 에너지장의 색 변화에 관련하는 것으로, 근전도 전극으로 기록된 변화와 정확하게 서로 관련되는 사실을 헌트 박사는 발견하였다. 거듭되는 실험으로 헌트는 각 색깔의 오라가, 피험자 피부 차크라 부위에서 기록되는 파형에 대응하는 사실을 발견하였다. 파형은 관련하는 오라 색에 따라서 명명되었다. 브루이어가 피험자 오라를 '빨강'이라고 표현할 때, 그녀가 알 리 없는 기록계에서 언제나 동일한 파형을 나타내고 뒤에 빨간색과 관련 있음을 파악할 수 있었으며, 다른 색에 관하여도 같았다. 가장 흥미 있었던 사실은 오라장이 '오렌지색'과 같은 중간색으로 보일 때, 기록장비에서는 다른 차크라에서 각각 '황색'과 '적색'의 파형이 동시에 검출하는 사실이었다. 이때 황, 적, 두 원색은 함께 섞여서 오렌지색으로 된다. '백색'과 같은 색이 오라로 보일 때는 주파수는 1,000Hz를 넘었다. 헌트는 이 높은 주파수 수준은 실제로 몇 천, 몇 만 헤르츠의 영역에 속하고 있는 본래의 주파수 신호의 저배음 주파수라는 가설을 세웠다. 즉, 본래 차크라의 미세에너지의 저배음 주파수에 해당한다.

 모토야마 박사나 헌트 박사의 실험으로부터 얻어진 자료는 차크라계의 존재를 증명하고 있는 듯하다. 각각의 실험에서 차크라로부터 나와 측정되는 복사 에너지는 원래 고주파 미세에너지의 저배음으로 구성되었다. 이들 모든 에너지는 소위 전자(電磁) 스펙트럼의 음정들에 지나지 않는다. 미세에너지는 지금까지의 서양 과학자들이 공식적으로 언급하지 않았던 광범위 주파수 대역을 차지하는 것으로 나타났다.
 중요한 것은 경락계나 차크라/나디계와 같은 뒤얽힌 계가 몇 종류 존재하고 있고, 이들이 물질적 신체와 함께 에테르체를 통합하고 있다는 사실이다. 이들 계에 관한 상세한 내용은 인도나 극동에서 오랜 세월 치료법 및 깨달음수련의 문헌 가운데 언급되어 왔던 것이지만 과학적으로 지지하는 결정적 증거가 부족하다는 이유로 서양의사나 연구자로부터 무시되어왔다. 심령 자료에서 인용한다.
 중추(차크라)로부터 방출되고 있는 힘은, 신경계를 구성하는 전체 신경 그물에 상대적인, 에테르계 부위에 작용하고 있다. 이들 그물에 상응하는 것은 힌두사상에서는 '나디'라고 부르고 있고, 복잡하고 가장 광범위하게 걸친, 유동하는 에너지의 그물을 구성하고 있다. 그러한 그물은 무형이고 내적이면서 물질적 신체의 신경주행과 병행하고 있다.
 그리고 신경계란 실은 에너지의 내적 유형의 표재(表在)화한 것이다. 그러나 그것도 영어, 또는 다른 유럽 언어로는 고대어인 '나디'에 상당하는 단어는 존재하지 않는데, 서양에서는 이 주관적 체계의 존재는 아직 인식되지 않고, 손으로 만져지는 물질적 환경에 반응하여 구축된 체계로써의 '신경계'라는 물질적 개념만이 퍼져 있기 때문이다. 내적으로 민감한 반응계의 농밀한 물질적 결과로써의 신경이라는 개념조차도 서양 현대과학에 의하여 아직 정의되고 인식되지 않고 있다. 유형적 신경의 배후를 흐르는(에너지 실로 구성되는) 이 미세에너지물질이 인지될 때, 우리들은 건강과 질병의 모든 문제를 향한 연구방법이 진전되어, 원인을 이루는 세계에 더욱 다가설 것이다.
 지금 비로소 기술은 어느 수준에 달하여, 지금까지 언급한 미세에너지를 물질적 신체 부위와 연결시켜 이루어진 평가가 확인되고 설명될 단계까지 다다르게 되었다. 밀교적 문헌에 기록되어 있는 미세 에너지계에 관한 고대 체계가 확인되기 시작한다면, 에테르체를 넘어서까지 확장되어 있는 인체 미세해부학적 영역의 부위에 대한 논의가 이루어지게 될 것이다.

4. 감정체 – 감정의 자리와 체외이탈 의식의 작용원리

지금까지 우리들은 물질적 신체와 근본 차원에서 에너지를 공급하고, 안정화시키고, 또 세포의 성장과 수복 기구도 제공하고 있는 연결된 계를 묘사하였다. 우리들은 의학에서 아인슈타인적, 또는 에너지학적 접근을 통하여 얻을 수 있는, 탐구와 이해의 새로운 분야에 논하여 온 것이다. 육체/에테르체 접촉면으로 표현되어온 것이 이해되어 수용되게끔 된다면, 우리는 새롭게 확장된 생리학적 체계를 발견할 수 있을지도 모른다. 인간 구조의 새로운 부분을 인식함으로 의학은 질병치유에 미세에너지를 이용한 독특하고 효과적인 치료법을 이해하여 응용하려 할 수 있다. 육체/에테르 접촉면을 형성하는 경락계에 덧붙여, 우리는 원래 에테르체 차원에 기원을 두고 있는 다른 체계도 보아 왔다. 건강과 질병에서 차크라/나디계는 움직임까지 생리현상과 내분비의 적절한 평형을 유지시키는 경락계에 못지않게 중요하다.

종합적으로 표현하면 에테르체는 물질적 신체의 모든 측면을 받쳐주고 에너지화하는 에너지의 한 형태이다. 에테르체가 물질적 육체와 어떻게 상호작용하고 어떻게 질병이라는 표현에 영향을 미치는가, 좀 더 완전하게 이해할 수 있게 된다면, 새로운 시대의 의사들에게는 대단히 유익한 정보가 될 것이다. 그들은 병을 치유하기 위하여 새롭고 더 효과적인 접근을 창조하려는 의도로, 전통적 의학 학설을 넘어서 발전시키려고 시도할 것이다. 또한 건강을 받치는 진정한 원인이 무엇인가를 배우기 시작함으로 의학 협회와 같은 의료기득권자에게도 이익이 될 것이다. 이와 같은 새로운 정보의 점진적 수용이 결과적으로는 '예방의학'의 에너지의학 접근의 생성을 조장할 것이다.

우리는 서양과학자 대부분의 마음속에 거대한 '회색지대(애매한 부분)'로만 알려져 왔던 무엇에 대하여 논의를 이제 착수하여야 한다. 특정한 차원의 미세에너지 구조의 수용이 잘 이루어지지 않는 이유는, 크게 서양과 동양의 신념체계 사이의 갈등과 몇 천 년을 거슬러 올라가는 종교와 과학의 피리에 뿌리를 둔 것이라고 생각한다.

인간의 미세에너지 구조에 대한 연구는 우리를 밀교적 문헌 가운데에서 언급하는 소위 '감정체(astral body)'를 논의하도록 이끌고 가게 된다. 감정체란 감정질(astral matter)로 구성되지만 감정질이란 에테르질보다도 높은 에너지 주파수의 미세기질이다.

피아노 건반의 비유로 돌아가 적용하면, 악보의 옥타브는 전자에너지의 옥타브와 비슷한 것으로 간주할 수 있다. 왼쪽 가장 낮은 건반은 소위 '물질' 주파수 영역에 비유되었다. 그 오른쪽 일련의 건반은 '에테르질' 영역의 에너지 음계를 만들고 있다. 에테르 주파수를 넘어 더 오른쪽에는 감정질과 에너지영역에 비견할 더 높은 음계가 존재한다. 이 비유는 일곱 음계라는 미세신체 모두로 확장시킬 수 있지만, 여기서 잠깐 멈춰 감정체의 현상과 감정질 영역에 대하여 간단하게 검토하여 본다.

소위 밀교적 문헌에서는 감정체(astral 또는 emotional body)에 대한 지식이 엄청난 양으로 기술되어 있다. 이 부분의 미세에너지 차원 인체구조에 대한 지식은 초기 이집트왕조 시대로부터 알려져 가르쳐졌다. 감정체는 다차원적인 인간상 전체의 일부분을 구성하고 있고 에테르체와 같듯이 물질적 신체에 겹쳐 있다. 이들 옥타브들은 인간 존재에서 구분되지만, 분리되는 것은 아니다. 감정체는 인간의 지각 범위를 훨씬 넘는 주파수영역의 에너지로 이루어진 기질로 구성되지만, 훈련받은 모든 투시능력자에게는 보인다(뒤에 언급하지만, 훈련된 투시자는 감정체에 갖추어진 아즈나 차크라, 즉 '제3의 눈' 차크라를 사용하고 이 차크라는 이 특정 주파수 영역의, 변질되고 전달되는, 에너지에 이미 동조되어 있다). 우리는 차크라의 기능에 대하여 확장된 감각기관으로 이미 언급하였다. 감정질은 물질이나 에테르질 주파수를 훨씬 넘는 주파수 영역에 속하여 있으므로, 물질적 신체나 에테르체와 동일공간을 공유할 수 있다. 그 사실은 '비파괴적 공존의 원리'라고도 부를 수 있는 물질의 원리를 나타내고 있다. 이 원리는 "주파수가 다른 물질은 동시에 동일 공간을 파괴하지 않고 공유할 수 있다"는 사실을 명시한다.

감정체가 '항상' 물질적 신체와 겹쳐서 존재하고 있는 사실은 지금까지도 가끔 주목되었다. 그러면 만약 그것이 물질적 신체와 겹치지 않는 경우, 무엇이 일어날까? 그 질문에 답은 어렵기는 하지만 불가능한 것은 아니다. 그러나 이 조바심 쳐지는 물음에 빠져들기에 앞서 좀 더 감정체의 생리적 기능에 대하여 알아야 한다.

밀교적 문헌에 의하면 감정체에도 에테르체와 똑같이 일곱 주요 차크라가 있다. 이들은 차크라의 감정 상대짝(astral counterpart)이다. 그들도 에테르체의 차크라와 같이 에너지변환기로써 기능하고 있고,

확장시킨 미세에너지계의 불가결한 부분으로써 존재하고 있다. 감정체의 각 중추는 감정에너지를 전달·수신하고, 더욱 이 에너지를 에테르 차크라로 단계적 감소시켜 전달한다. 그러면 에테르 차크라에서 나디를 통하여 그 에너지가 신경계나 내분비 기능으로 번역된다. 감정체는 감정의 표출에 관련되어 있으므로, 감정차크라는 그 미세에너지 연계를 제공하고, 그로써 사람의 감정적 상태는 건강을 흐트러뜨리기도 하고, 증진시킬 수 있다.

밀교적 문헌에서는 내분비선 및 호르몬 기능의 영향은 세포활동 차원에서 발현하고, 호르몬은 개성의 감정표현에 불가결한 요소임을 인식하고 있다. 건강에 미치는 감정음계의 인식은 현대의학의 범위에서도 존재한다. 예컨대 의사들은 오랜 동안 갑상성 기능항진, 활동성 높은 개성, 또 그와는 대조적으로 부신기능저하에 의한 무기력한 개성을 인지하였다. 내분비 학자는 특정 감정표현은 특정 유형의 내분비 기능장애와 관계가 있음을 인정하고 있다. 그러나 내분비학자 대부분이 간과하고 있는 사실은 주요 내분비선의 호르몬작용이 그들에 대응하는 차크라의 에너지공급 영향에 의존함이다.

감정체는 astral body라는 표현 외에 emotional body라고 부르는 이도 있듯이 인간 감정의 자리에 있다고 생각하였다. 우리의 감정은 현대과학에서 다루고 있는 이상으로 깊게 미세에너지에 기원을 갖고 있다고 생각되어 왔다. 지난 몇 십 년간 의학은 감정적 억압과 신체적 질환의 관계를 밝혀왔다. 감정체는 우리들의 감정적 본질에 강하게 관계하기 때문에, '마음'과 '물질적 신체'와 감정체 사이에, 강력하지만 알려지지 않은 상관 관계를 신체적이고 감정적 질병으로 나타낸다. 감정의 불균형은 뇌 활동의 신경 화학적 장해임과 동시에 감정체 및 감정차크라 내 비정상적 유형의 에너지 흐름에 유래할지도 모른다.

 기본적으로는 각 중추(차크라)와 내분비선이 사람의 건강상태 '양, 보통, 또는 부'와 심리상태를 결정하고 있다. 내분비 활성의 우선적 영향은 심리적인 것이다. 인간은 물질적 수준에 있지만, 내분비계 활성도에 따라 변화하는 감정적, 정신적 존재이고, 또 그 활성도에 수반하여 물질화되는 존재다. 왜냐하면 인간의 내분비계는 곧잘 마음과 감정의 심리상태에 의하여 결정되기 때문이다.

 감정체는 '욕망체'라는 또 다른 이름도 있다. 밀교적 문헌에서는 감정체를 감각적 욕망, 갈망, 분위기, 느낌, 식욕, 공포의 자리라고 표현되어 있다. 의외의 사실로 오늘날 우리들에게 영향을 주고 있는 두드러진 감정(astral) 에너지의 하나는 공포이다. 개인이 갈망이나 공포로부터 영향을 받는 정도가, 물질적 수준에서 어떤 사람의 개성 발현의 범위와 특질을 지배한다. 서양의 대부분 의사나 과학자는 인간의 감정 표현은 대뇌 변연계에서 특징적인 신경활동의 소산이라고 생각하여 왔지만, 사실은 그것은 보다 높은 고차원에서 신경계에 입력되고 있는 에너지에 대한 보조적인 체제에 지나지 않는 것이다. 뉴턴적 기계론자는 물질로의 뇌를 복잡한 신경화학적 생체전산기(biocomputer)라고 간주하여 왔다. 기계론자는 뇌를 세련된 자동제어장치와 동종의 것으로 간주하고 있다. 그러나 살아 있는 뇌는 실질적으로 혼을 활동적 물질적 삶 속에 표현하기 위한 중개자이다. 병으로 신경계가 약화될 때, 성격이 표정 없는 세계에 갇혀버린 듯하게 될 수 있다(폐쇄증후군). 예컨대, 인지장해는 없지만 중증의 국소성 운동마비가 있는 뇌일혈 환자 경우, 주위의 누군가를 인식하여도 대화를 나눌 수 없다.

생체전산장치인 뇌를 위한 정목표 작성(programming)은 다차원 입력으로부터 이루어질 수 있다. 다만 현재, 서양과학자는 신경계로 들어오는 물질차원의 입력밖에 인식하지 못한다. 감정(astral) 에너지는 에테르체로 미세에너지 접속, 나아가 에테르체의 물질적 신체로 접속을 통하여 물질적인 뇌와 뇌신경계에 영향을 주고 있다. 물질적 신체를 받쳐주면서 에너지를 공급하는 에테르체와 달리, 감정체는 독립하여 존재할 수 있지만 역시 물질적 신체와 이어진 의식의 매체로써도 기능하고 있다. 움직일 수 있는 개인의 의식은 물질적 신체가 활발하지 않거나 잠자는 동안 감정체를 통하여 외계와 상호 작용할 수 있다. 이 감정체의 기능은 언뜻 보면 이상하지만, 아주 최근에 인간현상으로 인정되기에 이른 임사체험(Near Death Experience)이라는 현상을 설명하기 위하여 중요한 의미를 갖고 있다.

일시 의학적 사망으로 진단받은 사람의 체험은 레이먼드 무디(Raymond Moody) 박사, 더욱 최근에는 케너스 링(Kenneth Ring) 박사에 의한 저서 몇 권의 주요 주제이다. 의학적 사망이라고 일시적으로 분류되었던 몇 백 명의 체험자 면접은 그 섬뜩한 상태에서 체험의 내용이 비슷하였다. 임사체험에서 가장 보편적 체험은 물질적 신체로부터 위로 벗어나서, 아래를 내려다 보았다는 느낌이다. 체험자는 생환 뒤에 구급의료진에 의한 소생조치를 의료진의 복장부터 대화의 내용, 투여되었던 약물에 이르기까지 정확하게 묘사하는 일이 많다. 현대 의사들은 이것을 이론적으로 설명할 수 없어, 이들 선명한 환각을 뇌허혈(뇌의 산소부족)에 수반하는 생화학적 작용으로 설명하고자 하고 있다. 많은 체험자가 병실 공간을 부유하고 자신의 육체를 내려

다보는 반면, 위로 끌려 올라가 굴 끝의 빛을 향하였다고 언급하고 있다.

임사체험은 OBDE 즉, 체외 이탈 체험(Out-Of-Body-Experience)으로 알려진 상태의 대표적인 것이다. 임사체험이 일어나고 있는 사이 당사자는 몸의 바깥쪽에 있으므로, 체외 이탈 체험은 어쩌면 그 당사자에게 일어나고 있는 사실을 정확하게 표현한 것이다. 만약 그 체험자가 체외에 있었다고 한다면, 그 사람은 어떤 시각을 통하여 장면을 보고 있는 것일까? 이 물음에 대한 답은, 그들은 감정체의 눈을 통하여 세상을 보는 것이다.

체외 이탈 체험의 별다른 언어는, 아마 더 정확한 표현일지도 모르지만, 감정투영(astral projection)이 있다. 감정투영이란 감정영역 매체에 실려 물질적 신체의 바깥에 당사자 의식의 투사를 뜻한다. 살아 있는 동안 감정체는 은색의 끈으로도 비유되는 일종의 탯줄 같은 것으로 물질적 신체에 이어져 있다. 어쩌면 물질적 신체의 죽음의 순간에 혼줄은 끊어지고, 감정체는 썩어가는 물질적 및 에테르적 신체를 남기고 떠나는 것이다. 밀교적 문헌에서는 잠자는 중에는 누구라도 물질적 신체로부터 떨어져, 공중여행을 하고, 감정영역이 요소나 거주자들과 상호작용한다고 기술되어 있다. 물론 자고 있는 사이에 무엇이 일어났는지 기억하고 있는 사람은 거의 없기 때문에, 설령 감정투영이 일어났어도 증명하는 것은 대단히 어렵다. 거의 대부분의 경우 사람들은 이들 경험이 꿈꾼 '꿈 그 자체도 많은 사람이 잘 이해할 수 없는 의식상태' 것으로 간주하는 경향이 있다. 따라서 당사자의 감정투영이 기억되는 경우는 주로 격렬한 사고나 임사체험과 같이, 물질적 신체로부터 충격적 추방 형태를 벗어났을 때다. 이들 상황에서 보면 물질적 신체에서 감정체가 이탈하는 것은 의식을 정신적 외상으로부터 보호하기 위한 일종의 원시적 에너지 반사의 발로인 듯하다. 그러나 체외 이탈 체험을 반복적으로 자기 유도할 수 있고, 감정체 자신을 물질적 신체로부터 멀리 떨어진 장소로 투영할 수 있는 천부적 재능을 갖는 인물이 발견되고 있다. 의식이 회복된 뒤에 이들은 독특한 혜안과, 감정체 여행에 관한 값진 정보를 갖고 돌아올 수도 있다.

과거에나 현재에도, 감정체의 실재와 감정(astral)영역 '감정체를 형성하고 있는 영역'에서 감정체의 체험을 확인하려는 많은 연구시도기 이어져 왔다. North Carolina주의 Durham에 있는 '심령연구재단'에서 일찍이 로버트 모리스(Robert Morris) 의사가 실험을 수행하였는 바, 육체와 멀리 떨어진 지점에 감정체의 존재를 입증하는 물리적 증거를 수집하려고 하였다. 모리스는 키드 해러리(Keith Haray)라는 심리학과 대학원생과 공동으로 연구를 진행하였지만, 그는 스스로 의식을 물리적 신체로부터 벗어난 그의 의식을 감정체에 숙련되게 투영할 수 있다고 주장하였다.

모리스는 이 연구에서 해러리의 감정체, 또는 제2의 신체라고 부르는 것의 존재를 측정하기 위하여 기발한 방법을 고안하였다. 최초의 시도는 살아있는 검출기, 예컨대 해러리의 애완 고양이새끼를 이용하였다. 그 결과 평소는 시끄럽고 부산한 새끼고양이가 해러리의 감정체가 방안에 있을 때마다 안정되고 조용해짐을 밝혔다. 새끼고양이의 행동을 정량화하기 위하여 $25cm^2$씩 격자를 그리고 24까지 번호를 매긴 열린 공간의 방을 준비하고 고양이를 두었다. 일정시간에 걸쳐, 고양이가 통과하였던 격자의 수가 움직임의 측정에 이용되었다. 고양이 행동은 해러리가 자신의 의식을 그 특수한 작은 방 가운데에 투영하였을 때와, 아무것도 하지 않은 시기, 양쪽으로 촬영되어 기록되었다. 체외이탈체험이 일어나지 않은 동안 새끼고양이는 대단히 활발하였고 빈번하게 울음소리를 냈다. 고양이는 수많은 격자를 가로질렀고 방 밖으로 나가려고 기도하였다. 거꾸로, 해러리 '제2의 신체'가 방에 있으려고 의도할 때마다, 새끼고양이는 대단히 조용하고 얌전하였다. 이 효과는 네 번의 실험 기간 동안 반복되었다.

보잘 것 없는 자료인 듯하지만, 결과는 새끼고양이가 보이지 않을 수 있는 해러리의 감정체의 존재를 식별하고 있음을 시사하고 있다. 살아있는 검출기로써 뱀을 이용한 다른 실험은 해러리의 체외 이탈을 시도하고 있을 동안 동물행동에서 비슷한 유의한 결과를 나타냈다. 다만, 유감스럽게도 동물들은 급속하게 실험환경에 적응하는 경향이 있어, 실험의 뒷부분은 감정투영의 척도로 신뢰성이 떨어지게 되었다.

뉴욕에 있는 '미심령 연구협회'의 칼리스 오시스(Karlis Osis) 박사가 체외이탈 재능의 혜택 받은 심리학자 알레스 태너스(Alex Tanous)의 협조를 얻어 실시하였다. 체외이탈과 다른 과정인 원격투시에 의하여 원격지의 정보를 얻는 사실도 이론상 가능하므로, 오시스는 보는 방향에 따라서 다른 모양이 보이는 특수한 표적을 만들었다. 이것은 측면의 엿보는 구멍에서 들여다보면 특정 화상밖에 보이지 않는 상자 속에 여러 가지 그림이 들은 것이다. 만약 상자 위나 내부로부터 본다면 엿보기 구멍으로부터 보았던 것과는 다른 기하학적인 무늬가 보이는 구조로 되어 있었다. 추가 측정으로써 모시스는 감정체가 존재하고 있을 때에 상자 속에서 측정 가능한 에너지적 변화가 있을까 어떻까를 확인하기 위하여 전기적 응력감지계를 상자 속에 설치하였다. 타나우스는 성공적으로 투영하였을 동안에 시각적 환영 바라보기와 관련된 모습을 보고하였다. 덧붙여 성공적으로 투영이 이루어지는 동안, 응력감지계로부터는 의미 있는 에너지출력 변화가 검출되어, 감정체의 존재에 관련되는 어떤 유형의 에너지 교란이 일어났음을 의미한다.

또한 스탠포드 연구소에서는 초전도체 차폐 자장계를 이용한 물리학자인 러셀 타그(Russell Targ)와 헤롤드 퍼토프(Harold Putoff)에 의하여 더욱 정교한 방법으로 비슷한 긍정적 결과가 보고되었다. 쿼크 검출기로도 유명한 이 양호한 차폐장치는 실제로 스탠포드 대학 물리과에서 실시되는 물리학 실험의 일부분이다.

잉고 스완(Ingo Swan)은 타그와 퍼토프의 체외 이탈 체험 연구의 유능한 피험자의 한 사람으로 자신의 의식을 동조시켜서 차폐된 자장계 내부로 투영시키도록 요구받았다. 자장계 그 자체는 물리학 건물 지하실에 묻혀, 알루미늄, 동, 뮤합금의 층으로 덮이고 더군다나 초전도체로 차폐되었기 때문에, 물리적으로 격발할 수 없었다. 실험 개시 전에 미리 감쇄되고 있는 자장이 자장계 내에 설치되었다. 이 사실에 의하여 안정된 진동을 계속하는 사인곡선 같은 휘선으로써 등록되는, 배경교정신호를 얻을 수 있었다. 잉고 스완 자신이 체외로 나가서 자장계를 들여다보고 있음을 자각하였을 시간에, 기록계의 사인곡선 주파수는 대략 30초간 두 배로 되었다. 스완이 자장계에 의식을 집중하였을 때, 자장 내에 몇 가지 다른 변동도 기록되었다. 나아가 스완은 체외이탈 중의 관찰을 바탕으로, 자장계 내부 층의 정확한 묘사를 제시할 수 있었다. 스탠포드 연구소 물리학과 학자 대부분이, 비록 그들이 대조된 실험으로 고려하지 않지만, 매우 의미 있는 관찰이었다고 느꼈다.

이들 실험 결과를 종합하여 생각한다면 감정 투영 현상은 실재한다고 믿을 수 있다. 또한 실험에 의한 증거는, 감정체가 민감한 전기장치로 측정할 수 있는 낮은 주파수 에너지에 대한 전자기적 변동을 일으킬 수 있다고 시사하고 있다. 감정체를 사진에 담는 연구는 아직 어디에도 없지만, 그 실현은 이미 언급한 EMR주사와 같은 미래 화상기술의 발달에 영향을 받는다.

에테르체 촬영기술 원리가 에테르에너지와 공명으로 에너지주파수 조절에 관련되어 있다면, 똑같은 촬영기술이 감정체 모습을 찍기 위하여 응용될지도 모른다. 에테르체 주사와 감정체 주사의 차이는 어쩌면 감정체를 부활(賦活)시키기 위한 공명주파수가 다를 뿐인 것이다. 만일 감정체가 에테릭체와 같이 정말로 실재한다면, 이들 고차원 현상의 존재와 거동을 설명할 과학적 모형이 있을 수 있는가?

5. 주파수 영역의 과학모형 – 正과 負의 시공간 틸러 / 아인슈타인모형

서양 과학자는 에테르체나 감정체의 존재를 설명하기 위한 수학적 모형이 현재 전자기이론 속에 존재할 수 없다고 생각할지 모르지만, 이 문제를 면밀하게 따져본 일군의 연구자가 있다. 그러한 연구자의 한 사람이 윌리암 틸러박사로, 스탠포드대학 교수이고, 이 대학의 재료과학연구소 전 소장이기도 하였다. 지난 십년 넘어 틸러 박사는 과학의 틀을 망가뜨리지 않으면서 현재의 과학이론을 적용함으로 어떤 종류의 미세에너지현상을 설명하게 되었다.

저자가 이 모형을 '틸러/아인슈타인 모형'으로 부르고 있는 것은 그 관점이 아인슈타인의 질량과 에너지 관련 방정식에 기초를 두었기 때문이다. 방정식의 가장 잘 알려진 형태는 $E=mc^2$이지만, 이것은 완전한 모습은 아니다. 이 방정식은 정식으로는 '아인슈타인/로렌츠 변환'으로 알려진 비례정수에 의하여 변형되었다. 그 변형 정수는 시간의 왜곡에서부터 길이, 폭, 질량 등에 이르는 측정의 변수가 논의의 대상이 되는 계의 속도에 따라서 얼마나 변화하는가를 묘사하는 상대성 요소이다.

아인슈타인방정식의 고전적 해석은 입자에 축적되어 있는 에너지는 그 물체의 질량에 광속의 제곱을 곱한 것이라고 되어 있다. 이것은 작은 물질 입자 속에 믿을 수 없을 만큼 큰 에너지가 축적되었음을 뜻한다. 미국의 핵물리학자들이 그 뛰어난 방정식에 숨겨진 혁명적 지식을 어떻게 이용할 것인가 처음으로 이해하기 시작하였다. 그 잠재력을 방출시키기 위한 그들의 첫 성공적 시도는 제2차 세계대전 말 폭발시킨 원자 폭탄으로 결과를 맺었다. 숟가락 하나 정도의 우라늄에 축적되어 있는 잠재력은 히로시마와 나가사키라는 두 도시를 파괴하기에 충분한 양이었다.

아인슈타인의 방정식을 더욱 복잡하게 해석하는 방법도 시간을 두고 전개되었고, 과학자가 우주의 다차원적 성질을 이해할 수 있게 만들었다. 아인슈타인방정식은 물질과 에너지가 상호 변환될 수 있게 서로 연결되어 있음을 뜻하고 있다. 이원자 입자는 실제로 응축된 특화된 에너지의 한 형태로, 말하자면 동결되어 있는 작은 에너지장이다. 원자폭탄은 물질이 어떻게 에너지로 바뀔 수 있는가를 보여주는 하나의 예일 뿐이다. 아인슈타인/로렌츠변환으로 수정된 앞의 확대된 방정식을 본다면, 거시적이거나 미시적이거나 물질의 차원적 외관을 향하는 통찰을 인식할 수 있다. 만약 입자를 점점 가속하였던 결과, 광속에 달한다고 한다면, 입자의 운동에너지는 물체의 속도를 V로 하는 방정식으로 나타내듯이 지수 함수적으로 증대한다.

이는 광속에 가까운 속도에서 물질과 에너지의 지수 함수적 관계를 표현하고 있다. 그 관계를 해석하려는 사람들 대부분에게 입자를 광속을 넘어서 가속할 수 없다고 간주하는 듯하다. 고에너지 입자물리학 연구자는 아원자입자가 점점 빨라져 광속에 가까워지면 대단히 대량의 에너지를 필요로 한다고 알고 있다. 이 이상한 현상의 원인은 입자의 상대적 질량이 광속에 가까워지면 지수 함수적으로 증대하기 때문이어서, 광속까지 가속하기 위하여 필요한 에너지가 엄청나게 된다. 물론 이 사실은 물체의 물리적 입자를 가속하기 위하여 필요한 에너지이다.

지금까지는 거의 모든 물리학자가 물체를 광속이상으로 가속할 수 없다는 그럴싸한 한계를 받아들였다. 그 억측은, 부분적으로 광속보다 큰 수를 아인슈타인 / 로렌츠변환에 대입하게 되면, 허수인 마이너스 평방근으로 된다는 사실에 관계하고 있다. 대부분 물리학자는 허수의 존재를 믿지 않기 때문에 광속이 물체의 운동속도 한계라고 가정하였다.

뮤제스(Charles Muses)와 같은 선구적인 수학자는 −1의 평방근이 '초수(超數, hypernumber)'라고 부르는 수의 범주에 들어간다고 생각하였다. 그는 초수가 고차원적 현상의 거동을 수학적으로 기술하기 위한 방정식의 개발에 필요하다고 믿었다. 비록 −1의 평방근과 같은 허수를 첫 눈에 간파할 수 없을지도 모르지만, 뮤제스는 전자기학이나 양자역학 방정식에서 풀이를 찾기 위하여 필요하다고 지적하였다. 아마도 보수적인 과학자가 오래 상상의 영역이라고 오랜 동안 생각하였던 고차원 현상을 기술함에 있어서 소위 허수가 열쇠 역할을 맡는다는 사실은 타당한 것이다.

만약 고차원 현상을 기술하기 위하여 −1의 평방근을 포함하는 풀이가 유효하다고 이 순간 가정한다면, 우리들은 변형된 아인슈타인방정식에서 유래되는 모든 예상되는 힘을 이해할 수 있게 된다. 틸러 박사는 광속 왼쪽에 위치하는 영역을 '정(正)의 시공간'이라고 부르고, 다른 경우에 '물질 시공간의 우주'로 알려져 있다. 이 모형에서 암시하듯이, 정의 시공간 물질은 오로지 광속 이하의 속도로만 존재할 수 있다. 負의 시공간, 곧 초광속으로 운동하는 입자의 세계는 현대 물리학자들에게는 익숙하지 않은 세계이다. 그러나 많은 물리학자들은 이론적으로 오로지 초광속으로만 존재할 수 있는, '타키온'으로 알려진 입자의 존재를 제창하였다.

초광속으로 운동하는 그러한 기묘한 입자의 특성은 정말로 흥미 있는 것이다. 정의 시공간 물질이 전기력과 전력(電礫) 복사(electro-magnetic(EX) radiation)에 관계되어 있는 한편, 부의 시공간 물질은 틸러 박사가 '역전(礫電) 복사(magnetoelectric(ME) radiation)'라고 부르는 자기와 힘에 관계되어 있다. 예컨대 물질의 원자를 구성하는 입자는 전기적으로 정 또는 부 또는 중성으로 있다. 전자기학 이론은 N극이든지 S극의 어느 쪽으로 밖에 있을 수 없는 '단극(monopole)'이 자연계에 존재할 것이라고 예측하고 있다. 아직 아무도 그것을 포착하기에 성공하지 못했거나, 재현성을 갖고 검출하기에 성공하지 못한 입자이다. 그 입자가 속한 영역이 틸러가 말하는 '부의 시공간'과 같은 타키온 영역이라면, 우리들의 현재 측정기기가 그 역할을 수행하기에 부적절(무감각)할 지도 모른다.

부의 시공간 입자에는 그 외에도 재미있는 성질이 있고, 그것은 우리들이 논하고 있는 미세에너지 성질과 관련된다. 초광속은 아인슈타인/로렌츠변환의 답은 모든 부의 수로 되어버리므로, 부의 시공간 입자는 부의 질량을 갖고 있을지 모른다. 더 나아가, 부의 시공간 물질은 부의 엔트로피 성질을 나타낼 수 있다. '엔트로피'란 어떤 계가 무질서한 상태로 향하는 경향성을 뜻하는 말이다. 엔트로피가 클수록 무질서가 늘어간다. 일반적으로 물질우주에 속하는 대부분 계는 정의 엔트로피가 증대하는 방향으로 향하고, 시간이 흐를수록 무질서가 늘어가서, 물체는 흩어져 가려고 한다.

물질 우주에 존재하는 것 가운데 엔트로피법칙에 반하는 가장 두드러진 것은 생명체이다. 생물학적 계는 무기 물질을 받아들여 단백질, DNA, 콜라겐 등과 같은 복잡한 거대분자구조를 조직한다. 생체는 부의 엔트로피 특성 또는 조직의 무질서를 줄이는 경향성을 나타내고 있다. 그들은 덜 조직화된 원소로 분해된 물질을 받아들여서, 더 조직화된 상태의 계를 구축한다. 생물은 원료와 에너지를 받아들여, 그것들을 복잡한 구조학적 또는 생리학적 부분으로 자기조직화 한다. 그래서 생명력은 부의 엔트로피와 같은 특성으로 갖고 있는 듯하다고 말하는 사람이 있다(육체가 사망하여 생명력이 물질적 형태로부터 떠날 때, 생명력이 자리하지 않은 남은 "껍질"은 정의 엔트로피 양식에 따라, 흙 속 미생물을 통하여 그 구성성분으로 돌아간다). 온그림 같이 자기 조직하는 에너지 주형인 에테르체는, 역시 부의 엔트로피 성질을 갖는 듯하다. 에테르체는 물질이 공간적으로 질서를 만드는 설계를 물질적 신체의 세포계에 제공한다. 미세한 생명에너지가 나타내는 부의 엔트로피 성질과 에테르체의 주형은 적어도 틸러가 제창하는 "부의 시공간"에 속하는 물질의 필요조건 하나를 만족시키는 것으로 나타난다.

낭가 부의 시공간 물질은 원래 자기(磁氣)적이다. 이미 소개하였던 그라드(Bernard Grad) 박사의 안수요법의 효과에 관한 실험에서는, 식물의 성장률은 자기로 처리하였던 물에 의하여도 치유사에 의하여 처리되었던 물과 똑같이 상승하는 사실이 발견되었다. 자기로 처리된 물과 치유사에 의하여 처리된 물 사시의 공통점은, 그 외에도 발견되었다. 실험화학자인 밀러(Robert Miller)는 보통 증류수에 용해시킨 황산동을 석출시키면 청록색 단사정(單斜晶)이 형성된다는 현상을 이용하였다. 황산동 용액이 치유사의 손이나 강력한 자장에너지에 노출되면, 특징적인 청록색과 같은 구조물이 아니고, 항상 결이 거친 터키석과 같은 하늘색 결정이 형성된다. 이것은 수소결합의 성질이 변화하고, 그에 따른 화학적 조성에 상당한 변화가 일어났기 때문일 것이다.

스미스 박사 연구는 치유사는 효소 활성을 고강도 자장의 효과와 비슷한 모습으로 가속할 수 있음을 나타내고 있다. 스미스 박사는 치유사 손에서 방출된 에너지가 트립신이라는 효소에 미치는 효과를 측정하였다.

스미스 박사는 치유사에게, 가상(假想)의 환자 '즉 손에 쥔 효소를 넣은 시험관'에게 에너지를 보내듯 집중하라고 지시하였다. 실험상의 대조군으로, 보통 사람에게도 시험관을 쥐게 하였는데, 그 목적은 손의 온기에 의한 활성화 효과를 모의실험하기 위한 것이었다. 스미스 박사는 표준적인 스펙트럼분석 방법을 이용하여, 치유사의 에너지작용을 받은 시험관과 대조군의 시험관에서 각각 소량의 효소를 채취하고, 그들 활성의 변화를 몇 번이나 측정하였다. 그 이전의 연구로 강력한 자장이 효소반응을 촉진할 수 있음이 밝혀져 있었다. 대조군에 비교하므로 오로지 치유사 에너지만이 효소의 반응속도를 선형적으로 촉진한다는 사실을 여러 번 확인하였다. 효소의 종류를 바꾸어서도 실험하였다. 어떤 효소의 경우는 치유사가 활성을 저하시켰고, 3분의 1에서는 변화가 없었다. 활성이 저하된 효소(NAD;Nicotine Amid Dinucleotide;합성효소)를 세포의 대사라는 관점에서 보면, 이 효소에게 활성도의 감소는 더 많은 에너지가 세포 내에 축적되어 있음을 뜻한다. 치유사에게 영향 받은 효소의 활성은 항상 더 좋은 전체적 건강과 그 생체의 평형이 이루어진 대사활동을 달성하는 쪽으로 향하는 듯하다.

스미스 박사는 실험에 다른 변화를 시도하였다. 단백질을 변성(분자 고리구조가 끊어지도록) 시킴으로 효소활성을 손상시킨다는, 자외선에 효소인 트립신을 노출시켰다. 강력한 자장은 효소활성을 재구축한다는 사실은 이전부터 알려졌다. 치유사가 손상된 효소를 손으로 쥔 경우에도 효소는 구조적 통합성을 재취득하여 활성화되었다. 활성화된 뒤에도 치유사가 그 효소가 들은 시험관을 손에 쥐고 있던 시간의 길이에 비례하여 활성은 몇 번이나 선형적으로 계속 상승하였다. 그와 같이 치유사의 손에 생기는 에너지장은 자장과 비슷하게 자외선으로 손상 받은 효소를 수복할 수 있다. 치유사의 에너지장은, 자장과 어떤 류의 유사성을 보일뿐더러 앞의 효소와 같이 잘못된 분자를 재정열할 수 있는 부(負)의 엔트로피 성질도 갖는다는 점에서, 틸러 박사가 제창하는 부의 시공간 물질, 즉 "자전(磁電)에너지"의 틀에 적합하다고 말할 수 있다.

지금까지 언급한 실험적 증거에 의하면 치유사의 에너지는 성질이 자기적인 것으로 나타난다. 그러나 치유사의 에너지장은 종래 알고 있는 자장과는 아주 다른 특성을 나타낸다. 치유사의 손과 자석은 함께 식물 성장을 빠르게 하고 황산동수용액 속에서 파란 결정을 석출시킬 수 있다. 이 사실에 덧붙여, 양자 모두 효소의 반응속도를 증가시킬 수 있다. 그러나 흥미 있게도 초기 연구는 치유사의 손 주위에서 어떤 자장도 자기검출기로 검출할 수 없었다. 그러나 콜로라도대학교 의과대학 짐머만(John Zimmermann) 박사의 최근 연구에서는 치유에너지의 자기적 성질을 제시하는 증거가 추가되었다. SQUID(초전도량자간섭계)라고 부르는 초고감도 자장검출기를 이용하여 짐머만 박사는 치유사 손에서 방출된 자장의 강도에 상당한 상승을 증명하였다. 치유사 손에서 방출되는 자기신호의 증가는 배경잡음(background noise)의 몇 백배에 달하였다. 그러나 이러한 정도의 약한 자장강도는 실험실에서 효소 효과를 만들어내기에 사용되었던 자장강도에 미치기에는 사뭇 작은 값이었다. 스미스 박사의 효소실험에서는 13,000가우스 자장이 사용되었는바, 적어도 지구자장의 26,000배나 강한 것이다. 누군가가 실험결과를 속이기 위하여 손에 자석이라고 갖고 있지 않는 한, 치유사 손 주위에 그만큼 강력한 자장을 발생시킬 수는 없다.

치유사 에너지에 의한 효소반응 속도의 변화는 효소의 종류에 따라서 각각이었으나, 반면에 자장은 활성에서 특이한 증가를 일으키지 못하였다. 각각 효소 활성의 변화 방향은 항상 자연의 세포 지성을 거울처럼 반영하는 듯하였다. 또한 치유사는 변성을 일으킨 효소를 강력한 자장에 놓았을 때와 같이 수복시킬 수도 있다. 여기에서 의미하는 것이 치유사가 갖는 미세한 생명에너지는 원래 자장의 성질을 갖고 있다는 사실이다. 이것은 18세기 프랑스의 메스메르(Franz Anton Mesmer)의 시대로 돌아가 생각한다면 뜻밖의 매혹적인 사실이 될 것인 바, 그의 실험은 "자기치료"라고 불렀다. 물론 그 시대에 현대와 같은 자장이 검출되었던 것은 아니다 (SQUID검출기로 짐머만 박사의 연구를 제외하고). 치유사가 갖는 에너지는 종래의 자장과는 그들로 나타나는 효과에서 질적으로 다를 뿐이 아니고, 치유사에 관련된 자장은 매우 미약함에도 강력한 생물학적이고 화학적 효과를 일으킨다는 점에서 양적으로도 다르다. 이 미세에너지의 비정상적 자기적 성질은 틸러가 말하는 부의 시공간 물질로써의 조건을 충족시키고 있다.

틸러박사는 부의 시공간은 에테르영역이라고 가설을 제창하였다. 그 가설은, 에테르세계와 물질세계를 묶어주는 에너지결합 연결자로서 '델트론(deltron)'이라는 제3의 기질(基質)을 가정하였다. 틸러가 델트론이라는 중개자를 상정할 필요성을 느낀 이유는, 정의 시공간과 부의 시공간 사이에서 주파수의 중첩부분이 없다는 관점에서 본다면 에테르체와 물질에너지 사이에 공명주파수 양태(mode)가 존재하지 않기 때문이다.(환엽 효과가 사진 찍힐 수 있듯이 어쩌면 공명화합〈하모니〉를 통하여, 높이가 다른 음계의 에너지 사이에서도 상호작용이 성립됨이 알려져 있으므로, 실제로는 그의 생각이 꼭 들어맞지 않을 수 있다). 중요한 것은 물질우주, 물질과 에테르 중개자, 또 에테르 본질의 세계를 연구하기 위한 수학적 발판이 될 물질과 에너지의 관계의 이론적 모형을 손에 넣었다는 사실이다. 전체 정과 부의 시공간 그림에서 가장 재미있는 점은 이 모형이 아인슈타인의 상대론 방정식으로 예상되었다는 사실이다. 이로부터 감정물질의 미세 세계도 부의 시공간 속에 존재하고 빛보다도 빠른 속도로 진동하며, 에테르 물질과 같은 종류의 자기적인 성질을 갖는다고 말하여 진다. 틸러 박사는 또 다른 최근 연구에서 감정에너지는 광속의 10분의 10제곱에서 20제곱 사이의 속도로 운동하는 것일지도 모른다고 생각한다.

틸러/아인슈타인모형은 에테르나 감정물질의 거동을 해석하기 위한 중요하고 재미있는 특성을 갖고 있다. 감정영역에서 어떤 독특한 성질의 하나는, 감정적(astral) 또는 정서적(emotional)으로 충전된 '사고'는 그 자체가 생명을 가질 수 있다는 원리이다. 감정에너지 차원에서, 어떤 사고(思考)가 의식이던 무의식이던 독특한 모습, 색, 개성과 함께 독립된 에너지장 또는 상념 형식(thought form)으로 존재할지도 모른다. 특히 강한 감정으로 충전된 사고는 그 창조자에서 분리된 독자적 정체성을 가질 수 있다. 사고는 실제로 미세에너지 기질(基質)로 하전(荷電)되고, 그 창조자의 에너지장 속에서(무의식적으로) 존재할 수 있다. 이들 상념형식은 곧잘 고차원적 에너지현상에로 매우 민감한 투시가의 눈에 보일 수도 있다. 의식이 우리 미세에너지 구조의 에너지장에 영향을 줄 수 있다는 사실은 의학과 심리학을 위하여 중요한 의미를 갖고 있다.

미세질, 특히 감정질(astral matter)은 꽤 자기적 성질을 띤다. 이 차원에서의 운동은 농밀한 물질차원에 비교하여 상대적으로 유동(流動)적이다. 모습은 있지만 수은과 같이 무정형이다. 그들은 맥동하는 경향이 있고, 운동은 동시에 하나 이상이 방향으로 향하여 발생할 수 있다. 결국 그것은 존재의 다른 차원이고, 그 자체의 용어로 이해하여야 한다.

그래서 비철 물질에도 철과 같이 자성을 갖고 있는 사실은, 장래 심리학이나 의학 연구자들이 확인해야 할 사항의 하나이다. 여기에서 말하는 비철 물질은 사람의 사고나 감각의 '기질'로 분류되는 물질을 포함한다. 그곳에서의 자성의 종류는 물론 철분을 끌어 붙이는 성질의 것은 아니나, 그것은 거의 확실하게 자기의 일종이다. 그 자성이란 자기와 조화를 이루는 다른 기질을 끌어당기고, 조화를 이룰 수 없는 것을 멀리한다는 성질이다. 실험과학자들은 감정(정서)을 물질적은 아니라 하여도 지극히 자기(磁氣)적이지만 비물리적 물질임과 동시에 의식의 일면으로 다루어야 한다는 사실을 마침내 알게 될 것이다. 많은 정서적 질병의 치료가 어려운 근본 이유 가운데 하나는, 어떤 감정이 감각이라든지 자기와 같은 종류의 다른 감정에 쉽게 들러붙어, 그 병을 일으킨 감정이 다른 감정에 자기적으로 반응하여버리는 경향을 갖고 있기 때문이다. 이러한 자기적 거동이 '나쁜' 감정 물질과 정서 문제를 제거하기 어렵게 만든다.

의학은 본초나 동종요법과 같은 비제도권 수단으로부터 얻어진 놀랄만한 결과의 일부를 정말로 심각하게 관찰하여야할 단계에 와있다. 의사들은 생명의 숨겨진 측면, 소위 물질의 불가시 영역, 물질의 미세 에너지 차원과 단계에 관하여 배울 필요가 있다. 소량의 야채나 광천수, 꽃의 향유나 동종요법적 치료가 인간질병 치료에서 강력한 효과를 갖고 있는 사실과 같이 과학적으로 관찰할 수 있는 이들 논제에 관하여 풍부한 재료가 있다.

어떤 유형의 미세 물질이나 에테르 물질은 특정한 질병을 물질적 신체에 일으키게 만드는 듯하다. 본초나 동종요법 치료로써 부여된 적절한 종류의 자기(磁氣)는 그 '나쁜' 것을 없애버리거나 분산시켜 치유에 이르게 한다. 정말로 자기에 대한 모든 과학이 발견되어 물질적이고 정신적인 건강에 적용되기를 기다리고 있다.

이 주장은 에테르체도 가정체도 대단히 높은 차원의 또는 비(非)물질의 자기적 특성을 갖고 있다는 사실을 암시하고 있다. 만약 에테르체나 감정체가 자기를 갖는 미립자로부터 구성되었다면, 선모양 길을 따라 미세입자의 규칙적 흐름은 자기류를 만들어 낼 것이다(틸러도 그러한 에너지 흐름의 현상을 '자전류(磁電流)'라고 부르고 있다). 전기로부터 알 수 있듯이 전류가 자장을 동반하는 사실은 알고 있다. 거꾸로, 자기류도 전장을 만들어낼 것이다. 예컨대 차크라를 흐르는 감정과 에테르 에너지가 원초적으로 자기적이어서 관련된 전장(電場)효과를 만들어낼 수 있다. 이 사실은 야마모토 박사의 차크라 측정기를 사용하여 차크라 위의 정전장을 발견한 실험에 대하여 설명할 수 있고, 아마도 UCLA의 헌트 박사가 검출하였듯이 차크라차원에서 피부로부터 기록된 변동전류도 그러할 것이다. 이들 다른 에너지 감지기구로 측정된 전장은 야마모토 박사나 헌트 박사가 직관하였듯이 본질적인 미세에너지 현상은 아니고, "이차적"현상이었다.

전술한 인용사실에서 시사하고 있는 점은, 동종요법 등의 다양한 미세에너지요법이 환자의 미세에너지구조 내 비정상 에테르 또는 감정의 자기적 유형을 중화시킬 수 있는 자전 또는 미세자기에너지를 일정 양자투여량 전달함으로 작용할지도 모른다. 예컨대 배치 박사의 화료법은 영국이나 미국에서 가지가지 정서장해 환자에 대하여 이미 오랜 동안 사용되었다. 동종요법이나 꽃향유요법과 같은 미세에너지

의학의 파동적 조치는 많은 환자의 정서적 압박과 불편의 경감에 크게 효과적일 수 있다. 그러나 그러한 치료법의 에너지효과는 부의 시공간이라는 틀 가운데에서, 말하자면 에테르나 감정구조차원에서 발생하였을 것이므로, 그 즉각적 생리효과를 기존의학 검사법으로 직접 측정하기는 어렵다.

정과 부의 시공간 모형은, 이미 현대물리학이 이들 미세에너지 현상을 이해할 수 있도록 하는 수학적 도구를 손에 쥐고 있음을 드러내려고 할 때 꽤나 유용하다. 이러한 다차원에너지 지식으로 아인슈타인적 의학을 이해하게 되면 우리들 자신과 미래 치유기법에 대한 관점과 발상이 근본적으로 바뀔 것이다.

6. 정신체와 원인체 — 더욱 고차원적인 영적 신체

지금까지 우리들은 그 존재를 뒷받침하는 몇 가지 과학 실험을 증거를 갖고, 에테르체와 아스트랄체라는 미세에너지기질에 관하여 서술하였다. 더욱이 아인슈타인의 상대성이론 방정식에 바탕을 두고, 이러한 미세에너지적 현상을 기존 물리학 틀 속으로 편입시킬 계기가 될 만한 모형을 주목하였다. 그러나 감정체보다도 더 높은 주파수 세계로 들어갈 때, 그러한 현상을 탐색할 도구가 아직 발명되지 않았기 때문에, 유감스럽게도 우리들은 과학적 측정의 세계를 뒤에 남겨두지 않을 수 없다. 즉 닿지 못하는 아득히 다른 세계에 관한 정보를 손에 넣기 위하여 앞서와 같이 민감한 투시가의 눈이나 신지학이나 밀교적 문헌에 의지하게 되는 바, 이들은 물질위주 과학의 세계와는 달리 이들 현상에 관한 논의는 흔하디 흔한 것이다.

감정체의 주파수를 넘어서 존재하는 최초의 미세에너지 신체는 정신체로써 알려져 있다. 정신체는 감정체와 닮아서, 물질적 신체보다 높은 주파수 기질로 되어 있다. 에너지 피아노 잣대로 본다면, 감정체 옥타브 바로 오른쪽을 차지한다.

감정체가 때때로 인간의 정서적 측면을 표현하는 매체이듯이, 정신체는 자아가 구체적 지력을 명시하고 표현하기 위하여 통하는 매체이다. 감정체와 같이 정신체도 그것에 대응하는 차크라군을 동반하는 바, 그 차크라는 최종적으로 물질적 모습에 이어져 있다. 낮은 주파수의 미세에너지 신체 같이, 정신체의 차크라는 주요한 내분비선이나 신경계 중추에 관여하고 있고, 또 감정과 에테르 차크라를 둘러싸고 있다. 정신영역의 에너지가 물질영역에 영향을 주기 위하여, 우선 일종의 계단효과(아래층으로 단계적 전달)가 일어나야 한다. 정신에너지는 우선, 바로 아래층의 감정체의 기질에 작용하는데, 감정체 기질은 정신체의 특정 유형 에너지 자극에 반응하기 더 쉽다. 다음으로 감정매체의 변화를 통하여, 에너지변화가 에테르로 전달되고, 끝으로 앞서 언급한 에테르 접촉면을 통하여 물질적 신체까지 전달된다.

'상념 형식'으로 알려지는 미세기질의 형태가 있음은 이미 논의하였다. 감정체 차원은 이들 사고는 정서적 유형의 사고 형태를 취한다. 정신체 차원에서는 그들 상념형식은 개인이 의지하는 이지적 사고를 순수하게 나타내고 있는 듯하다. 예컨대 사람의 오라를 정신체 차원까지 익숙하게 관찰하는 투시가는, 이지적으로 고심하여온 어떤 사람의 상념, 개념, 발명 등의 연상이 개인의 오라장에 떠도는 그림 같이 나타날 것이다. 정신체가 정상적으로 기능하고 있다면, 인간은 보다 명확한 사고를 하고, 추진력, 활력, 명쾌함으로 그 정신에너지를 바람직한 방향으로 집중시키도록 할 것이다. 정신체는 감정/정서체에 에너지를 공급하고 있고, 그 에너지는 에테르체와 물질적 신체로 모아 전달하기 때문에, 사람을 정신체 차원에서 치료한다면 감정체나 에테르체 차원에서 치료하기보다도 치료효과가 강력하고 나아가 장기간 지속된다.

그 다음 높은 차원의 미세 에너지 물질 차원에 '원인체'로 알려진 매체를 찾을 수 있다. 많은 점에서 우리들이 '고차원 자아'라고 부르고 있는 존재에 가장 가까운 것이, 이 원인체이다. 원인체는 정신체보다도 더욱 높은 주파수를 갖는 에너지 기질로 되어 있다. 그 주파수는 아마도 미세에너지 음정 잣대에서 한 음정 높다. 정신체가 구체적인 사고나 관념을 만들어 뇌로 전송함에 관계가 있는 한편, 육체적 차원으로 표현하고 증명하기 위하여 원인체는 추정적 관념이나 관념이 물질차원으로 발현되는 사실에 관련하고 있다.

정신체가 주제의 명세를 파악함에 반하여, 원인체 의식은 주제의 본질을 다룬다. 원인체보다도 낮은 주파수를 갖는 정신체는 감각으로부터 얻은 심적 연상(image)과 순수하게 구체적 대상에 분석적 원인에 머뭇거린다. 원인체는 물질의 본질과 함께 겉모습은 환영(幻影)의 배후에 잠복한 진정한 대의(大義)를 다룬다. 원인체의 차원은 진정한 실제의 세계를 반영하고 있다. 이 차원에서 우리들은 더 이상 감정, 관념, 개념을 다루지 않고, 문제의 본질이나 그 근저에 흐르는 특성을 다루게 된다. 에테르체, 아스트랄체, 정신체와 달리 원인체는 훨씬 더 개인화되어 있는 몸의 틀을 넘어선 것이다. 나아가 원인매체를 다룰 때, 물질적 신체를 통하여 자신을 표현하는 특정인의 단일 인격을 더 이상 한정적으로 다루지 않는다. 마치 정신체 에너지가 우선 감정체에 작용하고, 나아가 감정체로부터 에테르체로 단계적으로 하위 차원에 내리듯이, 원인체도 초기 입력을 정신체에 주고, 다시 에너지 등급을 순차적으로 끌어내린다. 그래서 원인체 차원에서의 치료효과는, 정신이나 더 아래층 에너지 신체 차원의 통합보다도 또 개성 통합보다도 더욱 강력한 치료법으로 된다.

  원인체 저편에는 더욱 높은 주파수를 갖는 미세에너지 신체 차원이 존재하고, 인체의 에너지계에 입력을 하고 있다. 그들은 우리들이 지금까지 묘사하였던 계보다 더욱 높은 차원의 영적에너지와 본질적인 존재와 관계하고 있다. 여기에서는 원인체보다도 높은 주파수 특성을 갖는 미세에너지 효과의 다른 차원이 있고, 그것들은 물질세계의 차원의 체류자에서 인간 형태의 물질적이고 개성 표현에 최종적으로 영향을 줄 수 있다는 사실만 언급하여 둔다.

제6장

얽혀 있는 생명의 그물
- 차크라는 무엇인가?

1. 서 론

　인간의 본성이 다차원적 존재라는 사실은 각 방면으로부터 반복하여 나타나고 있다. 물질적 신체, 즉 육체는 상호 작용하고 있는 많은 에너지장의 가운데에서 가장 고밀도인 것이다. 각각의 에너지장, 즉 다차원에 걸친 빛의 신체는 에너지의 실로 이루어진 복잡한 그물을 통하여 물질적인 세포구조로 얽혀있다. 고차의 파동에너지는 오리 둥지와 같이 빙 둘러쳐진 생명에너지의 실을 통하여 물질적 신체에 발현되고 있다. 파동에너지는 그 때 세포의 성장유형과 인간의 의식 확장을 엮는 역할을 맡고 있다.

　다차원적 그물의 존재에 의하여 다양한 파동특성을 갖는 에너지가 몸에 유입되고, 세포차원과 장치차원의 활동에 영향을 미치고 있다. 유입된 미세에너지는 최초의 중계점에 있어서 차원 하강을 하여 세포기질과 통합되어 가지만, 그 중계점으로서의 독자 기능을 맡는다. 차크라는 특정 주파수 특성을 갖는 파동에너지만을 처리한다. 차크라는 또한 에테르차원 아스트랄 차원, 나아가 고차의 파동에너지 차원의 정보를 변환시켜 내분비계를 통하여 생물학적 변화로 발현시키고 있다.

내분비계가 세포의 유전자 발현으로부터 중추신경계의 활동에 이르기까지 광범위한 생리학적 변화를 조절하고 있는 주요한 조정체계라고 한다면, 차크라는 내분비계의 기능을 통하여 뇌에 작용함으로써 우리들의 기분이나 행동에도 영향을 미칠 수 있게 된다. 정신신경면역학의 최근 연구에 의하면 뇌, 내분비계, 면역계의 사이에는 지금까지 이해를 넘는 깊은 상호관계가 존재하는 사실이 알려져 왔다. 스트레스나 우울상태와 면역력의 저하 사이에 관련 있음이 최근에 더욱 인식되고 있다. 차크라는 또한 여러 가지 의식상태의 변화에 있어서도 중요한 역할을 맡고 있다. 그 영향력은 특히 감정의 변하에 바탕을 두고 강하게 발휘시킨다. 차크라와 미세에너지계가 정적으로 활동하고 있을 때에는 내적인 감정의 평형을 이루고, 차크라 연구의 진보와 함께 감정이 병이나 건강의 원인이 된다.

2. 새로운 질병 모형 – 차크라의 기능 장해로서의 병

차크라는 인간과 다차원적 우주를 얽어 묶는 특수한 에너지 중계점이다. 그리고 그 기능은 여러 가지 차원으로 해명되어 왔다. 차크라는 미세에너지 신체에 접속된 다차원 세계의 입구이기도 하다. 그로부터 둘러쌓인 고차의 파동에너지는 차크라에 의하여 처리되고 흡수되어, 물질적 신체에 변화를 초래한다. 몸속에는 전신에 분포되어 있는 차크라라고 부르는 것이기도 하지만, 여기서는 일곱의 '대차크라'의 기능에 관하여 논하려고 한다. 대차크라란 차크라 가운데에서도 주요한 신경총이나 내분비선과 결합하고 있는 것을 말한다.

개개의 차크라는 각각의 장기계에 관련하고 있다. 예컨대 '심장차크라'는 심장 및 순환기계에 관련되어 있기도 하고, '인후차크라'는 기관이나 갑상선에 관련하고 있다. 그러므로 각각의 장기계의 평형과 세포의 기능이 적정하게 유지되려면 각각의 차크라가 바르게 기능할 필요가 있다고 말하지만, 모든 병이 차크라의 기능장해에 의하여 설명될 수 있는 것은 아니다. 외계에는 여러 가지 유해 환경인자, 화학적 인자. 세균, 바이러스 등 신체질환을 일으키는 인자가 수없이 존재하고 있기 때문이다.

차크라는 몸속의 장기계에 공급되는 생명에너지의 유량을 조절하고 있다. 차크라가 바르게 기능하고 있다면 장기계가 강화되고 평형이 유지된다. 반면에 거꾸로 차크라에 이상을 일으킨다면, 몸속의 특정부위의 기능이 저하될 가능성이 있다. 물질적 신체와 미세에너지 신체 내부에는 연쇄되는 조합된 항상성 기구가 있고, 협동하여 개인의 건강상태를 유지하고 있다. 어느 쪽의 체계도 한편의 체계와 조화되어 작용하고 있고, 에너지가 흐르는 계층구조의 순번에 따라서 배열되어 있다. 우리들에게 관찰되는 변화는 물질적 신체에 있어서의 변화만이지만, 물질적 신체는 최종적 산물에 불과하고 그곳에서 변화가 일어나고 있는 이상 더욱 고차에너지차원에 있어서도 똑같은 변화가 일어나고 있다. 이 장의 목적은 차크라의 에너지 평형의 흐트러짐이 어떠한 과정을 거쳐 물질적 신체의 변화(건강이나 병)를 초래하는가를 밝히는 것이다.

물질적 신체의 각 부위에 분배되는 '양육적'인 미세에너지가 차크라를 통하여 공급된다. 그 에너지는 때때로 '우주에너지' 혹은 '프라나' 등으로 부르는 일도 있지만, 그 본질은 생명에너지가 발현된 것이다. 프라나가 어떤 장해도 없이 전신의 에너지 통로나 세포, 분자계를 흐르고 있을 때에는 물질적 신체의 생명력은 무탈하게 유지되고 있는 것이다. 예컨대 소화기계는 식품이 함유하는 영양소라는 형태로 화학적 에너지나 분자차원의 세포구성요소를 흡수하고 있지만, 동시에 차크라와 경락계의 얽힘을 통하여 파동에너지를 흡수하고 있다. 그렇지만 사실은 이 파동에너지도 몸의 적절한 성장에 빠져서는 안되는 역할을 연출하고 있는 것이다.

영양소가 분자차원에 있어서 세포의 성장과 항상성을 증진하고 있는 한편, 파동에너지 즉 미세에너지의 흐름은 차크라나 경락계를 통하여 운반되어, 에테르체의 안정성이나 통합성을 유지하고 있다. 에테르체는 물질적 신체가 성장하기 위한 에너지의 주형으로 기능하고 있으므로 에테르 차원에서의 에너지 변화는 세포 차원의 변화보다도 조기에 발견된다. 더욱이 에테르체를 건전하게 유지함이 대단히 중요해진다.

미세에너지는 두정부에 있는 '관차크라'로부터 몸속으로 흘러든다. 차크라는 몸의 중심축을 이루는 척수나 신경절과 밀접하게 얽혀있고, 유입된 에너지는 관차크라로부터 아래로 향하여 흘러간다. 그래서 몸속의 필요로 하는 부위에 미세에너지를 분배하여 간다. 개개 차크라는 다른 파동에너지의 주파수대에 대응하고 있다. 이것은 프리즘에 입사된 빛이 굴절에 의하여 무지개 색으로 분광되는 모습으로 비유할 수 있다. 백색의 빛은 모든 색이 내재되어 있다. 똑같이 관차크라에 들어있던 우주에너지가 굴절함에 의하여 단일한 고차에너지로부터 파동에너지의 일곱의 흐름이 생긴다. 각각의 파동적인 '색채'를 갖는 미세에너지는 그 '색채'의 주파수에 대응한 차크라로 분배된다.

고차의 파동에너지가 차크라에 도달하면 그 에너지는 생리학적인 정보로 변환된다. 미세에너지는 각각의 차크라와 이어져 있는 내분비선으로부터 호르몬의 형태를 취한 신호로 변환된다. 호르몬의 작용은 강력하여, 혈류에 방출되는 양이 극미량이어도 온몸에 영향을 준다. 더욱이 각각의 차크라는 몸속 같은 영역에 있어 같은 주파수로 공명하고 있는 복수의 장기에도 생명에너지를 분배하고 있다.

몸속의 각 장기는 각각 독자의 주파수를 갖고 있다. 주파수가 대단히 다른 장기는 같은 장소에 뭉쳐서 존재하는 경향이 있다. 또는 장소가 떨어져 있어도 생리학적으로 강하게 이어져 있는 일도 있다. 예컨대 '태양신경총차크라'는 태양신경총에 관계가 깊은 장기와 밀접하게 이어져 있다. 그 중에는 위나 췌장, 담랑, 간장 등이 포함된다. 각각의 장기는 소화흡수 전반(前半)의 과정에 관여하고 있다. 태양신경총 차크라로부터 소화기로 분배된 미세에너지는 소화기능을 유기하는 작용을 돕고 있다. 따라서 태양신경총 차크라에 있어서 생명에너지의 흐름에 이상을 초래하면 소화성궤양이나 담석, 췌염 등의 소화기질환이 발생하게 된다. 차크라에 있어서의 기능장해 원인은 감정적, 정신적 문제, 영적 문제, 행동유형상의 문제 등 태양신경총 차크라의 기능에 이어졌던 많은 문제를 포함하고 있으므로 대단히 중요하다.

지금까지 논하여 왔듯이 차크라는 단순하게 미세에너지 변환 장치는 아니다. 오히려 그들은 미세에너지 신체 쪽에 소속되고, 심령적 지각을 과장하는 특별한 기관으로써 생각해야만 한다. 각각의 차크라에 관계를 갖는 심령적 능력은 개개 차크라마다 다르다. 예를 들면 '제3의 눈 차크라'는 직관적 통찰 또는 원격투시에 관계되어 있기도 하고, '인후차크라'는 원격청각(초청각)을 작용시킬 때에 활동한다. '심장차크라'도 원격지각에 관계가 있다.

차크라가 고차 지각에 관여하고 있다고 생각되는 이유는 차크라가 '에테르체' '아스트랄체' '정신체' 그리고 나아가 고차 영적 차원이라는, 모든 계층의 에너지 신체로부터 보내진 파동에너지를 최초로 접수하는 기관이기 때문이다. 사실은 차크라가 각 차원의 미세에너지 신체에 있는 에너지 중추와 서로 겹쳐서 존재하고 있다. 예컨대 정신체도 아스트랄체도 나아가 에테르차크라도 같은 공간을 점유하고 있다. 정신차원이나 고차 영적파동차원에 기원을 갖는 미세에너지는 정신차크라에서 처리를 받고나서 아스트랄 차원으로 내려 보낸다. 정신 차원으로부터 아스트랄 차원으로 내려 보내진 에너지와 직접 아스트랄 차원에 입력되었던 에너지는 함께 아스트랄 차크라에서 처리되고, 하층의 차원으로 전술한 과정과 같은 과정을 반복시킨다. 에너지는 에테르 차크라를 통하여 더욱 하층의 에너지차원으로까지 내려 보낸다. 그래서 그 과정은 파동에너지가 나디를 통하여 물질적 신체를 구석구석까지 지배하는 신경, 내분비계의 중추로 분배되기까지 계속하여 간다.

3. 일곱 가지 차크라

(1) 제7차크라 (관차크라, 왕차크라, 두정차크라)

각각의 차크라는 심령적 지각 이외에도 인간의 의식발달에 관계하는 감정적 사상 및 영적사상에 관계하고 있다. 예컨대 제7차크라인 '관차크라'는 미세에너지 신체에 있어서 최상위 파동적 중추임과 동시에, 한편에서는 '마음'의 깊은 곳의 탐구, 소위 '영적 탐구'의 영역에도 강하게 관계하는 차크라이다. 이 차크라는 인생의 의미를 탐구하는 종교적, 영적 탐구를 일으킬 때나 진화하는 의식체로서 스스로의 기원을 내적으로 탐구할 때에 대단히 활발하게 되어간다. 관차크라가 개발되면 최고의 의식차원에 도달함이 가능하게 된다고 일컬어진다. 사람은 중추를 의식적으로 활성화함에 따라서 영적인 완성상태로 한 걸음 다가갈 수 있다.

물질적 신체차원에서 말한다면 관차크라의 기능은 대뇌피질을 포함하는 신경계의 활동에 관여하고 있다고 생각된다. 또한 관차크라가 적당하게 활성화된다면 좌뇌와 우뇌가 동기하기 쉬워진다. 관차크라는 또한 송과체에도 이어져 있다. 관차크라가 완전하게 각성하기 위하여는 신체성, 정신성, 영성의 평형이 불가결하다. 제7차크라가 넓혀있는 사람을 관찰하면 송과체와 좌우의 대뇌반구 사이에 에너지의 극성이 인지되고, 이것이 제7차크라에 대응한다. 관차크라에 있어서의 에너지흐름의 장해는 정신병을 포함하는 다양한 대뇌차원의 기능장해로 발현되어 갈 가능성이 있다.

(2) 제6차크라(미간차크라, 천목 '제3의 눈' 차크라, 아즈나차크라)

제6차크라란 '미간 차크라'인 것이고, 천목 '제3의 눈' 차크라라고 부르는 일도 많다. 과거 신비주의자들 사이에는 이 차크라가 송과체와 결합하고 있다고 생각하였다. 재미있는 사실로 진화의 관점에서 보면 파충류와 같은 하등 척추동물에서는 흔적정도로는 있지만, '제3의 눈'이 존재하고 있어 해부학적으로는 확실하게 송과체와 연결되어 있고, 더욱 잘 관찰하면 렌즈모양의 구조와 망목상의 수광용기라는 완전한 구조가 갖추어져 있음을 알 수 있다. 제7차크라(관차크라)가 활성화할 때 제6차크라(천목 '제3의 눈' 차크라)는 송과체 및 뇌하수체라는 두 기관 사이의 에너지극성으로써 관찰된다. 제7차크라가 개발되어 있지 않을 때는 제6차크라는 뇌하수체와 연수(뇌간의 일부) 사이의 에너지극성으로써 관찰된다.

천목 '제3의 눈' 차크라는 직관의 자리이고, 소위 원격투시에 관계하는 미세기관이다. 직관의 예리함이나 의식의 각성 차원은 이 차크라의 활동성에 좌우된다. 천목 '제3의 눈' 차크라는 여러 가지 형태의 명상수행에 의하여 발달시킬 수 있는 심령적인 중추의 하나이다. 제3의 눈이 고도로 발달된 사람은 '내적 시야'의 체득이 가능하게 된다. 이것도 의식의 한 국면을 관찰하기 위한 기법이다. 이 종류의 시각적 능력의 본질은 각성의식을 안쪽으로 깊게 해 가는 능력이지만 외적세계나 내적세계에서 일어나는 사상의 근본적 원인을 고차의 관점으로부터 보다 명확히 볼 수 있다. 투시(clairvoyance)라는 말은 프랑스어로 '명석한 시야'라는 의미이기도 하다.

신체 차원에서 보면 '제3의 눈' 차크라는 송과체, 뇌하수체, 척수, 그리고 눈, 귀, 부비강 등과 깊은 관련을 갖고 있다. '제3의 눈' 차크라의 장해가 원인으로 일어나는 질환은, 혼의 발달에 중요하면서 당사자의 의식이 의도적으로 주시하고자 하지 않는 문제에 관련하여 발생하는 경향이 있다. 차크라에 있어서의 이러한 에너지 블럭의 문제는 부비강의 장해, 백내장, 내분비이상 등 다채로운 신체적 이상으로써 발현 되어간다(그것은 이 차크라가 뇌하수체 기능에도 관계되어 있기 때문이다).

(3) 제5차크라(인후 차크라)

다섯 번째 차크라인 '인후 차크라'는 경부의 내분비선을 포함하는 주요장기에 영향을 미치고 있다. 그 가운데에는 갑상선, 부갑상선, 구강, 성대, 기관, 경추 등이 포함된다. 또 인후 차크라는 부교감신경에도 관계를 갖고 있다. 자율신경에 속하는 부교감신경의 대부분은 제10뇌신경인 미주신경에서 유래하였지만, 이 미주신경은 뇌간부로부터 나와 경부를 하강하여 심장, 폐, 복부장기를 지배하고 있다.

부갑상선도 인후 차크라로부터 에너지를 받고 있지만, 이것은 부갑상선호르몬을 분비하여 온몸의 골세포에 있어서의 칼슘대사를 조절하고 있다. 갑상선은 온몸의 세포에 있어서의 기초적인 대사활동을 조절하는 갑상선 호르몬을 생산하고 있지만, 동시에 칼시트닌이라는 호르몬도 생산하고 있다. 칼시트닌은 부갑상선 호르몬과는 역방향으로, 온몸의 칼슘대사와 골대사에 작용하고 있다. 인후차크라는 각각 별개로 골세포에 작용하는 갑상선과 부갑상선의 양자에 에너지를 주고 있으므로, 전반적인 골격계의 활동에 관여하고 있다고 생각될 수 있다. 또한 이 차크라는 구강이나 성대의 부근에 위치함 때문에 통신 일반에도 관계한다고 되어 있다. 심령적인 차원에서는 아스트랄 차원의 청각이라고 일컬어지는 원격청시를 작용시킬 때에 활동한다.

인후 차크라의 기능장해는 물질적 신체/감정 차원에 있어서 통신의 장해에 반영된다. 사람 면전에서 자신을 표현함이 곤란한 사람에게는, 인후 차크라의 장해가 발견되는 일이 있다. 자기표현의 문제는 많은 감정적인 문제가 원인으로 되어 있다고 생각된다. 인후 차크라는 시가(詩歌)의 창작 등, 고도한 창조성을 담당하는 부위이기도 하다. 회화나 음성은 우리들이 파동적으로 통신하고, 새로운 공안을 언어로 표현하기 위한 수단이다. 자기를 창조적으로 표현하는 습관이 없는 사람, 자기표현이 대단히 곤란한 사람은 인후 차크라가 저해(봉쇄)되어 있을 가능성이 있다.

인후 차크라는 통신 이외에 의지를 담당하는 중추로써도 알려져 있다. 여기에서는 "자기표현이 곤란하다"라는 문제점이 "다른 사람도 속내로 교류하고자 하는 의지가 부족한 경향이 있다."라고 해야 할 문제점으로 모습을 나타낸다. 의지력을 조정하는 인후차크라의 기능은 자기가 참으로 필요한 것을 인식하는 능력과도 관계하고 있다. 차크라에 있어서의 에너지 흐름에 장해를 초래하면, 인후차크라에 에너지 공급을 의존하고 있는 장기와 세포 활동에 이상이 발생한다. 즉 인후차크라의 기능장해에 의하여 인두염, 갑상선염, 부갑상선종양, 인후암 들이 발병할 가능성이 있다.

인후 차크라 주위의 장치에 발병할 질환의 유형은 부수하는 많은 인자에 의하여 바뀌어 간다. 특정한 차크라에 있어서의 에너지 블럭은 여러 가지 질병의 원인으로 공통되어 있지만, 그것과 정반대의 상황도 비평형을 만들어낸다. 즉 차크라에 흐르는 에너지가 과잉한 경우도 역시 병을 끌어 일으키는 것이다. 차크라에 의한 에너지부족이 변성질환이나 기능저하를 동반하는 질환(갑상선 기능저하증 등)을 일으킴에 대하여 에너지의 과잉은 염증성 질환(갑상성 기능항진을 동반하는 갑상선염)이나 악성 신생물(갑상선암 등)을 불러일으킨다.

(4) 제4차크라(심장 차크라)

제4차크라는 '심장차크라'로 알려져 있다. 어쩌면 이것은 인간의 미세에너지 신체 가운데 가장 중요한 차크라의 하나이다. 그 이유는 심장차크라가 '사랑'의 표현능력의 본질적 부분을 담당하고 있기 때문이다. 이 경우의 '사랑'에는 '자기애'와 '다른 이에 대한 사랑'의 양쪽이 포함된다. 사랑은 친구나 지인에 대한 '동료애'로 발현하기도 하고 연인들의 '감정적인 사랑'이나 '영적인 사랑'으로 나타난다. 영적인 사랑의 최고 형태는 말할 것도 없이 다른 이에 대한 '무조건적 사랑'이다. '사랑'은 물질계에 생기고 있는 사이에 배우지 않으면 안 되는 가장 중요한 문제의 하나이다. 이 과제를 배우는 과정에서 곤란에 직면하면 심장 차크라에 이상이 발생하고, 그것이 결과적으로 물질적 장기인 심장에도 장해를 초래하는 일이 된다.

심장차크라의 내적 잠재력, 소위 '내적 심장' 중심을 발달시킴에 어려움을 경험하였던 사람은 많다. 그 현상을 보면 심장질환으로 죽은 사람이 많은 것도 수긍되는 사실이다. 물론 흡연이나 고 콜레스테롤혈종이 심장질환의 위험요소임은 확실하지만, 심장질환과 심장차크라가 사랑의 표현 능력과의 에너지적인 연결성의 중요성을 의사나 환자도 대부분 인식하지 않는 것은 얄궂은 일이다. 환자가 이 중요한 정신 에너지적 관계성을 알아차리게 되면, 사람을 심장질환에 걸리기 쉽게 만드는 에너지평형의 흐트러짐의 바탕이 되는 잘못된 정신이나 태도를 의사가 수정할 때 도움이 될지 모른다.

심장차크라는 장기로서의 심장에 접속되어 있는 것만이 아니고, 기관지 폐, 유선에도 양육적 미세에너지를 공급하며, 순환기 전체의 기능에 영향을 주고 있다. 심장차크라의 에너지 평형이 흐트러져 있다면 관동맥 질환이나 심근경색을 초래하는 사실이 있지만, 매년 몇 십만의 발증이 보이는 뇌졸중도 처리할 수 있다. 심방 내 등에서 혈류가 저하하면 혈전이 생긴다. 그러하여 생긴 혈전이 혈액환경을 타고 뇌 내의 혈류가 울체하여 간다. 심방 내 등에서 혈류가 저하하면 혈전이 생긴다. 그렇게 하여 생긴 혈전이 혈액순환을 타고 뇌 내의 소동맥까지 운반하여 그곳에서 동맥을 가로막아 버리면 생명의 근원인 산소(및 프라나)가 뇌 조직에 도달하지 못하게 된다. 그 결과가 뇌졸중이다(다만 이것은 심장차크라의 기능장해가 뇌졸중으로 되어 나타나는 작용 원인의 극히 일례를 나타낸 것이다). 심장차크라를 흐르는 미세에너지량은 각 사람이 중시하고 있는 '사랑'의 정도를 반영하고, 그 점에 관하여 각 사람이 필요가 만족하고 있는 정도를 반영하고 있는 것이다.

이러한 사고방식이 이해되면 천식과 같은 소아질환의 치료에도 응용할 수 있다. 천식을 갖는 아이는 자주 과보호하는 부모의 치우친 애정에 의하여 '질식'하고 있다. 그 결과 심장차크라에 이상을 초래한다. 심장차크라가 기관지에 영향을 미치면, 평형을 잃은 에너지는 기도의 경련과 호흡 곤란을 일으킨다. 그 경향은 아이의 마음에 내적 갈등이 존재하고 있으면 더욱 강해진다.

하위의 네 가지 차크라에 있어서의 에너지는, 고대에 사대 원소라 칭하였던 '지, 수, 화, 풍'을 상징하고 있다. 심장차크라는 산소를 체내로 받아들여 온몸에 보내는 장기인 심장이나 폐와 이어져 있으므로, 상징적으로는 '바람'의 원소를 나타내고 있다. 태양신경총차크라는 '별'의 원소에 이어져 있다. '불'을 나타내는 것은 '배꼽차크라'(제2차크라/비장차크라/선골차크라/성선차크라)이고 '땅'의 원소를 나타내는 것은 '근(根)차크라'(미골차크라)이다. 하위의 네 가지 차크라가 물질계를 나타내는 것에 대하여 전술한 고위 세 가지 차크라는, 에테르체나 더욱 고차 창조적 에너지에 이어져 있다. 심장차크라는 하위의 에너지와 고위의 영적 에너지의 종류로 하는 중간적인 차크라이다. 그래서 '바람'의 원소과 같이 천(天)과 지(地)를 이어간다.

심장차크라는 사랑과 자비의 표현과 밀접하게 이어져 있기 때문에 심신의 양육에 깊은 관계를 갖는다고 생각되었다. 심장차크라에 관계를 갖는 대부분의 장기는 자양공급 및 온몸의 생명력 증진에 관계되어 있다. 폐는 외계로부터 산소와 프라나를 흡수한다. 심장은 혈액을 폐로 보내고, 폐로부터 흡수되었던 산소와 프라나를 온몸으로 분배한다. 소화기계는 보다 많은 영양소가 혈액에 가하여져 혈액순환에 의하여 온몸에 전하여간다. 유선도 심장 차크라 차원에서 존재한다. 유선은 다른 것을 양육하기 위하여 발달된 인체 내에서도 어쩌면 유일한 기관일 것이다.

 다른 이만이 아니고 자기를 양육하는 능력도 중요하지만, 이것에도 심장 차크라라 갖는 사랑의 본의 발달이 관련되어 있다. 사람이 성장하여 자기와 다른 이를 무조건적으로 사랑하듯이 됨에 따라, 심장 차크라는 더욱 많은 양육적 에너지를 온몸에 공급하도록 넓혀간다.

 심장차크라는 심리 차원에서 작용하여 여러 가지 사랑 대상의 고삐에 관계되는 감정을 지배하고 있다. 사랑하는 사람의 일만을 생각할 때 가슴이 두근거린다는 제어불능한 감정적 경험은, 누구라도 몸으로 기억하고 있을 것이다. 그 감각은 사랑의 감정, 특히 낭만적 사랑의 감정이 자극으로 되고, 심장차크라에 에너지가 유입됨에 의하여 끌려 일어난다. 앞에 언급하였던 심신으로의 양육적인 작용은 사랑, 자비, 공감이란 여러 가지 감정에 의하여 영위된다. 자신 이외의 것을 길러내는 힘은 다른 이로의 사랑과 공감의 강도를 반영한 것이고, 또 신체적으로도 전신적/영적으로도 성장하고 싶다는 자기의 타고난 욕구의 강도의 반영이기도 하다. 다른 이의 자비와 공감의 발달은 심장차크라를 열어서 고차의식을 발달시키기 위한 첫걸음이다. 개성에 그러한 요소가 부족하였을 때는 심장차크라에 무엇인가가 발생했을 가능성이 충분하다.

흉선도 심장차크라와 연계를 갖는 장기 가운데 가장 중요한 것 중 하나이다. 긴 시간 동안 성장과 함께 흉선이 축소되어, 기능이 저하되어가는 현상은 정상이라고 생각되어 왔다. 그러나 의사가 심장차크라와 흉선의 사이 에너지 관계를 이해하도록 된다면, 그 사고 방법은 대폭 수정을 강요당하는 지도 모른다. 즉 나이 먹음에 의한 흉선의 축소 변화는 보편적인 것은 아니라는 견해도 존재할 수 있을 것이다. 성장 뒤에 흉선이 두드러지게 퇴화되었던 사람은 고독, 우울, 심장차크라의 저해(봉쇄), 내분비 기능 저하가 초래되어 있다. 현재 발전 중인 전신신경 면역학의 연구원은 감정의 변화와 면역력의 사이 미세에너지적인 관계도 앞으로 밝히지 않으면 안 될 것이다. 그들은 감정과 병의 생리학적 관계를 탐구하기 시작하였지만, 그곳에는 차크라라는 아직 충분하게 파악되지 않은 신비적 면역학적 특성도 관련되어 있는 터이다.

오늘날의 의학은 흉선이 면역응답의 조절에 있어서 중요한 역할을 맡고 있음을 확인하였다. 일찍이 흉선은 소아기에 T임파구가 특수한 면역 응답을 하기 위해 미리 짜여진 장소라고 생각된다. 이 특수한 활성화 작업은 성장과정상 아직 임파구가 젊은 흉선 내에 머물러 있는 시기에 일어난다. 연구자들은 근래 흉선으로부터 분비되는 강력한 면역응답조절 호르몬의 존재를 밝히고 있다. 이 흉선호르몬은 '사이모신'이라는 이름으로 알려지지만, 몇 종류의 T임파구의 작용을 높임에 따라서 생애에 걸친 면역 저항력을 좌우하고 있다.

이러한 사실은 흉선의 분비기능을 조절함에 의하여 면역이상에 관련한 질환을 치료할 수 있다. 예컨대 만성관절염 류마티스는 면역세포가 자기의 몸을 공격하는 '자가 면역 질환'의 하나다. 그 질환은 실험적으로는 방사선으로 흉선의 활동을 억제하여 치료할 수도 있다.

확실하게 면역 이상에 의한다고 생각되는 질환은 다수 존재하지만, 의사들은 다른 많은 질환에 면역학적인 요소가 존재할 증거를 밝히기 시작하고, 그들 질환은 지금까지 이와 같은 몸의 기능과는 관련지어 생각하지는 않았다. 예를 들면 최근 연구에는 관상동맥 질환의 발병에도 면역계가 관련되어 있는 사실을 알게 되었지만, 이 질환은 원래 콜레스테롤, 식습관, 고혈압, 흡연과 깊은 관계가 있다고 되어왔던 것이다. 그러나 원발성 난소기능부전이나 부신위축, 또는 어떤 종류의 소아 당뇨병과 같은 기능저하를 초래하는 많은 질환의 원인도 자기 면역응답에 의한 선(腺)세포의 파괴와 연관하여 생각하기 시작하였다. 여기에서 중요한 점은 흉선에 의한 면역조절의 영향을 간접적으로 받고 있는 질환이 다양하게 걸쳐 있을 가능성이 있다는 사실이다. 그리고 그 흉선 자체가 심장차크라의 영향을 받고 있는 것이다.

 감정과 병의 관계에 관하여 연구하여 왔던 많은 과학자는 억울함과 비탄의 감정이 면역력 억제와 강하게 관련되어 있음을 확인하고 있다. 암 환자와 면접을 계속하여 왔던 심리학자 대부분이, 환자의 생활사에 어떤 흥미 있는 공통점을 확인하였다. 로렌츠 르샨에 의한 연구에서는 많은 환자가 암으로 진단되기까지 대략 12개월에서 18개월 사이에 배우자를 잃었다는 사실을 판명하였다. 그들 환자는 장기간에 걸친 비탄과 억울함 때문에 정상적인 면역감시기구가 억제되었을 가능성이 있다. 면역감시기구란 우발적으로 발생한 단일 암세포를 재빨리 발견하고 파괴하기 위한 체내 체계인 것이다.

 이와 같이 비탄에 의하여 면역력이 저하되었다면, 정상적인 면역력이라면 쉽게 격퇴되었을 종양이 면역계의 감시 눈을 벗어나서 성장할 틈을 주게 될지도 모른다. 원인은 어쨌든 면역억제상태 환자의 암 발병률이 약간 높아지는 사실은 이전부터 알려져 있다. 자신의 애가 백혈병인 사실을 선고 받고 슬픔에 풀이 죽었던 부모 역시, 면역억제 상태로 떨어져 있는 사실을 혈액검사로 밝혔던 과학자도 있다. 이상의 증례는 비탄, 억압, 억울함의 상태가 몸속 면역방어체계에 주는 영향을 설명하는 것이다.

그러나 흉선, 나아가서는 몸의 면역저항력의 조절에 관련되는 결정적 요인이 심장차크라를 흐르는 미세에너지(프라나)에 있다는 사실은 아직 이해되지 않는다. 흉선(thymus gland)은 사이머포에틴과 다른 사이모신 이외의 내분비액(hormone)도 분비되었다. 이들은 온 몸의 임파구 활동을 조절하고 있다. 흉선의 영향을 받는 것은 'T임파구' 또는 'T세포'라고 부르고 있는 세포군이다. T세포 이름의 유래는 세포 진행순서(program) 초기과정으로 특수한 면역응답능력을 그들의 세포가 흉선에서 학습되기 때문이다.

T임파구는 나아가 '보조T세포'와 '억제T세포' 등으로 분류된다. 보조T세포는 항체의 생산이나 외계로부터 침입해온 '비자기' 단백질 구축을 돕고 있다. 또 '살T세포'라는 암세포를 파괴한다고 알려진 특수임파구도 존재하고 있다. 이들 세포는 소위 면역감시기구를 영위하고 있고, 그 임무에 의하여 세균이나 바이러스라는 침략자만이 아니라 암세포 자체 발견이 가능하게 되는 것이다. 그러나 어쨌든 가장 중요한 T세포는 억제T세포일 것이다. 이 세포는 면역응답 강도를 조절하고 있고, '비자기' 단백질만이 공격의 대상으로 되듯이 다른 임파구에 지시하여 감시견처럼 지키고 있다. 억제T세포 수와 기능이 저하하면 이 자기조절기능도 떨어져 간다. 그리고 면역계가 자기 자신을 공격하기 시작한다. 이 때문에 의학에서 많은 예가 인지되어 왔던 '자

기면역' 질환이 일어나는 것이다.

자기면역과 관계가 있다고 하는 질환은 다양하게 걸쳐 있다. 그들 질환에서는 DNA를 여러 장기가 생산한 단백질에 대한 항체를 임파구가 만들어 낸다. 즉 문자 그대로 몸의 면역계가 자기에 대하여 공격을 개시하는 것이다. 그와 같은 자기면역질환의 대표 하나가 만성 관절 류마티스다. 그 외에는 낭창, 중증 근무력증, 다발성경화증, 하시모토갑상선염, 부신부전, 원발성 난소기능부전, 소아당뇨병의 일부 등이 있다.

그러한 질환의 일부에서는 바이러스감염의 관계를 시사하는 증거도 나오고 있다. 특정 바이러스가 몸속 단백질을 조금만 변화시켜, 흡사 면역에서는 외적인 듯이 보이는 경우도 존재한다고 시사하였던 과학자도 있다. 외적인 단백질(외래항원)과 닮은 단백질이 존재하면, 면역계는 바이러스감염에 의하여 변화된 단백질을 공격함과 함께 정상적인 단백질까지도 공격하기 시작한다. 또한 바이러스감염을 일으키기 쉬운 경향성, 또는 적어도 자기면역응답이 일으키기 쉬운 체질을 갖는 사람이 있음을 시사하는 의견도 있다. 예컨대 청소년 당뇨병 환자 가운데에는 췌장이 바이러스 침략을 받고 있는 소견이 인지됨과 함께, 췌장을 공격하는 항체도 검출되는 일이 있다. 같은 질환을 갖는 환자는 HLA형태로 부르는 공통 유전자 환경을 배경으로 갖고 있고, 이것은 개인 간 면역학적 유사를 측정하는 지표로도 이용되고 있다. 그러한 환자(소아)의 온몸을 순환하는 혈액 속에서는 췌장의 인슐린 생산세포에 대한 항체가 검출된다.

바이러스 가운데에는 면역계 세포 내에 서식하여 내부로부터 파괴하여 가는 형태도 있다. 그 결과 바이러스 감염을 받은 몸 전체의 방어력이 저하하고 다른 병원체 공격도 받기 쉬워진다. 가장 격렬한 논의를 불러일으킨 현대병의 하나인 후천성면역결핍증(에이즈)은 바이러스감염에 의하여 T세포가 감소하고, 면역억제가 진행하는 질환이다. 에이즈는 또한 바람직한 T세포만 감염시키는 바이러스가 불러일으키는 병이라는 사실도 확인되었다. 또 항체를 생산하는 B임파구만 감염되는 헤르페스에 관련된 바이러스가 존재하는 듯하다는 식견도 발표되고 있다.

바이러스가 방아쇠가 되는 몸속 질환과정과 직접 관계는 없지만 어떤 미세 에너지적 인자가 갖추어져 있다면, 병원체와 조우에 의하여 면역질환을 발병시키기 쉬워진다. 바이러스에 감염되어도 많은 사람이 중한 질환을 발병시키는 것은 아니다. 면역방어기구가 건전한 사람은 몸으로부터 바이러스를 제거하고 증상을 인플루엔자 정도의 최소한의 증상에서 저지할 수 있다.

강력한 면역저항력을 가지려면 흉선의 작용을 돕고 있는 심장차크라에 건전한 미세에너지를 공급할 필요가 있다. 자기나 다른 이에 대한 사랑이 표현되지 않고, 심장차크라를 흐르는 프라나 흐름이 차단되어 있을 때, 흉선에 달하는 생명에너지도 미량으로 되어있다. 때로는 생명에너지의 부족이 흉선 자체의 병으로 되어 나타나는 일도 있다. 예컨대 신경근 접합부에 대한 자기항체가 생산되는(그 때문에 온몸 근력저하를 초래한다) 중증근무력증에는 흉선의 악성종양의 일종인 흉선종양을 합병하는 비율도 높다.

심장차크라의 장해 때문에 흉선의 기능이 망가지면 심각한 바이러스 감염증에 걸리기 쉬워진다. 몸속에는 바이러스 제거 작업만을 전문으로 일으키는 종류의 T세포가 존재하지만 그러한 T세포는 멀리 있는 다른 임파구가 분비한, 림포카인이라고 부른 내분비액 모양 물질로부터 영향을 받고 있다. 또 흉선에서 분비되는 사이모신과 같은 면역조절 내분비액의 영향도 당연히 받고 있다. 그들 물질은 혈류를 타고 온몸으로 운반되고 있다. 특정 바이러스에 감염에 관련되어 있는 듯한 면역관련 질환인 사람에서는 심장차크라가 막힌 상태가 그러한 병으로 발전하도록 미세에너지 경향을 만들 수 있다. 이들 자기면역과 다른 면역학적 관련 질병으로 발전시키는 바이러스 감염은, 중요하기는 하지만 이차적인 역할만 맡을 수 있다.

병의 발생은 오히려 애정표현이나 심장차크라에 관련하는 감정 장해와 관계가 있는 듯이 생각된다. 심장차크라의 장해는 사랑을 표현하는 능력의 결여에 의하여 발생한다. 그리고 가장 빈번하게 차크라의 장해를 일이크기고 있는 것은 자기에 대한 사랑의 결여인 듯하다.

자기를 사랑하는 능력은, 많은 심리학자가 지적하고 있는 이상으로 중요한 것이다. 부정적인 자기 연상을 마음속에 숨기면 심장차크라에서 흉선에 따라 이상(異常)이 발생되고, 현대 심리학자가 상상하는 이상의 심리학적 손상이 초래될 가능성이 있다.

많은 경우 병이 있는 사람의 몸을 보면, 이상한 차크라는 하나만이 아닌 사실을 알 수 있다. 어떤 차크라를 흐르는 에너지가 막히면 그 하위 차크라에 과잉 에너지가 유입된다. 예컨대 심장 차크라가 막히면 그 아래 태양신경총 차크라에 과잉 에너지가 흘러들어 포화상태로 된다. 에너지 막힘의 현상은 강에 흘러드는 통나무 묶음으로 비유할 수 있다. 통나무가 모임에 따라서 강이 막혀 그 유역은 홍수가 발생한다. 제일 아래 근차크라(미골차크라)에서 만들어진 쿤달리니 에너지는 척추를 상승하여 관차크라로 향하는, 그 도중의 차크라에 차례로 에너지를 공급하여 간다. 상위 차크라가 막혀 있으면 갈 곳을 잃은 에너지는 배수구를 찾아 하위 차크라에 에너지의 울체가 일어난다. 병 있는 사람의 기능장해를 초래하고 있는 차크라가 복수인 것은 감정적 장해가 복수인 일이 많기 때문이다. 각각의 차크라의 장해는 적절하게 표현되지 않았던 특정 감정에 관련되어 있다. 각각의 감정적 및 영적 문제가 각각 다른 차원의 차크라에서 에너지적으로 처리되고 있는 것이다.

감정적 문제나 영적 문제는 비탄과 환희라는 상반되는 감정을 둘러싸는 것이고, 그것이 적절하게 표현되지 않는 경우 심장차크라의 기능장해를 초래한다. 인생이 비탄, 고독, 억울함으로 색칠되어 주위 사람들에게 사랑을 표현할 수 없도록 되어 있을 때에도 심장차크라의 균형을 잃는다. 이러한 상황은 육친이나 배우자와 이별이나 사별을 경험한 사람, 악성 질환으로 가족을 잃은 사람에게 특히 일어나기 쉽다. 사랑하는 사람과 사별이 부르는 억울의 상태는 적절한 행동을 취하지 못하였다거나, 그것을 미연에 막지 못하였다는 죄책감도 그 한 원인으로 된다. 남은 사람은 필요 이상으로 강한 자책감을 품는 경향이 있는 것이다. 그 가운데에는 그 이래 아무런 즐거움의 감정이 소실되어 버리는 사람도 있다. 그와 같은 감정적 차원·영적차원의 불균형이 심장차크라를 통하는 에너지의 흐름을 막아 버리는 것이다. 그리고 그 에너지 장해는 어느 흉선차원에서 세포 이상으로 발현되어 간다.

흉선은 질환으로부터 온몸을 지키는 많은 세포에 영향을 미치고 있기 때문에 그 기능의 이상은 면역 저항력의 저하를 일으키고, 그 결과 여러 세균과 바이러스 감염증에 관련되기 쉬어진다. 흉선은 또한 특정 임파구, 특히 보조T세포와 억제T세포에 영향을 미치고 있기 때문에 특정 장기의 특이적인 장해를 불러일으키는 일도 있다. 보조T세포는, 그 자기면역질환으로의 관련성을 알아내기 위하여 의사들에 의하여 면밀하게 연구되었다. 만약 보조T세포가 잘 기능하지 않고, 면역계의 자기공격을 제지할 수 없어진다면, 면역계의 조절을 벗어난 특정부위를 향하여 격렬하게 공격하게 된다.

심장차크라/흉선의 여러 장해에 의하여 억제T세포만이 선택적으로 억제되는 일도 있고, 그 때는 전신의 내분비기관도 장해를 받게 된다. 심장차크라/흉선에서 떨어져 있는 내분비기관에 대한 자기면역반응의 영향은 자기면역성의 갑상선염, 부신부전, 원발성 난소기능장해 등도 보인다. 자기면역응답에 의하여 특정 내분비기관이 망가져 버린 듯한 병의 환자에게는, 심장 차크라 및 면역학적 이상을 갖는 내분비기관에 미세에너지 균형의 장해가 발생하고 있다. 예컨대 자기면역성 부신부전은 심장차크라와 함께 태양신경총차크라의 기능 부전에 관계가 있다. 원발성 난소 기능 이상은 심장차크라, 성선차크라 (선골차크라/비장차크라/배꼽차크라)의 미세에너지 저해에 관계가 있다.

성선차크라 장해와 무엇인가 관계를 갖는다고 생각되는 또 다른 병은 에이즈이다. 에이즈와 동성애를 관련 짓는 주요한 점은, 환자의 성교 빈도가 높은 사실에 있다. 그 빈도는 동성연애 남(gay man)에서 특히 높아진다. 진정한 사랑을 갖지 않은 채로 하룻밤만의 정사를 계속 반복하는 듯한 생활을 보내고 있다면, 성선 차크라에 과잉 에너지가 축적되어 간다. 물론 그것만으로 에이즈가 발병하는 것은 아니지만, 성교 빈도가 늘면 에이즈바이러스를 만나는 기회도 많아진다. 동성애는 사회로부터 부정적인 눈총을 받기 때문에 그들은 무의식 가운데에 부정적인 자기연상을 품게 되고, 자신에 대한 사랑을 잃어간다. 그것이 장기화 되면 심장차크라의 균형이 무너지게 되기 쉬워지고, 심장차크라에서 부정적인 에너지 변화에 의하여 흉선의 기능이 저하되고, 에이즈바이러스에 감염되기 쉬워진다.

에이즈바이러스에 감염되면 병에 걸리기 쉬워지는 이유는 임파구에 영향이 미치기 때문이다. 특히 에이즈바이러스는 '보조T세포'라는 T 임파구에 영향을 미친다. 에이즈 진단기준의 하나로 되었던 검사항목은 보조T세포와 억제T세포수의 비율이다. 에이즈는 이 비율이 정상에 비하여 역전된다. 보조T세포 및 살T 세포수가 감소함에 의하여 카포 시 육종(肉腫) 등의 악성종양만큼 바이러스와 세균의 감염을 받기 쉬워진다. 밀교적 관점에서 보면, 임파구수의 감소에 관련되어 있는 HIV(인체면역결핍바이러스, Human Immunodeficiency Virus or AIDS virus)감염만이 아니고, 심장 차크라/흉선계의 기능장해도 그곳에 관련되어 있다고 생각된다. 이것의 장해는 중증감염증의 발병율을 높이고 있다. 에이즈환자는 HIV감염과 관계가 있을 뿐이 아니고, 미세 신체의 심장차크라, 성선차크라 등에 에너지장해를 만들어 가는 듯하다. 미래 치유사 / 의사들은, 말할 필요도 없이, 심장차크라에서 미세에너지 장해 및 사랑의 표현 문제에 관련하는 병을 점점 더 중시하게 될 것이다.

(5) 제3차크라(태양신경총차크라)

제3차크라는 태양신경총차크라이다. 이 에너지중추는 저해를 일으키기 쉽고, 그 장해도 꽤 흥미 있는 현상이다. 이미 언급하였듯이 태양신경총차크라는 소화나 해독에 관련된 대부분의 주요장기에 양육적인 에너지를 공급하고 있다. 그 가운데에는 위나 췌장, 간장, 담낭, 비장, 부신, 요추, 소화기 일반이 포함된다(다만 소장, 대장은 2차크라와 이어지고 있다).

감정적 또는 영적인 관점으로부터 보면 태양신경총차크라는 '개인의 힘'과 연계되어 있다. 이곳에서 말하는 '개인의 힘'이란 "자기의 인생을 생각한 대로 개척한다."는 느낌인 것이다. 또한 "다른 이와 관계 속에서 자기를 어떻게 보는가?"라는 점에도 관계되어 있다. 과연 세상 사람들은 자신의 인생을 조정할 수 있다고 생각하고 있는 것일까? 주위의 관계를 기분 좋게 느끼고 있을까? 아니면 다른 이의 변덕에 휘둘리고 있을 뿐일까? 소위 '피해자 의식'을 갖는 사람들은 자기의 인생을 조정할 수 있다는 실감을 갖지 못하고, 결국은 또 다른 이에게 이용되는 것이 아닌가 하고 생각하여 곧잘 태양신경총차크라의 기능장해를 겪고 있다. 세계를 고생과 불행이 끊이지 않는 무대로써 보기를 멈추고, 이 우주는 자기를 양육하여 주는 안락한 장이라는 느낌을 가질 수 있다면, 태양신경총차크라를 흐르는 미세에너지의 흐름은 크게 변화할 것이다.

눈이 어지럽게 돌아가고 있는 현 세계는 개인의 정신성, 신체성, 영성에 대한 부담이 급진적으로 늘고 있고, 심리억압으로 유래하는 태양신경총차크라의 저해가 병을 발생시키는 과정은 손쉽게 관찰된다. 지배욕, 분노, 학대라는 요인도 태양신경총차크라의 이상에 관계가 있다. 분노의 감정은 아무 죄도 없는 이웃이나 동료에게 대해 향하였던 본의 내면적인 무력감의 표현인 경우가 많다. 또 태양신경총차크라에 에너지가 울적하여 있는 사람의 아이는 곧잘 그러한 사람의 희생양이 된다. 이것은 태양신경총의 에너지 오용이라는 사실이 된다.

상징적으로는 태양신경총차크라는 '불'의 원소를 나타내고 있다. 태양신경총이 있는 몸 부위는 문자 그대로 작은 태양과 같고, 화학적인 산화반응을 거쳐 시품을 연소시키는 모습은 일종의 '내적 화염'이라고 불러도 지나치다고 할 수 없을 정도이다. 그러나 그 내적 화염의 조절이 적절하게 일어나지 않으면 불꽃은 이 차크라에 관련된 주위의 장기에도 미쳐, 타버린 장기에는 구멍이 뚫려버린다. 십이지궤양이 그 예이다.

태양신경총차크라는 분노나 공격성 등의 자리라고도 생각된다. 이러한 감정은 곧잘 개인의 힘, 인생의 조정력에 의하여 변화되어 간다. 이 차크라에 관련된 문제가 미해결된 상태라면, 마음의 내부에 갈등이 생겨 다른 이를 지배하고 관리하는 일만을 생각하게 된다. 그러면 문제는 지배와 복종 사이의 갈등으로 바뀌어간다. 이와 같이 태양신경총차크라에 관계하는 인생의 문제를 감싼 사람은 공격성 및 독단적 기질이 그곳으로 향하기 위하여 폭군적으로 되든가, 아니면 전혀 반대로 발현 양식을 취하여 공포심으로 온순하게 순종하는 성격으로 된다. 태양신경총차크라에 장해가 있는 사람은, 당사자가 처해 있는 상황에 따라 두 가지 유형 사이를 갈팡질팡하고 있다. 소화기궤양으로 진단된 환자의 심리상태를 연구한 몇몇 논문에 의하면 그 대부분은 높은 관리직 위치에서 중책을 맡아 부심하고 있지만, 밑바닥에는 수동적 유형이어서 의존적으로 순종하는 경향을 나타내고 있음을 알 수 있다.

태양신경총차크라의 비평형은 그곳으로부터 에너지를 받고 있는 소화기계에 모든 장기의 증상을 초래한다. 예컨대 앞과 같은 관리직 사람은 부하로부터 심하게 치받치게 되어, 직장의 압박감이 늘기 시작하면 자신이 삶의 방식을 바꿀 수 없는 무력감이 머리에 치밀어 쉽게 위궤양이나 십이지궤양을 일으키는 원인으로 된다. 태양신경총차크라는 부신에도 이어져 있다(신비적 문헌 가운데는 부신은 뿌리차크라(미골차크라)에도 결합되어 있다고 하는 것도 있다). 부신은 압박감 아래 호르몬 분비에 있어서 중요한 역할을 맡고 있다. 태양신경총차크라에 장해가 있다면 이상이 발생하여 부신이 위축되고, 피로나 체력저하가 눈에 띈다.

　태양신경총차크라의 이상과 관계가 있는 또 하나의 질환은 당뇨병이다. 종래 의학에 있어서는 당뇨병의 미세 에너지적 측면이 지적된 적은 없었지만, 그럼에도 이러한 관점은 질환 경과의 병태생리학에 있어서 중요하다고 생각된다. 당뇨병 환자는 개개인의 힘이 저하되므로 그것은 상징적으로 말하자면 인생으로부터 '감미로운 행복감'이 사라져 버렸다는 감각과 관계가 있다. 태양신경총차크라의 평형장해는 과거에 대한 집착이나 후회스러운 생각에도 반영된다. 또한 자기의 조정감의 내적 결핍감이 원인으로 되어 그 평형장해가 발생하여 가는 것도 있다. 당뇨병 환자의 모두가 과거에 매달리는 무력하고 서러운 사람들이라는 바는 아니지만, 마음 내부에서 감정적 갈등의 대부분은 통상의식으로 지각시킬 일이나 혹은 언어로 표현시킬 일도 아닌 채로 차크라의 기능에 영향을 미치고 있는 것이다.

　차크라의 평형을 장해에 의하여 발생하는 질환의 대부분은, 말하자면 오래된 두루마리에 잘못 기록되었던 자료에 의한 것이다. 그 자료는 무의식층에서 반복적으로 재생되고, 이미 현실 상황에 맞지 않게 된 전언(메시지)을 다른 이의 소리나 자기의 잘못된 상념이라는 형태로 항상 본인에 전하여준다. 그 내용이 현실에 들어나서 부적절한 것이라도 무의식층에서는 신체적 자기연상이나 자기로의 가치관을 만들어 올릴 때 참고로 이용된다. 차크라에 있는 장해나 평형장해를 조정하려면 무의식층이 저절로 전달되는 부정적 연상의 정체를 인식하고 그것을 정정할 필요가 있다. 그것을 달성하기 위하여 가장 단순하고 강력한 방법은 언어에 의한 '자기 긍정적 선언'이다. 긍정적 언어를 반복하므로 공포심이나 죄악감 등을 포함한 부적당한 연상을 말소하고 안심감이나 자부심을 포함하는 연상으로 재계획 작성이 일어나는 것이다.

(6) 제2차크라(배꼽차크라, 성선차크라, 비장차크라, 선골차크라)

제2차크라는 '배꼽차크라', '성선차크라', '비장차크라', '선골차크라' 등의 여러 가지 명칭으로 부르고 있다. 이 차크라는 성 활동에 관련하는 미세에너지 자리다. 이 차크라와 비장의 관계에 대하여는 (제3차크라와는 달리) 문헌에 따라 약간 이론(異論)이 있다. 레드비터(Charles Leadbeater)와 같은 투시자에 의하면 제2차크라는 비장을 지배하고 있다고 한다. 그러나 실제로는 태양신경총차크라와 근차크라 사이에 존재하는 두 개의 주된 차크라일 가능성도 있다. 비장차크라는 물질적 기관인 비장에 관계를 갖고 있고, 밀교적 문헌 가운데에는 미세에너지 신체의 프라나 및 생명에너지를 공급하는 수송로라고 생각되고 있다. 이 부위에 관하여만 서양과 동양에서 두 가지 다른 차크라계가 독자적으로 관찰되고, 각각 다른 장기와 관련지어 왔다는 사실을 시사하는 증거가 있다. 그 두 차크라계가 같이 합병되는 과정에서 새로운 차크라 계가 만들어졌을 수 있다. 그러나 여기에서 논의를 진행하기 위하여 일단 제2차크라를 '선골차크라' 라고 부르기로 한다.

선골차크라는 성선과 생식기, 방광, 대장, 맹장, 또 요추에 관련되어 있다. 정신 에너지적 관점에서 본다면 선골차크라는 관능적인 감정이나 성욕의 발현에 관련되어 있다. 개인 생활에서 감정에너지나 성적에너지가 어떤 비율을 차지하고 있는 가에 따라, 그 차크라를 흐르는 에너지 종류와 최적 에너지유량은 바뀐다. 성에 대하여 어떤 태도를 취하는가에 따라, 성 에너지는 각 사람의 삶에 긍정적으로도 부정적으로도 작용할 수 있다. 동양의 일부(탄트라, 요가 등에 있는) 명상법은, 성 에너지의 흐름이 신비적 체험의 원천이라 말한다. 그러나 고차 영성이나 창조성 탐구를 소홀하게 하고, 성의 추구에 지나치게 매달리면 거꾸로 부정적인 에너지 작용 및 생리적 작용이 미치게 된다. 에너지의 중심이 선골차크라에 편재되어 있는 사람은 인간 관계를 성적, 관능적 측면만으로 생각하게 됨으로써, 상대를 성의 대상으로밖에 간주하지 않는 경향이 있다.

선골차크라의 성 에너지는, 정소와 난소의 라이디히 세포에서 내분비액 분비 기능에도 관계가 있다. 라이디히 세포는 남성내분비액(testosterone)이라는 내분비액을 분비하는 세포이다. 이 내분비액은 남녀를 불문하고, '잠재욕망(libido)'과 성적충동(성욕발현;sexual drive)에 관련되어 있다. 이 차크라는 상징론적으로는 '물'의 원소에 관계가 있다고 하지만, 그것은 교접의 절정에서 체액의 방출이라는 사실을 상징하고 있기 때문이다. 더욱이 이 차크라는 '성선'과 '비뇨생식기계'(오줌을 배설하는) 또는 대장(수분의 흡수를 시행하는 중요한 부위)과 연계되어 있다.

자궁체암이나 자궁경부암이 발생된 여성에게 선골(성선) 차크라의 장해나 기능장해가 발견되는 경우는 곧잘 있다. 선골차크라 기능장해가 원인으로 일어날 수 있는 질환으로는 대장염, 과민성 장염, 방광암, 소장의 흡수장해, 전립선염, 요통, 성적 기능장해 등을 들 수 있다. 그러한 질환의 대부분은 세포의 기능장해를 일으킬 수 있는 여러 육체적 요인이 관계되어 있다. 그 일례로서 들 수 있는 것은 흡연과 방광암의 관계다. 선골차크라에서 미세에너지 이상(異常)은 인체가 발암인자에 노출될 때에 특히 강하게 작용하고, 방광암 등의 발병준 비상태를 정리하여 버린다.

인체가 바이러스나 화학물질 등의 환경 인자에 노출되었을 때 가장 커다란 손상을 받는 부위는 물질적 신체와 미세에너지 신체의 통합이 가장 약해진 부분이다. 즉 에너지균형에 가장 커다란 장해를 받은 차크라에 관계하는 장기가 그 영향을 받는다.

(7) 제1차크라(뿌리차크라, 근차크라, 미골차크라, 기저차크라)

제1차크라는 '뿌리차크라', '미골차크라', '기저차크라' 등으로 부른다. 그 이름이 나타내듯이 뿌리차크라는 인간과 대지의 유대의 강도와 자기의 행동에 대한 파악 정도를 반영하고 있다. 대지와 강한 유대를 이어서 매일 지상적 생활을 뜻있게 살아나가는 능력은, 이 뿌리차크라를 흐르는 에너지 량에 나타난다. 한마디로 말한다면 "땅에 발을 붙이고 살고 있는가 아닌가?"라는 문제이다. 이러한 기본적 능력은 매일 매일의 필요성에 직면하여, 우리들이 순간순간 내리는 선택을 어떻게 잘 구사하여 살까에 관계가 있다. 상징적으로는 뿌리차크라는 '땅'의 원소를 나타내고 있고, 저주파수의 농밀한 존재영역을 반영하고 있다.

심리적 관점에서는 뿌리차크라는 세상 속을 살아가기 위한 본능적인 능력과 관계가 있다. 뿌리차크라는 육체적 외상에 대한 공포감이나 소위 '투쟁-도주반응'의 근저에 있는 원시적인 원동력과 이어져 있다. 뿌리차크라가 개인의 생존능력이나 '투쟁-도주반응'과 이어져 있기 때문에, 뿌리차크라가 부신 기능의 관계를 운운하는 문헌도 존재한다. 부신은 스트레스 부하가 걸렸을 때 아드레나린을 분비하는 체내의 대표적인 기관이다. 부신 피질로부터는 코르티코스테로이드 호르몬이 분비되지만, 전술하였듯이 부신피질의 기능에는 태양신경총차크라가 관계되는 가능성도 생각되므로 뿌리차크라는 오히려 부신 피질로부터 아드레나린 같은 물질의 분비 쪽에 관계를 갖고 있을 가능성이 있다.

뿌리차크라에 과잉에너지가 집중된 경우, 사람은 망상적으로 되고 모든 것에 대하여 방위적으로 되는 경향이 보인다. 이와 같이 뿌리차크라에 에너지가 지나치게 집중 되면 '약육강식적인 정신상태'를 유발한다. 그러나 거꾸로 뿌리차크라의 활동이 저하하는 경우에도 여러 가지 유해한 영향이 생긴다. 예컨대 이 차크라는 '살려는 의지'에 관계하고 있는 것이다.

뿌리차크라는 '쿤달리니'의 자리로도 생각할 수가 있다. 쿤달리니는 상징적으로는 용수철을 꼬아서 선골차크라로부터 미골차크라 근처에 걸쳐 자리 잡은 대사(大蛇)에 비유된다. 용수철처럼 도사린 뱀은 마치 지금 덤벼들려는 듯 기회를 보는 뱀의 모습을 상징하고 있고, 발현하는 강력한 잠재적 미세에너지를 나타내고 있다.

신체 차원에서는 뿌리차크라는 척추, 배설기관(직장, 항문, 요도) 또한 선골과도 관계가 있다. 항문이나 요도괄약근의 죄임 정도의 이상(치핵(痔核)이나 직장의 터진 상처)은, 뿌리차크라의 기능장해에 관하고 있는 일이 많다. 이 차크라에 이어져 있는 육체적 구조는 '해방', '들어냄'을 상징하고 있는 듯이 보인다. 선골차크라는 소장, 대장에 관계하고 있으므로, 제1차크라와 제2차크라는 밀접한 관계가 있다. 선골차크라에 지배되는 기관의 생리학적 작용은 흡수, 동화, 저장을 나타내고 있고, 뿌리차크라에 관계하는 기관은 소화된 물질을 배출하고 있다. '소화, 흡수' 및 '배설'이라는 두 가지의 기능은, 몸의 항상성 유지를 위해 항상 조화되어 영위할 필요가 있다. 필요한 물질은 흡수되어야 할 것이고, 불필요한 노폐물은 배출되어야 한다. 노폐물이 배출이 완전하게 일어나지 않으면, 몸속에 독소가 축적되어 가는 것이 된다. 신비적 관점에서 고찰한다면 이 두 가지 차크라의 기능장해는 "과거를 청산하지 않고 혼미하여진 상태"를 반영하고 있다는 사실이 된다.

대장이나 직장, 항문 괄약근의 질환은 제1, 제2차크라 기능장해의 발현, 즉 쓰레기통을 비울 수 없는 상태와 닮았다. 변비는 오래된 것을 배출할 수 없는 상태를 반영하고 있지만, 설사를 동반하는 질환은 (공포 등 때문에) 음식을 깔끔하게 소화하지 못하여 '버리게' 되는 상태를 반영하고 있다.

몇몇 신비적 문헌에 의하면 뿌리차크라는 성선과 라이디히 세포를 이어주는 역할도 하고 있다고 한다. 앞에서 다루었지만, 라이디히 세포는 에스트로겐이나 테스토스테론이란 성호르몬을 분비하고 있고, 남성의 정소나 여성의 난소, 또는 부신 피질에서도 발견된다. 성선은 제1차크라와 제2차크라의 양쪽에 결합하여 있는 듯하고, 그 어느 것이 강하게 결합하여 있을까는 동서양이 견해가 갈라져 있다. 그러나 성선이 갖는 작용의 이중성을 고려한다면, 동서의 다름에도 의미가 없는 것은 아니다. 즉 뿌리차크라의 수준은 정자나 난자의 형성이란 성선의 생식기능에 작용되어 이들은 새로운 생명을 분만하기 위한 성분으로 된다. 한편 선골차크라 차원에서는 성선의 라이디히 세포로부터 분비되는 남성호르몬이 리비드를 자극한다.

신비적 관점으로부터 보면 뿌리차크라로부터 방출되는 우주의 창조적에너지는, 새로운 생명을 분만하는 생식이나 참신한 발상이나 발명에 의한 예술적 창조성의 원동력으로 되어 있다. 창조적 표현의 예로는 문장이나 회화, 조각, 또는 새로운 사상의 현실화 등이 있다. 뿌리차크라의 강력한 에너지는 어린애를 분만하는 원동력이기도 하면서, 시나 음악을 만들어내는 것이기도 한다. 어떤 '표현형'도 창조력이 각각 다른 종류의 방향으로 발현한 것에 지나지 않는다. 뿌리차크라가 방출시킨 쿤달리니 에너지는, 용광로의 연료와 같이 강렬한 힘으로 창조성을 자극하면서 고차에너지중추로 향하여 상승하여 간다. 예컨대 인후차크라는 더욱 세련된 예술성, 창조성을 담당하는 자리로 작용하고 있다. 그 에너지가 잘 제어되어 적절하게 해방된다면 쿤달리니 에너지는 상위의 각 차크라를 동조시키고, 나아가 세련된 창조성의 발현이나 고차 의식상태로 도달을 가능하게 한다.

4. 차크라의 역동성 – 개인의 진화가 갖는 영적 의미

이상과 같이 일곱 가지의 차크라는 각각 특정 감정적, 영적인 학습과제와 관련되어 있다. 차크라는 온몸의 장기, 내분비선, 신경계와 연락되어 생명에너지를 보내고, 육체를 활성화하지만 장기 등에 흘러드는 미세에너지의 량은 각각의 차크라에 관련되는 학습과제를 개인이 어떻게 달성하여 갈까에 의하여 바꾼다. 육체는 그 미세에너지에 의하여 건강상태를 유지하고 있으므로 부적절한 행동유형, 자기혐오가 기억된 과거의 기록(記錄)말이, 공포, 죄악감 등에 의하여 차크라에 이상을 초래하면 차례로 차크라로의 장해가 발생하고, 관련하는 장기로의 생명에너지의 공급이 장해를 받는다.

차크라의 기능장해에 의하여 미세에너지가 부족하면 관련 장기에 변성질환이나 파괴적인 종양성 병변이 발생하여 간다. 또한 거꾸로 특정 감정적 문제에 지나치게 붙잡혀 있으면 차크라의 에너지과잉상태가 발생한다. 차크라의 활동과잉은 분비선으로의 과잉자극이나 염증을 이끌어내기도 하고, 세포의 이상증식(종양)을 발생시키기도 한다.

하위의 두 차크라, 즉 뿌리(제1)차크라와 선골(제2)차크라는 생리학적인 작용에 관계하는 것으로 분류되어 있다. 곧 흡수, 동화, 배설, 생식 등, 생물의 기본과정에 관계하고 있다. 이 차원에서의 기본적인 학습과제는 땅에 발이 닿은 상태, 대지와의 관계, 성욕과 생존본능에 관련되는 것이다. 바꿔 말하면 영성의 발달과정에서 '지상적'인 부분이고, 의식이 보다 높은 목표에 도달하기 위하여는 확실하게 습득하지 않으면 안 되는 과제인 것이다.

이 두 차크라가 처리하는 미세에너지의 힘은 '쿤달리니'와 일반적인 '프라나'의 흐름이다. 프라나는 온몸을 구석구석 돌아다니지만, 제2차크라(선골차크라/비장차크라/성선차크라)는 받아들인 프라나를 전신으로 분배하는 작용의 중심에 있다. 쿤달리니 에너지는 창조, 현재화, 고차의식형성을 위한 기본적인 에너지이다. 또한 쿤달리니 에너지는 프라나의 육체/에테르체 접촉면과 에테르에너지 전반과에 밀접한 관계를 갖는 에너지이다.

태양신경총(제3)차크라, 심장(제4)차크라, 인후(제5)차크라는 개성의 성장과 개성의 발달에 관계가 있다고 일컬어지고 있다. 그 가운데에 자기와의 관계, 외계와 자기와의 관계에 있어서 개인의 힘 확립, 사랑의 발달(자기와 다른 이에게 사랑을 표현하는 능력), 의지력(규율)의 습득과 통신능력의 학습도 포함된다. 이 세 차크라(제3,제4,제5)는 주파수가 낮은 순부터 '저차 아스트랄 에너지', '고차 아스트랄 에너지', '저차 정신에너지'를 처리하고 있다. 생리학적으로는 그들

차크라는 소화, 정화, 순환, 호흡, 면역력, 그리고 자기의 통합 유지에 관계되어 있다.

나아가 고차 대차크라, 즉 '미간(제6)차크라', '관(제7)차크라'는 기본적으로는 영성에 관계하는 것이다. 미간차크라는 고차의 영적 에너지가 '제3의 눈'으로 향함을 돕는다(그 때 고차의 정신차원으로부터 그 상위의 원인차원 및 고차의 파동에너지차원과 주파수가 조정된다). 미간차크라를 통하여 외계로부터 미세에너지가 흡수되도록 되면, 직관적인 판단력도 높아지고 물질을 넘은 차원으로 주위를 관찰할 수 있게 된다(즉 원격투시). 관차크라는 그 이름대로 초고위의 차크라이다. 이 차크라가 활발하게 되는 것은 인생의 본질에 관한 내적 탐구에 전신을 집중할 때, 곧 명상 중이거나 영적차원의 능동적 탐구를 일으킬 때를 말한다.

현실적으로 최초의 세 차크라, 즉 뿌리(제1)차크라, 선골(제2)차크라, 태양신경총(제3)차크라는 생리학적, 현세적인 조합을 형성하고, 뒤의 세 차크라, 곧 인후(제5)차크라, 미간(제6)차크라, 관(제7)차크라는 상위의 영적인 조합을 형성하고 있다(인후차크라는 또한 원격청각의 작용원리를 통하여 고차의 파동을 수시하는 작용을 갖고 있다). 그리고 심장(제4)차크라는 하위의 세 차크라와 상위의 세 차크라를 묶고 있는 다리 역할이다. 그 다리는 고차의 사랑이 발현되어 있을 때만 효과적으로 활동하고, 양쪽의 에너지를 융합시킬 수 있다. 심장차크라의 궁극적인 작용은 "무조건적 사랑"과 "그리스도의식의 능동적 실현"이다. 심장차크라의 보다 영적인 측면을 발달시켜, 현재화시킨다면 심장 및 각 장기 만이 아니고 물질적 신체 전체로부터 질병을 들여다보는 것도 불가능하지 않게 된다.

5. 쿤달리니 에너지 - 차크라의 기능과 고차의식의 발달

여기까지 대차크라와 인체의 정상적인 기능을 묶는 미세에너지 경로에 관하여 보았다. 각각 주요 차크라는 생리학적으로 통합되어 몸 체계의 건강과 항상성을 갖는, 양육적인 에너지를 공급하고 있다. 각 사람의 감정적인 성숙도와 영적 발달도는 각각의 차크라 기능 및 개방도에 직접 관계하고 있다. 즉 차크라를 흐르는 에너지유량이 물질적 신체의 장기에 생리학적 영향을 주고 있는 것이다. 차크라가 장해 받으면 각 장기는 중추로부터의 에너지를 받는 것이 곤란하게 된다. 병의 발생부위와 개성에 얽힌 감정 장해의 유형 사이에는 상징적인 관련성이 있다. 감정적인 문제나 영적인 문제가 신체적 질환이나 정신적 질환에 어떠한 영향을 주고 있는가를 알아볼 필요가 있다.

만약 의사가 감정적 또는 영적인 장해가 간접적으로 장기의 장해에 영향을 미친다는 사실을 이해한다면, 약물요법이나 외과적 치료만이 아니고 심리요법의 중요성에도 더욱 관심을 갖게 될 것이다. 통상 의학은 이미 현재화되어 있는 질환을 치료할 때에는 필요한 수단이지만, 파동의학적인 치료는 그들 효과를 증강할 수 있다. 각종 유형의 미세에너지적 요법(꽃 향유, 보석일릭서, 결정요법, 색체요법 등)은, 차크라나 미세에너지신체에 작용하고 에너지 평형의 회복을 보조한다. 파동의학의 커다란 가능성을 현대의학의 의사가 이해되지 않는 것은, 차크라나 미세에너지 신체, 및 그 병과관계에 관한 지식이 결여되어 있기 때문이다.

차크라를 개방하고, 활성화하고, 세정하기 위한 가장 단순하고 강력한 방법의 하나는 역시 '명상'일 것이다. 명상은 긴장완화법(이완법)으로서 많은 사람들이 실천하고 있는 기법이지만, 사실은 그 이상의 것이다. 명상에는 심신의 이완을 추래하는 것만이 아니고, 고차원적 자아의 에너지로 향하여 마음을 해방하는 작용이 있다. 현실적인 개성이 갖는, 매일의 사소한 일에 일희일비하는 불안정한 마음이 정화되고 고차원의 정보가 의식적으로 처리될 수 있게 된다. 명상법에도 여러 가지가 있고 어느 것을 실천하여도 어느 정도 그와 같은 효과는 인지되지만, 어떤 종의 명상법은 다른 방법보다도 훨씬 강력한 내면적 소통의 가속작용을 갖고 있다.

고차원의 정보를 받아들이는 입력경로는 우뇌에 있다. 인간의 뇌는 보통 일상생활에서는 곧잘 좌뇌 우위로 사용되고 있다. 그 때문에 사람은 논리적, 분석적, 언어적인 사고를 하는 경향이 있다. 공립학교의 교과과정을 읽기, 쓰기, 셈하기 등 좌뇌의 기능을 강화하는 듯한 내용이 중심으로 되어 있다. 우리들이 좌뇌의 의식을 사용하여 현실세계를 관찰할 때, 주위의 사물은 언어적인 의미를 갖는 존재로 인식된다. 그러나 자고 있을 때에는 우뇌가 활발하게 되고, 정보는 상징적인 의미를 갖는 존재로 이해된다. 우뇌의 정보처리과정에 있어서는 사물은 문자대로 의미보다도 그것이 무엇을 상징하고 있는가, 라는 점에 중점이 놓이는 것이다.

수면 중에는 의식이 꺼져 있고 우뇌우위로 된다. 꿈은 꽤 상징적인 것이고 다의적이지만, 그로부터 최적의 해석을 선택할 수 있다는 이점이 있다. 수면 중, 고차원적 자아는 육체적인 개성과 연락을 취하려고 한다. 그 목적은 통상의식 차원에서 표면화되어 있는 감정적인 문제나 영적인 문제해결로 도움이 되는 정보를 전하기 때문이다. 고차원적 자아가 현실적 개성에 직접 연결하기에 실패하였을 때에는 그 정보는 꿈속에서 상징적 언어의 형태로 기록된다. 그 꿈의 의미를 해석한다면 꽤 중요한 요지를 알게 될 것이다. 꿈속에서는 일이나 인간관계 등, 인생일반에 관한 자기의 진정한 생각이나 감정이 속속들이 드러나고 있다. 꿈의 의미를 바르게 이해한다면 자기 의식하의 정신활동을 파악할 수 있다. 또한 앞서 서술하였던, 몇 년 간이나 재생하고 있는 부정적 알림 띠(메시지테이프)의 연산명세를 꿈을 통하여 수정할 수도 있게 된다.

그 '알림 띠'의 난점은 일상적 의식보다도 심층의 무의식차원에서 정보가 주고받기 된다는 사실에 있다. 그곳에는 통상의 각성된 의식이 출입될 수 있는 영역이 아니다. 무의식은 통상의식보다도 하층에서 작용하고 있고, 그 특성은 조금 원시적이고, 그 논리능력은 대체로 여섯 살 아이 정도의 수준밖에 안 된다. 무의식에는 우리들이 각성 시에 체험하였던 내용이 모두 기록되어 있고, 그 때 개성이나 가치관 자존심에 관한 특정 알림이 선택적으로 강조되어 있다. 한편 고차원적 자아, 즉 초의식은 통상의식보다 높은 차원에서 작용하고 있다. 고차원적 자아는 통상의식에서는 인지되지 않을 듯한 곤란한 상황을 파악할 수 있고, 우리들이 끊임없이 관련되어 있는 많은 문제에 대한 답을 쥐고 있다. 그것은 고차원적 자아가 우리들이 끊임없이 조우하는 진부한 나날의 장해를 훨씬 초월한 관점에서 사물을 관찰하고 있기 때문이다. 고차원적 자아는 우리들이 무의식 차원에서 부정적인 자기연상(이미지) 띠를 반복 재생함으로써, 자기의 진정한 가능성 발휘가 저해되어 있을 때도 그 상황에서 냉정하게 깨닫고 있다. 고차원적 자아는 그곳에서 상징적 통신의 하나인 '꿈'을 통하여 당사자의 의식적인 개성과 연락을 취하고 하지만 좀처럼 잘 되지 않는 일이 많다.

※ 명 상

　고차원적 자아의 내적 통신을 효율적으로 일으키기 위한 또 한 가지의 방법은 명상이다. 명상은 의식적인 사고 연산명세를 갖는 마음을 재가동하여, 생체전산기인 뇌가 고차원의 파동에너지정보를 받아들여, 처리, 분석하기 쉬운 환경을 갖춘다. 명상을 계속한다면 고차원적 자아로 접근을 쉽게 할 뿐만 아니고, 온몸의 미세에너지적 구조가 변화하여간다. 특히 차크라는 서서히 활성화되고, 정화되어 가서 최종적으로는 뿌리차크라의 쿤달리니 에너지도 척수 미세에너지 경로를 상행하여 관차크라에 도달할 수 있게 된다.

　몸속의 대부분 차크라는 발달과정에 있어서 자연스럽게 조금씩 개발되어가는 것이다. 차크라의 개방도는 다른 이와 대화능력, 독창적·예술적으로 고안을 표현하는 능력, 자기와 다른 이를 사랑하는 능력, 인생의 고차원적 의미를 요구하는 절실함 등에 의하여 바뀌어 간다. 감정적으로 상처를 받으면 몸속의 차크라 어느 곳인가에 장해가 발생하고 인간적인 성장이 저해된다. 장해가 있다면 척수를 상행하여 상위의 차크라로 향하는 창조적인 쿤달리니 에너지의 흐름이 방해받게 된다. 인생 도상에서 받는 가지가지 압박감은 미세에너지신체의 특정 영역과 그것에 관계한 물질적 신체의 근골격계 영역에 새겨지는 것이다.

　명상을 매일 계속하면 몇 년 뒤에는 쿤달리니 에너지의 상승이 시작되고 뿌리차크라로부터 관차크라까지 순서를 따라 개발되기 시작한다. 차크라가 개발되어 감에 따라 인생에 부속물 같았던 미약한 압박감이 조금씩 해소된다. 차크라의 에너지장해가 해소되어 가는 것은 쿤달리니 에너지의 정화와 해방에 의한 것이지만, 각각 차크라의 활동을 바르게 유지하기 위하여 감정적인 과제나 영적인 과제를 달성하여 가는 사실에도 관계되어 있다. 명상의 습관화에 의하여 에너지장해의 원인을 찾는 일도 쉬워지고, 인생에 있어서 중요한 과제의 습득에도 도움이 된다. 명상이라는 행위를 통하여 고차원적 자아가 발신하고 있는 "내적인 지혜"에 귀를 기우림에 의하여 중요한 정보가 의식적인 개성에 확실하게 전달되게 되기 때문이다.

명상에 의하여 학습이나 통신에 관계하는 미세에너지 경로의 형성에 도움이 되고, 육체적 개성과 의식의 고차 파동적 구조에 축적되었던 지식이 이어지게 된다. 그 효과는 명상의 방법에 의하여 약간 차이가 있고, 그 차이에 의하여 의식의 성장 정도도 얼마간 달라진다. 예컨대 다양한 목소리나 만트라를 반복하면 강력한 효과가 생긴다. 한 마디로 말하자면 만트라를 반복하여 염송함에 의하여 마음으로부터 사고가 제거되는 것이다. 그것은 좌뇌의 활동을 멈추어 놓고, 일시적으로 의식이 침잠하는 상태로 다다를 수 있다. 미세에너지 수준에서 보면 특정 만트라는 극히 특수한 음향파동에너지를 갖는 신호이고, 의식을 보다 높게 영적차원으로 끌어올리는 작용을 갖고 있다. 어떤 종의 만트라는 그것을 소리냄에 의하여 신경계에 미묘한 영향을 주는 듯하다. 이러한 명상에 수반되는 뇌의 변하가 의식구조의 진화를 초래하고, 고차의 파동에너지의 입력을 처리할 수 있게 된다. 예컨대 초월명상(TM)의 수련에서 만트라는 수동적 명상기법의 하나라고 간주한다.

그런데 여기에서 명상의 체계, 기법의 또 하나의 기둥인 '능동적 명상'에 대하여도 다룰 필요가 있을 것이다. 이 명상체계에는 '창조적 연상법'과 '시각화법'이나 소위 '고차학습'이 포함된다. 숙달된 명상가는 자주 자신의 고차학습 학교에 참가하였다는 연상을 떠올림에 따라서 '내적 교사'의 공동작용을 통하여 실제로 아스트랄 차원의 학습을 진행할 수 있다.

또 한 가지 능동적 명상법은 여러 종류의 이완법을 이용함에 의하여 의식과 육체를 가라앉혀, 고차원적 자아에 직접의식을 향하는 방법이다. 자기 인생의 어떤 면(예컨대 과거, 현재, 미래)에 관하여 고차원적 자아에게 질문하고 싶다고 생각하는 명상가는 언어나 연상, 또는 감각이라는 형태로 찾아오는 정보에 조용히 의식을 향한다.

또 다른 능동적 명상법으로 고차원적 자아와의 내적 대화에 의하여 고차학습에 전념하는 방법이 있다. 이 방법은 오라장 및 차크라의 정화작용을 갖는 연상훈련법과 조합시킬 수 있다. 이 방법에 의하여 물질적 신체와 미세에너지신체의 조정이 가능하게 된다.

수정결정을 이용하는 능동적 명상법도 있다. 수정결정은 의식에너지의 증폭장치이다. 결정을 사용할 때는 양 손으로 잡고 명상 중에 '제3의 눈' 차크라의 위에 놓거나 한다. 예컨대 미세에너지가 제각각의 색깔의 광선이나 백색광의 형태로 자신의 몸에 들어오는 것을 연상한다는 방법이 있다. 이렇게 몸속에 받아들여진 에너지는 몸의 파동공명을 상승시켜 의식의 주파수차원을 끌어올리는 작용을 갖고 있다.

결정을 이용한 시각화법이란 기법은 명상과 조합하여 행하는 일도 가능하고, 예컨대 명상자 자신이 작아져서 결정 속으로 들어간다는 연상 등이 곧잘 사용된다. 선택한 시각적 연상 순서는 결정구조를 갖는 '지식의 방' 연상이 나타나는 경우도 있다. 이 독특한 '지식의 방'은 도서관 그대로의 공간이 있고, 현세나 과거세의 정보를 보여주는 것만이 아니고, 역사 등에 관하여 명 항목으로도 검색할 수 있다.

도서관이 연상을 사용하면 상상력을 통하여 고차의 인지과정에 접근하는 것이 쉽다. 시각화법이라는 기법은 명상과 조합하여 사용하므로 인간에게 갖추어져 있는 생체 전산기의 재 연산명세(재프로그래밍)(생체되먹임이나 자율훈련법과 같은)만이 아니고, 통상의식은 접근하기 어려운 잠재의식의 부분에 접근할 수 있다. 시각화법과 연상법은 사고에 감추어졌던 힘을 해방하는 열쇠를 쥐고 있는 것이다.

결정도서관과 같은 시각적 연상은 고차의식이 이용할 수 있는 자원과 감추어진 잠재능력을 해방할 수 있는 효과적인 수단이다. 상상력은 고차수준의 실세계로의 입구이기도 한 것이다. 또한 상징적 연상을 갖는 능력도 창조성과 통찰력의 내적 근원에 접속하는 열쇠를 쥐고 있다. 명상은 고차원적 자아와 고차원의 지식에 접속하는 방법이고, 명상의 과정을 통하여 항상 내면으로 되돌아옴에 의하여 다른 이와 관계나 자의 본질이 확실하게 이해될 수 있는 것이다.

극복해야 할 장해에 관하여 알고, 그 극복에 필요한 활성화를 위한 에너지에 관하여 배운다면, 물질계에서의 생활이 꽤 즐거워진다. 목표를 달성하기 위하여 필요한 도구와 에너지가 이미 손안에 있음을 알고 있다면 좋은 것이다. 자기의 '보수유지 안내서'를 갖지 않고 태어난 것은 인간의 불행이라고 곧잘 이야기 되지만, 어떤 의미에서는 명상에 의하여 '보수유지 안내서'와 동등한 가치의 정보에 접속할 수 있는 의식상태에 들어가는 것은 가능한 것이다.

필요한 정보는 이미 고차 '기억은행'에 측적되어 있다. 그러나 문제는 자물쇠를 풀기위한 특별한 암호를 입력하지 못하는 한, 우리들의 통상적인 개성이 마음의 생체전산기를 통하여 그 정보에 접속하는 것은 거의 불가능한 것이다. 명상의 이점은 그 특별한 암호를 의식의 작용원리(메카니즘)에 입력하여 무의식이나 초의식 차원의 기억은행에 접속함으로 자기의 감추어진 면을 상세하게 아는 것에 있다. 즉 상징적 연상을 처리함에 의하여 우회로의 문을 열고, 고차의 각성차원에 이를 수 있는 것이다. 이러한 방법에 의하여 사람은 인생도정에 생기는 가지가지 장해나 압박감의 배후에 있는 원인을 보다 깊이 이행할 수 있게 되는 것이다.

특히 스스로 만들었던 장해가 극복되어 감에 따라 내적 창조적 에너지의 흐름을 차단하는 장해가 소멸하고, 쿤달리니 에너지가 상승하기 쉬워진다. 사실은 대부분의 장해는 외계라기보다도 자기에 대한 잘못된 인식 가운데야말로 존재하고 있는 것이다. 명상이라는 강력한 수단에 의하여 우리들은 고차의 진실을 자각하고 인생에 있어서 고통이라고 생각되는 것도 물질계에서 연출되고 있는 것의 하나에 지나지 않는다.

6. 명상, 전생, 병 – 업보(카르마), 에너지 저장고로서의 차크라

윤회의 굴레 가운데 인간은 소위 '지구라는 학교'에 태어난 것은 인생의 보다 높은 가치에 관하여 배우고, 동료를 돕고, 봉사하는 일을 배워간다. 그 도상에서 직면하는 장해의 대부분은 스스로의 사고방법이 원인으로 되어 나타나고 있는 것이다. 현실로의 차단되었던 인식을 반영하는 것으로써 우리들 자신이 장해를 만들어 내는 것이다. 인식의 차단에 의하여 다른 이와 조화할 수 없게 되고, 신체적 병까지 일으켜 버린다.

인식 차단 종류에 따라서 특정 학습과제를 담당하는 차크라와 공명하기 쉬운 장기계통에 발병이 된다. 가장 습득 곤란한 과제의 하나로서 사랑의 표현과 수용이 있다. 문제로 되는 것은 사랑의 존재에 대한 깨달음을 저해하는 듯한 인식장해이다. 즉 자신을 사랑하고 있는 사람들에게 둘러싸여 있으면서 세계에 대한 내적 공포를 주위 사람들에게 투영하여 세계를 위협으로써 느끼게 되는, 사랑 존재의 인지가 저해되는 것이다. 주위의 애정을 느끼기도 하고, 또 자기 자신을 사랑한다는 과제의 습득이 곤란할 때 심장차크라의 에너지장해는 심장, 흉선, 기관지나 폐의 장해로 표면화될 가능성이 있다.

 흥미 있는 것은 과제가 습득되지 않는다는 상태는 반드시 현세에 시작된 것은 아니라고 생각되는 사실이다. 실은 현재 걸려 있는 신체적 질환은 과거세로부터 이월된 것일지도 모른다는 사실이다. 무엇인가 이상한 공포증으로 고통 받고 있는 환자에게는 최면에 의한 전생 퇴행요법이 효과가 있기도 하고, 그것에 따라서 심적 외상의 원인으로 되어 있는 정동적 체험으로부터 환자를 해방으로 이끌 수도 있다. 환자가 그 공포증을 전생으로부터 끌려왔던 사실을 상기시킨 즉시 증상을 사라져 버린다. 전생에 관계된 특정한 신체적 질환에 고통 받고 있는 경우는 별개의 에너지경로도 관계되어 있을 가능성이 높다. 병의 업보로 인한 발병 배후에 있는 작용원리로써 차크라가 있다. 예컨대 심장차크라에 관계하는 중요한 과제를 아직 습득하지 못한 사람은 비평형 에너지 경향성을 미룬 채 내세로 전생시키게 될지도 모른다.

 에테르체, 아스트랄체를 포함한 미세에너지신체는 발생도상에 물질적 신체에 앞서서 형성된다. 태의 에테르체, 아스트랄체의 내부에서 발달하여 오는 차크라는 혼이 전생으로부터 물려받은 에너지의 영향을 받고 있다. 만약 태아의 차크라에 특정 장기발달을 유지하기에 충분한 에너지가 부족하였을 때에는 그 장기의 세포구축이 미발달인 채로 끝난다. 이와 같이 과거 생에 사랑의 표현능력이 결여되어 있기도 하고, 철저한 부정적 태도(돌과 같은 마음)로 살아왔기 때문에 심장차크라에 중대한 장해가 있는 사람의 경우 등은 현세에 생을 향유하였을 때에 선천성 질환으로 나타나는 일이 있다. 업보에 유래하는 병은 유아기까지의 발달이상이 많지만, 증상이 중년이 되면서부터 발생하는 일도 있다. 충전된 전기와 같이 차크라는 업보의 에너지를 축적하고 있는 충전기이기도 한 것이다. 그리고 차크라는 전생에서 혼의 성장에 관한 미세에너지를 흡수, 보존하는 성질을 갖고, 결과적으로 미습득 영적과제가 존재하는 것을 본인에게 깨닫게 하기 위하여 물질적 신체에 변화를 일으켜 병을 발생시키고 있다고 생각할 수도 있다. 그러한 병은 현세에 있는 사이에 극복하여야 할 문제나 장해로 본인의 개성에 제시된다. 그러한 만큼 병은 장해물임과 동시에 자기 변혁 또는 영적 전환의 기회로 될 수 있는 것이다. 그것은 고통의 원인인 병의 배후에 있는 신비적 의미를 당사자가 깨달을 수 있는가 아닌가에 달렸다.

 병이 전생과 관계가 있다는 등의 설을 꽤 받아들이기 어려울 것이다. 그것을 이해하기 위하여 우선 인간의 미세에너지구조와 윤회전생의 현실성을 바르게 인식할 필요가 있다. 병의 배후에 있는 참뜻을 이해하고 바른 건강을 달성하기 위하여 공부하여야 함을 인식하기 위하여 명상은 강력한 도구로써 사용하자. 명상은 상호 결합되어 있는 물질적 신체, 아스트랄체, 정신체, 나아가 고차의 미세에너지 신체의 성질을 파악하기 위하여 효과적인 수단이다. 인간에게서 불가결한 각각 에너지적 요소는 혼의 다면적인 발달을 재촉하고 스스로의 고차적인 성질을 진정하게 파악하기 위하여 작용한다.

이 지구에 일시적으로 들러서 경험을 쌓아가는 혼은 사랑, 봉사, 양육이라고 하는 이타적(無私) 행동을 통하여 자기의 보다 높은 영적 특성을 이해하여 간다. 육체적 개성이 혼의 발달을 위한 가장 기본적인 과정를 습득하려면 곤란을 기억하고 있을 대에 학습경험으로써 신체적 질환이 부가되는 것이다. 개성 가운데에 있는 표현으로의 장해의 종류에 따라서 장해를 초래하는 차크라는 달라진다. 이 때 차크라를 흐르는 미세에너지의 이상은 특정 신체적 질환이라는 형태로 변환된다. 병에 걸리지 않으면 안 되었던 육체적 개성은 명상을 통하여 병의 숨겨진 진정한 뜻을 이해하여가는 것이다. 문제로 되었던 감정적, 영적인 기능장해를 바로잡는 것이 가능하다면 병은 개선되고 때에 따라서는 완전하게 치유되기도 한다. 물론 업보에는 다른 요소도 있고 그만큼 단순한 도식으로 말할 수 없지만 기본적으로는 이상과 같이 생각하여도 그다지 틀리지 않을 것이다.

명상의 진정한 목적은 '깨달음'을 달성하는 것에 있다. 여기에 말하는 깨달음이란 "의식구조에 관한 보다 우주적 혹은 에너지적 시야이고, 모든 생명과의 일체성을 실감하고 물질계의 배후에 있는 영적인 활동을 이해하고 있는 상태"라고 정의할 수 있다. 이 고차적인 지각이 얻어지게 된다면 드디어 자기 인생의 의미를 다른 이나 우주와의 연계 속에서 이해할 수 있도록 된다. 우주적인 시야란 그러한 것이다. 궁극적으로는 인간은 명상에 의하여 '창조주인 하나님'에게 접근하여 신에 관한 깊은 이해를 얻을 수 있게 되는 것이다.

'깨달음'에 이르는 과정은 대차크라의 바른 정열과 기능에 밀접하게 연계되어 있다. 모든 대차크라가 개발되고, 에테르체가 갖는 생명력이 충분하게 발휘되었을 때, 사람은 최적인 건강상태를 유지하고 고차적인 의식수준으로 생활을 영위하기 시작한다. 개성이 인생에 보다 높은 영적 의미를 탐구하는 방향으로 향할 때는 그것이 그리스도교, 유대교, 힌두교, 불교 또는 그 이외의 어떤 종교를 통한 것이라도 일곱 대차크라의 각성으로 이르는 길(도정)이 된다. 명상은 단순하게 그 각성과정을 가속하는 수단에 지나지 않는다. 명상에는 차크라의 개방을 촉진하고, 또 차크라를 물질적 신체 및 미세에너지신체에 맞추어 정렬시키는 작용이 있고, 이것은 헌신이나 기도만으로는 그만큼 빠르게, 직접적으로 달성될 수 없다.

7. 명상과 깨달음의 생리학 – 벤토프 모형인 뇌·심장공명모형과 '신체 – 쿤달리니' 증후군

여러 가지 연구기관이 보고하고 있듯이 명상에는 차크라의 미세에너지활성화 이외에도 그 생리작용이 인지된다. 마하리쉬 유럽연구대학의 과학자들은 장기간 명상을 실천하여온 사람들의 명상 중 뇌파의 위상이 집속되는 사실을 보고하였다. 즉 명상가의 좌뇌와 우뇌로부터 만들어지는 전기적 활동은 보통 사람 뇌파보다도 규칙적으로 조화되어 있는 것이다.

뇌파는 현재 진행 중인 뇌 활동을 간접적으로 반영하고 있다. 집속된 뇌파가 의미하는 것은 집속된 단파광(레이저)과 집속되지 않은 촛불을 비교하면 잘 안다 광파가 단파광(레이저)과 같이 조화되어 진행할 때 그 에너지는 터무니 없는 강도로 증폭된다.

요가와 같은 명상을 장기간 계속하면 자율신경계의 조정력이 높아지게 된다. 수많은 서양 과학자가 예컨대 스와미 라마아 같은 수행자의 특수한 능력을 연구하여 왔다. 그리고 그들이 의지의 힘으로 심박수, 피부온도, 혈류 등을 선택적으로 조절하고 있음을 입증하였다. 나아가 많은 연구에 의하여 일부 요가적 명상수행법이 천식 등의 병에 대하여 치유효과를 갖는 사실도 밝혀지게 되었다. 프라나야마(요가의 특수한 호흡법) 및 요가적 명상법을 실천하는 천식환자는 발작 횟수가 감소하고 호흡곤란 정도가 가벼워지며, 자신이 호흡을 조정할 수 있게 된다.

명상이 몸에 대하여 '급성효과'와 '지속효과'를 가짐은 과학자들에 의하여 뒷받침되었다. 명상의 생리학적 연구에 신풍을 불어넣은 과학자의 하나로 이차크 벤토프가 있다. 오랜 세월 초월명상 수행을 계속하였던 벤토프는 동시에 명상 중인 신체적 변화를 연구하였다. 심전계를 갖고 벤토프는 깊은 명상 상태에서 뇌와 심장의 활동에 변화가 나타나는 사실을 발견하였다. 그 연구 성과에 바탕을 두고 그는 뇌와 심장의 특수한 연계를 통하여 명상이 뇌와 몸의 활동에 장기적 영향을 주는 현상을 모형화 하고, 이 모형을 '신체-쿤달리니' 모형이라고 이름 지었다.

벤토프는 물질적 신체의 생리기구 일부에서 규칙적으로 진동하는 특수한 계를 발견하였다. 명상 중에는 이 계의 활동은 심장으로부터 보내어지는 혈액의 박출에 의하여 유지되고 있다. 벤토프에 의하면 깊은 명상 상태에서는 심전계에 의하여 검출되는 몸의 규칙적인 상하진동이 존재하고 있다. 명상 중에는 온몸에 걸치는 그 늦은 미소진동이 규칙적으로 되고, 더욱 증강되어 간다. 명상 중에 호흡 주기가 변화하듯이 심장의 박출 율동도 또한 변화하고 있는 것이다.

심근이 수축할 때 대동맥(최대 동맥이고, 혈액을 심장에서 말초조직으로 향하여 보내는 역할을 맡는다)을 통하여 맥파가 생기는 사실은 잘 알려져 있다. 맥파 선두가 대동맥 분기부(대동맥이 하지로 향하는 좌우 가는 동맥으로 나뉘는 부위)에 달할 때에는 역방향으로 향하는 반사파도 생긴다. 벤토프는 대동맥 분기부와 심장의 사이에 존재하는 기묘한 되먹임 경로를 발견하였다. 그리고 깊은 명상상태에서는 그 경로가 심장의 펌프활동만이 아니고 호흡의 주기적 활동도 제어하고 있음을 알았다. 심장으로부터 보내진 혈액이 대동맥 분기부에 달하면 심장으로 신호가 보내지고 심장은 반사파의 파끝이 대동맥 변에 도달하는 순간에 정확하게 시간을 맞춰, 다음의 수축을 개시한다. 이 사실은 같은 장소에서 동시에 오가는 파끝이 존재하는 사실을 의미하고 있다. 대동맥 내를 하강하는 맥압의 위상과 반사파의 위상이 일치하였을 때에는 정상파가 생긴다. 이 정상파의 활동은 대개 7헤르츠(1초간에 일곱 번의 진동)의 주파수와 일치된다. 순환기계에서 보이는 그 특수한 진동은 벤토프가 탁월한 명상가에서 발견된 심전계의 화상에서 볼 수 있는 상하운동과 같은 것이었다. 심장과 대동맥 사이 진동계에서 생기는 이 미소한 상하운동은 명상에 의하여 활성화되는 일련의 체내진동자의 최초 운동이고, 이 최초 진동자가 진동하면 다른 진동자도 공명을 일으켜 진동하기 시작하는 듯한 배치로 되었다.

몸의 미소한 상하운동에 의하여 뇌자체도 두개골 내부에서 상하로 흔들린다. 몸의 상하운동은 꽤 미약하지만(대개 0.003~0.009mm), 그것은 신경계에 변화를 이끌어내기는 충분한 정도이다. 두부의 상하운동에 의하여 뇌와 두 개 사이에서 미약한 충격이 생긴다. 그 운동은 두 개라는 폐쇄 공간 내에서 반향하는 음파(그래서 어쩌면 전자파)의 평면파를 만들어낸다. 두개골 내의 평면파는 뇌실이라는 액체로 충만

되어 있는 뇌 내의 공동에 집중된다. 제3뇌실이나 측뇌실에서는 평면파의 반사에 의하여 음의 정상파가 생겨나온다. 그러한 정상파의 기본진동수는 뇌실의 형태와 길이의 함수이다. 흥미 있는 것은 그 결과 생기는 진동이 주위의 뇌 조직에 전달되어 중이(中耳) 신경에 도달하고, 곧잘 명상가에게 '내적 소리'로 지각된다는 사실이다. 많은 명상가가 들리는 '내적 소리'의 주파수를 동정한 결과 그것은 벤토프가 그의 진동자모형에 바탕을 두고 예측한 주파수에 흡사하였다.

이 일련의 진동자 환에서 가장 중요한 것은 실은 최후로 진동을 시작하는 진동자이다. 벤토프 모형은 진동자 환의 최후에 위치하고 있는 것은 대뇌피질이다. 대뇌 심부의 공동인 뇌실에서 생긴 정상파는 대뇌피질을 연결하고 있는 굵은 신경다발(즉 뇌량)을 상하로 진동시킨다. 뇌실로부터 전달된 음파 에너지는 뇌 조직 내에서 전기적 에너지로 변환된다. 뇌량으로부터 전달된 이 신경세포의 활동은 대뇌감각야에 전파된다.

뇌 내의 감각야는 몸의 각 부위에 대응한 기능지도가 있다. 감각야에서는 예컨대 발가락 끝의 감각을 관장하는 희백질은 족수(足首)의 감각을 회백질의 바로 옆에 있다는 듯한 배열이 몸의 구석구석까지 성립되어 있는 것이다. 손가락, 머리, 안면, 혀 등 특정 촉각적 자극의 감각처리에 관계하는 부위는 회백질의 비교적 넓은 면적을 차지하고 있다. 어떤 대뇌피질도 몸의 반대쪽으로부터의 감각을 처리하고 있다. 즉 우뇌는 좌반신으로부터의 감각입력을 취급하고 있고, 좌뇌는 우반신으로부터라는 경우이다. 대뇌의 감각야를 직접 자극하는 방법은 초기 신경학자가 뇌의 기능지도를 만들기 위하여 사용하였지만 자극받았을 때에는 몸의 특정 부위가 실지로 건드린 듯하다는 사실이었다.

벤토프 모형은 심장으로부터 박출되었던 율동에 의하여(액체로 채워져 있는) 뇌실에서 생기는 음파의 진동은 그 위에 있는 신경조직에 기계적이고 전기적 자극을 일으킨다. 제3 뇌실이나 측뇌실 바로 위에는 감각야의 하부나, 두 대뇌반구를 묶는 뇌량이 있다. 감각야의 하부에 존재하는 뇌량의 바로 위에는 발가락 끝에 대응하는 감각야가 존재한다. 음파에 의한 기계적 자극은 감각야 내에서 탈분극(신경 세포의 흥분현상)을 일으킨다. 전기적 흥분은 감각야를 상행하고, 발가락 끝으로부터 발목, 무릎, 엉덩이 몸통(體幹) 그리고 두부로 전한다.

벤토프는 수행을 쌓은 명상가는 명상에 의하여 뇌의 감각야로의 주기적인 전기자극이 일어났다는 가설을 세웠다. 그래서 전파가 회백질 내에 따라 진행함에 따라, 자극이 되는 전류로 향하여 따라서 회백질이 분극된다는 가능성을 시사하였다. 뇌조직의 분극은 발가락 끝으로부터 시작하여 두정부에서 끝난다는 순서로 신체부위에 가지가지 감각을 야기한다. 명상의 과정은 좌뇌보다도 우뇌에 큰 영향을 주는 듯하므로 이러한 감각은 대개 좌반신으로부터 시작하는 일이 많다.

실은 벤토프 모형은 많은 명상가가 좌반신으로부터 점진적으로 일어나는 특유의 증상을 설명하기 위하여 고안되었던 것이었다. 의사인 리 사네라는 명상 경력이 긴 명상가를 중심으로 왼발부터 시작하여 상행성으로 진행하는 신경증상을 호소하는 다수의 환자에 대하여 조사를 하였다. 많은 환자가 발끝으로부터 시작하여 하퇴를 거쳐 후경부에 다다르는 날카로운 통증이나 이상(異常)감각을 호소하였다. 또한 웅웅거리는 듯한 소리, 기적과 같은 고음이 머리 속에서 들었다고 보고하는 사람도 많았다. 그 뒤 그들은 눈부신 빛이 쏟아져 들어오는 듯한 감각, 그리고 무엇이라고 말할 수 없는 지복감이 느껴졌다고 한다. 사넬라는 이 점진성의 증상을 '신체-쿤달리니 증후군' 또는 '신체-쿤달리니 복합체'라고 이름 지었다. 같은 증상을 호소하였던 것은 장기 명상경험자이든지, '자연발생적'인 쿤달리니 각성체험에 의한 강력한 심령 체험가들이었다. 사네라는 명상가 등이 체험하는 이러한 부작용은 해방시킨 쿤달리니 에너지와 무엇인가의 관계가 있는 것은 아닐까 생각하였다. 그래서 벤토프는 명상 중에 뇌가 받는 영향이라는 관점으로부터 이 불가해한 증상복합체를 일원적으로 이해하고 하였던 것이다.

벤토프에 의한 앞의 심장-뇌공명 모형은 발의 통증이 쿤달리니 에너지의 부산물이라고 하는 이유를 설명하기 위하여 이용되었다. 증상의 진행은 뿌리차크라에서 쿤달리니 에너지의 해방과 관계가 있지만 실제로는 쿤달리니 에너지는 척수를 통과하여 관차크라까지 도달한다. 그 도중에서 불순물이나 차크라장해의 원인이 되는 것이 방출되고, 타버린다. 그 가운데에는 쿤달리니를 가는 선조(線條, 필라멘트)를 흐르는 전류에 비유하는 사람도 있다. 쿤달리니 에너지흐름은 저항이 높은 곳에 다가가면 전구에서 보일듯이 빛이나 열의 감각을 만든다. 관차크라로 향하여 흐르는 에너지에서 차크라장해는 세정해야 할 저항 부위로 되는 것이다.

벤토프는 미세에너지수준의 움직임에 더하여 매일의 명상수행에서 쿤달리니 에너지가 활성화 된다면, 중추신경계에 부가적인 변화가 일어난다는 가설을 세웠다. 그러한 변화는 뇌실 내의 진동파에 의하여 일어나게 되는 대뇌피질의 분극화와 관계가 있다. 명상은 공명을 통하여 조율되었던 진동자계를 활성화하고, 그 계는 심장의 박출에 수반하는 진동에너지의 음향적 영향으로 강화된다. 명상가가 대단히 깊은 명상상태를 달성하였을 때, 호흡수는 저하되고, 호흡자체도 얇아지고 있다. 그리하여 심장의 활동은 뇌의 활동에 동조하기 시작하고, 뇌와의 공명적인 연계가 만들어진다. 진동을 계속하는 뇌내 전류회로는 감각야를 형성하는 회백질이 순환적 자극의 환 가운데에서 완전하게 분극화되었을 때 완성된다.

감정적 압박감이 장기에 걸쳐 지속하고, 특정 차크라나 신체 각부등에 가두어 넣으면 뇌 조직 자체에도 그것이 반응하는 에너지 장해가 생기고 있다는 가능성이 있다. 진동으로 유발되었던 흐름이 앞의 공진회를 이동함에 따라서 분극되어 간다. 그 느린 흐름이 감각야의 조직 속 저항의 강한 곳에 도달한다면 신호는 그곳을 통과하여 다음의 영역에 도달하기 까지, 몇 번이나 그 부위를 자극한다. 이 과정은 뇌내의 환 모양 회로가 옛 압박감이 잇는 곳이나 에너지 흐름의 블록을 제거하기까지 계속된다. 느린 흐름이 압박감이나 장해의 어떤 곳에 이르면 그것이 동반되어 몸의 관련부위에 통증이 경험된다. 그 통증은 대뇌피질의 수준에서 발생하지만 본인에게서는 몸의 부위에 유래하는 통증인 듯 생각된다.

유발전류에 최초로 맞이하는 대뇌피질의 영역은 발과 발가락 끝에 대응하는 부위이기 때문에 이 영역에 장해가 있는 명상가는 발에 이상한 감각을 경험한다. 샤넬라와 벤토프는 신체-쿤달리니증후군을 일으킨 명상가의 대부분이 최초로 발의 증상, 특히 왼발 모지의 통증을 호소하는 일을 알아차렸다. 반복되는 자극전류가 감각야 가운데 발에 관한 영역에 있는 압박감을 해방하므로 그 위의 차원에 있는 저항도 해방되어 간다. 이 현상에 의하여 통증이 발가락끝에서 시작하여 장딴지에 이르고, 척수로 이동하여 가는 사실의 이유를 설명할 수 있다.

대뇌의 운동피질은 수의운동의 조정을 일으키고 있는 부위이지만 그곳은 감각야에 인접한 가늘고 긴 영역이다. 이들 영역은 합쳐서 '체성감각운동야'라고 부르는 일도 있다. 분명히 신체-쿤달리니증후군을 호소하는 환자의 대부분은 근육의 경련이나 두부나 경부 근육의 불수의근 운동을 경험한다. 이 현상은 공진하는 자극의 회로환에 따라서 감각야 가까이에 생긴 전류에 의한 교차자극으로 설명할 수 있을 것이다.

감각야에 축적되었던 압박감이 해방되면 전류는 차례로 뇌 내에 완전한 자극의 환을 형성하기 시작한다. 명상의 수행을 계속하는 사실은 이 환의 완성을 도와 한 번 환이 형성되어 반복자극을 받을 수 있게 되면, 전류의 강도가 높아진다. 전류가 흐르는 경로에 가장 접근한 뇌의 조직은 대뇌변연계이고, 그곳에는 쾌감중추도 포함되어 있다. 그들 영역은 뇌의 비교적 심부에 존재하고 있고, 인공적으로 자극하면 이 이상 없는 쾌감이 유발된다.

명상으로 유발되어 대뇌피질과 변연계에 만들어지는 공진회로에는 '발화(킨들링)' 현상이 관계하고 있다. 발화란 감정이나 공간기억의 중추인 대뇌변연계에 대하여 반복하여 생기는 미약한 전기자극의 영향을 표현한 것이다. 그 이름대로 발화는 '불을 일으키기 위한 불쏘시개'와 같이 작용한다. 이 경우 불이라는 것은 변연계의 특수한 경로에 있는, 즉시 반응하는 신경세포의 흥분을 가리키고 있다. 발화는 본래 간질발작의 모형을 작성함에 맞도록 사용하였던 개념으로, 실험적으로 관찰되는 현상이었지만, 뒤에 생화학적 연구의 결과에 의하여 부정되었다. 과학자는 타우린이라는 아미노산이 간질발작을 억제함을 발견하였다. 그러나 이것도 뒤에 발화에 의하여 이끌리는 신경학적 현상 그 자체에는 영향을 미치지 않는 사실이 판명되었다. 발화는 간질모형으로서 자리는 잃었지만 쿤달리니 현상과 무엇인가 관계가 있는 것은 아닌가 하고 생각한 과학자가 있었던 것이다.

변연계의 특정 영역을 반복하여 자극하면 드디어 변연계에 있는 특수한 신경로에 따라서 신경세포의 전기적 흥분이 일어난다. 그 뒤의 변화를 더듬어 가면 그 전기적 흥분에 의하여 가까운 신경조직의 '발화'가 일어남을 알았다. 또한 발화에는 그 경로에 따라서 존재하는 신경세포의 탈분극(흥분)의 문턱 값을 저하시키는 작용이 있다. 그 결과 아주 작은 자극으로도 '간질'파를 끌어내는 가능성이 나온다. 간질작용은 전기적으로 불안정한 신경세포의 발화, 즉 에너지방전이 원인으로 일으켜지지만 그 방전은 산불과 같이 일시에 퍼져서 광범한 전기적 흥분의 폭풍이 거칠게 부는 상태로 된다. 그러나 발화의 경우에는 특정 신경세포군에 자극된 뒤, 똑같은 전기적인 폭풍은 변연계 내의 일정한 경로에 엄밀하게 따라서 주위에 영향을 주지 않고 이동하여 간다고 생각된다.

발화는 변연계 내부에서만 발생하고, 대뇌피질이나 시상, 뇌간부에서는 보이지 않는 현상인 듯하다. 쿤달리니 효과의 뿌리에는 변연계가 공명적인 자극을 받는다는 현상이 관계하고 있다고 하는 연구자도 존재한다. 명상 중에 뇌에 관한 벤토프의 모형에 따른다면 감각야를 통하여 환모양의 자극회로가 형성되었을 때, 발화는 이미 작동하고 있다 그리하여 감각야를 포함하는 회로가 공진유형을 일으키기 시작한다면 환은 더욱 확대되고, 편도체 복합체와 같은 측두엽 내의 변연계 구조물도 말려들어가는 사실이 고려될 수 있는 것이다.

감각야 자극 한의 가까이에 잇는 편도체 등의 쾌감중추를 담당하는 장인 변연계 조직을 반복하여 자극한다면 변연계 내의 특수한 경로가 부활되는 사실이 있다. 즉 편도체 등의 변연계 조직으로 반복자극에 의하여 발화효과가 생기는 것이다. 그 효과로 조직흥분의 문턱 값이 저하하고 더욱 부활(賦活)이 계속한다. 그와 같이 감각야를 통하는 환이 형성되어 간다면 명상의 수련을 쌓아가면 변연계를 통과하는 에너지경로와 쾌감중추는 쉽게 흥분하도록 된다. 이상을 정리하면(심장-뇌 공명효과를 통한) 명상에 의한 변연계와 발화현상은 뇌라는 가시조직(하드웨어)에 새로운 배선을 초래한다는 사실이 된다.

발화효과는 변연계 쾌감중추로의 자극에 이어서 좌우 양측 대뇌를 활성화하는 방전유형의 형성을 일으킨다. 예컨대 한쪽 편의 편도체를 자극한다면 신경의 방전은 반대쪽에도 미쳐 상대 쪽의 편도체도 부활(賦活)한다. 그곳으로부터 방전유형은 순번대로 이동하여 가서 해마에까지 도달한다. 이것은 공간적으로 기억에 깊게 관련하는 변연계의 구조물이다. 더욱이 그곳으로부터 후두엽(시가정보의 처리장)에 이동하고 최후로는 전두엽(결단이나 미래의 예상 등에 관계된다)에 이른다.

이와 같이 감각야 환으로부터 자극에 의한 특수한 회로로 변연계가 부활된다면 최종적으로는 후두엽이 부활되는 사실로 되고 비일상적인 시각적 체험이 일어나기도 한다. 신체-쿤달리니증후군을 극복하여 명상을 계속한 수행자는 눈부신 빛이 보이는 듯한 시각적 체험을 하지만 그것은 '지고체험'이라고 부르고 있다.

벤토프의 모형에 따른다면 감각야에서 유발되어 생기는 이 에너지 회로는 신경계 내에 축적된 압박감을 명상과 쿤달리니 에너지에 의하여 방출하기 위한 생리적인 구조라는 사실로 된다. 앞에서 언급하였듯이 명상이라는 행위는 분석적이고 이론적인 좌뇌보다도 직관적이고 상징적인 역할을 갖는 우뇌에 관련되어 있다. 이것에 대응하여 공진환에서 변화는 좌뇌보다도 우외에서 조기에 일어난다. 우뇌가 지배하는 것은 좌반신이기 때문에 이것은 대부분의 명상가가 신체-쿤달리니 증후군으로부터 오는 통증이나 이상감각을 우선 좌반신에 느끼는 이유로 될 것이다. 다만 통증이나 이상감각은 명상가 모든 이에게 나타는 것은 아니다. 어쩌면 증상이 나타나는 것은 체내 및 신경계 내에 커다란 압박감이 축적되었던 사람뿐이다. 몸속 및 신경계 내에 실로 작은 압박감이 존재하지 않는 사람에게는 신체-쿤달리니증후군에 의한 몸의 각 부위의 이상한 감각은 대단히 경미한 것으로 끝나고, 명상에 의하여 활성화된 압박감해방의 과정에 의하여 몸이 크게 영향받는 것은 아니다.

벤토프를 신체-쿤달리니 현상이 자연발생적으로 생기는 일도 있다고 하였다. 그 경우, 증상이 나타나는 자가 자연의 명상과정에 의하여 뇌를 자극하는(4~7헤르츠라는) 주파수에서의 음성적, 기계적, 또는 전자기적 자극을 지속적으로 계속 받고 있는 사실이 원인이라고 생각되는 경우도 있다. 이와 같은 환경 유래의 진동에너지에 의한 자극이 축적되기 때문에 특히 민감한 신경계를 갖는 사람은 신체-쿤달리니 증후군이 자연 발생할 수 있다. 이것은 환경 중의 에너지에 의한 자극을 받은 경우 이외에도 발생한다고 생각된다. 이것은 쿤달리니 에너지가 상승하여 차크라가 미숙한 채로 열려 활성화되고, 보통이라면 장기의 명상체험 뒤에 일어나는 듯한 상행성의 에너지입력을 신경계가 통합하지 못할 때에 생긴다. 번토프에 의하면 자연발생적으로 쿤달리니가 부활(賦活)되는 유형의 사람에게는 명상가의 그것보다도 강한 증상이 오래 계속하는 경향이 있다고 한다.

쿤달리니는 명상 수련에 의하여 생겨 나오는 과정이고, 그것까지로 물질적 신체나 미세에너지신체 내에 축적되어 온 압박감 방출에 작용한다. 또한 쿤달리니는 인간이 초차원적 차원으로부터의 파동에너지 입력에 동조하여 창조적 표현을 하는 경로를 넓히기 위한 수단으로도 되어 있다. 한 번 대뇌피질 냉의 환이 완성된다면 그것까지의 압박감이 해방될 뿐이 아니고, 그 이후의 뇌와 몸의 압박감처리도 쉬워지게 된다. 신경계의 이 변용과정을 통하여 쿤달리니는 심신으로부터 신속하게 압박감을 제거하고, 나아가 새로운 압박감이 축적도 예방한다. 축적된 오랜 압박감이 제거됨에 따라서, 뇌 내에 새로운 신경로가 형성되어 간다. 다른 좋은 방법을 한다면 옛 뇌가 재조직화되고, 에너지와 정보를 처리하는 새로운 방법을 만들어 내는 것이다. 이 새로운 회로는 미지의 능력이나 가능성을 장래 개회시키는 준비인 것일지도 모른다.

변연계는 감각야의 환으로부터 유입된 자극에 영향을 받지만 또한 자율신경계의 활동에 깊게 연결되어 있다. 벤토프는 명상이나 신체-쿤달리니 반응으로 형성된 새로운 신경의 결합에 의하여, 뇌-척수, 자율신경계의 결합이 보다 견고하게 되고, 의식적으로 조정되기 쉬운 상태로 된다고 생각하고 있다. 호흡이나 심박 등은 무의식적인 자율신경 기능이지만 잠재적으로는 이들도 대외피질과 의식적 사고에 의하여 조정될 가능성이 감추어져 있다. 요가 수행자가 심박이나 혈류를 의지에 따라서 조정 가능하다는 사실은 서양과학자가 증명한 대로다.

쿤달리니의 과정에 의하여 방출되는 에너지는 뇌 및 몸의 스트레스를 해방함과 동시에 척수 내를 상승하면서 차크라를 활성화 시켜간다. 벤토프에 의하면, 쿤달리니 에너지의 경로는 발가락 끝으로부터 하퇴를 지나 척수에 이르기도 하고, 경부까지 상승하여 안명에 분포되고 그것으로부터 몸의 전면을 하강한다고 한다. 척수를 상승할 때에는 에너지에 의하여 차크라의 깊은 부위가 자극되지만, 이 부위는 척수에 따라서 분포되는 신경총과 결합되어 있다. 에너지가 두부를 통한 뒤 흉부 및 복부 전면을 하강하여 갈 때에는 차크라의 전부가 자극된다. 이 부위가 자극된다면 차크라에 대응하는 신체 전면 부위에 쑤시는 듯한 통증을 기억하는 일이 있다. 쿤달리니 에너지가 통과되는 경로는 뇌 내의 감각운동야 내의 환을 분극전류가 흘러가는 경로를 반영하고 있고, 어느 쪽도 명상의 과정에 의하여 활성화한다.

　재미있는 일로 벤토프가 보고하였던 에너지 경로는 고대인등의 요가문헌에 기재되어 있는 고전적 쿤달리니 경로와는 다르다. 그러나 도교계의 행법에 관한 문헌에 기재되어 있는 '소주천'이라고 부르는 침구-경락에너지의 경로와는 공통된 것이다. 투시능력자의 관찰결과와 합하여, 어느 고성능 미세에너지 측정장치를 사용할 수 있게 된다면, 명상이 실천이나 쿤달리니 에너지의 활성화에 의한 생리학적, 파동학적인 변화에 과한 새로운 식견을 얻을 수 있을 듯하다. 미래의 연구는 어쩌면 벤토프의 모형을 검출 가능한 뇌내 변화라는 형태로 증명하게 될 것이다.

　그러면서 명기하여 둘 것은 명상에 의하여 다차원적 구조를 갖는 인간에게 물질적 신체차원만이 아니고 파동에너지 차원에서도 많은 변화가 일어난다는 사실이다. 벤토프 모형이 주장하고 있는 것은 뇌기능의 '물질적' 측면이고, 신경계에 갖추어진 압박감 방출기구에 의하여 어떠한 현상이 일어날까를 설명하고 있음에 지나지 않는다. 그러나 이 모형은 깊은 명상에 의하여 공명적 현상이 일어날 때에 보이는 심장과 뇌라는 두 장기의 독특한 에너지적 관계에 관하여 특이한 견해를 시사하고 있다.

　명상은 뇌 내의 회로를 변화시키고, 심장과 폐의 활동의 동기현상, 차크라의 활성화 등을 초래하지만, 그것에 덧붙여, 인간의 의식 진화에도 큰 영향을 준다. 명상을 통하여 우리들 통상의식으로부터 갈라졌던 많은 비밀이 재차 밝혀지게 될 것이다. 그 가운데에는 각자의 인생에서 선택된 특정의 과제로의 해답도 포함하고 있다. 육체적 개성이 대처해야할 과제의 내용이나, 그 이해로의 장해를 밝혀감에 따라서, 우리들은 감정적(아스트랄) 차원, 정신차원, 영적인 차원의 존재로 작용되는, 보다 좋은 방법을 몸에 습득하는 것으로 된다. 지각을 깨우는 장해물을 제거하고, 문제로 되는 행동유형이 개선된다면, 우선 고차원에서 발생된 병적 상태가 치유되고, 차례로 축소되어 갈 것이다. 우리들이 차크라의 기능이나 인간의 의식발달 및 자기표현과의 관계에 관하여 눈을 향하게 된다면, 차례차례 새로운 식견이 얻어지고, 미래의 치유사/의사들의 질병관이나 치료관도 변화되어갈 것이다.

제7장

• • •

니시의학의 원리

1. 서 론

  우리는 철학 및 과학에 대한 일반적인 개설을 시도해 보았다. 즉 새로운 철학은 그 목표를 어디에 두어야 좋을까? 철학과 과학의 관계, 더욱이 과학은 어떠한 방향으로 나아가야만 하는가를 추구하고 고찰했다. 그 중에서 가장 중요한 사항은 현재의 과학을 비판할 수 있는 바른 일반적 입장을 얻었다고 해도 좋을 것이다.
 이와 관련해서 이 장에서는 우선 현대의학을 '과학비판'의 입장에서 철저하게 반성해 보려고 한다. 과학이라고 조차 할 수 없는 현대 의학의 비판에 지면을 낭비하는 것은, 무의미한 우회라고 생각 할지도 모른다. 한시라도 빨리 니시의학의 원리를 알고 싶어 하는 독자도 있을 것이다. 그러나 공공연하게 실시되고 있는 현대의학을 일반적인 관점에서 한 번 비판해 두는 것도 결코 무의미하지는 않다고 생각한다.
  그래서 나는 다음으로 니시의학의 기본이 되는 두, 세 가지 원리에 대해서 서술하고자 한다. 니시의학에 대해 막연한 불안과 회의를 품고 있는 독자도 이것을 볼 때, 비로소 니시의학이 심원한 철학적 원리에 기초하고 있다는 것을 이해할 것이다. 나아가 그것을 현대의학의 사상과 비교해 봄으로써, 니시의학의 과학사상에 있어서 그 위치가 분명하게 인식되리라고 믿는다.

2. 현대의학의 비판

의학은 물리학, 화학 등 다른 자연과학 제 분야에 비해 가장 늦게 사변적 자연철학의 신비주의로부터 탈출하여 발달한 분야였다. 뿐만 아니라 일단 근대 과학의 형태를 갖춘 후에도 의학의 진보는 여전히 지지부진하여 성과가 없었다. 즉 의학은 비교적 후진적인 자연과학이었다고 할 수 있다. 이러한 사정은 우리가 과거 의학의 특질을 논하는데 있어서 맨 먼저 주의하고 기억해 두지 않으면 안 될 것이다.

왜냐하면 의학은 뒤늦은 과학이 갖는 모든 모순과 약점과 오류를 그 자신 속에 포함하고 있기 때문에, 그것을 해명하지 않고 현대의학의 본질을 안다는 것은 거의 불가능하기 때문이다. 이러한 의학의 후진성은 크게 나누어 다섯 가지 특질로 요약할 수 있다.

(1) 의학은 다른 자연과학의 진보를 뒤따라 붙고, 또는 그것을 앞지르는데 급급해서 엄정한 자기비판을 하지 못했다. 의학에 있어서의 자기반성의 결여는 숨길 수 없는 엄연한 사실이다. 이는 중대한 일이라고 하지 않을 수 없을 것이다.

과학은 자기가 선 기초를 고려하고, 자기 가운데에 포함되어 있는 모순을 성찰하여 끊임없이 그것을 극복하려고 하는 노력에 의해 비로소 과학이라고 부를 수 있었던 것이다. 수학이나 물리학과 같이 진보된 자연과학에 있어서 자기비판이 신중하고 더욱 엄격하게 행해지며, 의학과 같이 뒤떨어진 과학에 그와 반대되는 사정이 보이는 것은, 불가사의한 것이기도 하는 동시에 또한 당연한 것이었다고도 할 수 있는 것이다. 어쨌든 이러한 악순환은 의학에 있어서 더할 나위 없는 불행이었다. 우리는 의학에 있어서의 이런 식의 약점으로부터 완전히 벗어나야만 한다. '과학으로서의 의학'을 수립하는 유일한 길은 그러한 노력 속에 있는 것이다.

(2) 의학은 다른 자연과학 제 분야의 모방 혹은 그 방법의 섭취를 일삼고, 자기연구의 기본방침 즉, '의학 방법론'을 확립할 수가 없었다.
극도로 복잡한 생물체인 인체를 그 대상으로 하고 있는 의학에 다른 자연과학과는 전혀 다른 독자적인 방법론이 없어서는 안 된다는 것은 새삼스럽게 논할 것도 없는 일이지만, 그러나 현실에 있어서 의학은 스스로의 '의학 방법론'이라고 할 수 있는 것을 끝내 발견하지 못한 채 끝났던 것이다. 많은 논자는 아직도 의학이라고 하는 것을 단지 물리학, 화학, 생물학, 심리학 등의 인간에 대한 응용이라고 생각하고, 그들 자연과학 제 분야의 방법을 그대로 적용하면 바로 의학의 방법이 된다고 생각하고 있다. 혹은 그렇게 생각하고 있다고 볼 수밖에 없는 그러한 태도를 보이고 있다.
이러한 태도에서 참으로 알찬 의학의 연구가 나올 리가 없는 것이다. 현대의학은 아무리 그것이 과학적 진보의 정점에 도달한 것처럼 보여도 그 가운데에는 무수한 치명적인 모순, 결함이 포함되어 있어서, 사실 이미 서술했던 것처럼 의학은 기계론과 생기론(혹은 전체론)

의 문제 하나 완전히 해결할 수 없었던 것이다.

(3) 의학은 아직 세상 사람들이 알지 못하는 새로운 질병, 병원균, 약품, 그 밖의 사실의 발견에 쫓겨, 이들의 집적된 개별적인 사실을 일반적인 원리와 법칙 하에 정리하여 통일하고 체계화 및 방식화할 만한 여유를 갖지 못했다. 이것은 의학의 철학 즉, '의학개론'의 결여라고 하는 문제로 돌아갈 수 있다.

현대 의학은 질병의 다양한 증상을 면밀히 관찰하고, 그에 의해서 생기는 변화를 세밀한 곳까지 파고 들어가 규명하기 위해 그 병명의 탐색, 결정에 골몰하고 있다. 현대의 저명한 의학서는 모두 방대한 '질병 목록' 내지 '병상 목록'을 한 치도 벗어나지 못하고 있다. 한편 건강과 질병의 근본을 꿰뚫는 기본 법칙을 발견하고 확립하려고 하는 노력에 대하여는 전무하다고 해도 좋을 정도였던 것이다.

모든 학문에서 그의 '개론'이 없어서는 안 된다는 것을 나는 이미 설명한 바 있다. '개론'은 그 학문의 근저이고, 그 연구 발전의 방향을 지시하는 것이다. '의학개론'을 갖지 않는 의학은, 키를 잃은 배와 같이 일정한 목표를 향해서 효과적인 연구를 진행할 수가 없다. 나아가 질병의 치료, 건강의 유지라고 하는 커다란 목적에 따라 장족의 진보를 보여줄 수가 없다. 그러므로 의학이 '의학개론'을 갖고, 그 중에서 건강과 질병의 근본법칙을 확립할 때까지는 의학을 과학이라고 부를 수 없고, 그 연구가 지리멸렬하다는 비판도 면할 수 없을 것이다.

(4) 후진적인 학문의 한 특성으로 의학의 '비 개방성'을 들 수가 있다. 즉 의학은 다른 진보된 자연과학에 대해 매우 종속적이고 의존적

이며, 또 비굴하다고 조차 할 수 있음에도 불구하고, 한편 의학계 이외의 사회에 대해서는 상상할 수 없을 정도로 폐쇄적이고 파벌이 강하다. 예를 들면 의학교육을 받지 않은 자가 발견한 것에 대해 의학계는 끝까지 적대적인 태도를 고집해 왔고, 또 현행 의학 이외의 의학에 대해서는 그것이 아무리 결실이 있고 진실 하더라도, 그 보급을 법률로 금지해 왔던 상태였다. 따라서 이러한 사실은 모두 의학의 후진성으로부터 오는 봉건성의 표현이었다고 봐도 틀림이 없는 것이다.

그러나 이러한 남으로부터의 비판을 거부하고 경쟁자를 허락하지 않는 완전한 독점지배 가운데에서, 어떻게 학문의 진보 발전이 있을 수 있을까? 의학이 일단 침체되고, 마침내 라이만(Reiman, Hobart) 박사가 「리더스 다이제스트」(Reader's Digest) 1947년 11월호에서 감기는 치료할 수도 예방할 수도 없다고까지 발표했던 것도 그 당연한 귀결이었다.

(5) 의학은 진보된 과학 제 분야에 있어서의 위대한 발전과 찬란한 업적에 압도되어 부질없이 일광(日光)의 효과만을 목표로 하고, "인간의 건강이라고 하는 문제를 연구하여 우리 인류를 질병에서 지키고 행복하고 명랑한 건강생활을 위한 원리를 확립한다."고 하는 의학 최초의 목적을 상실하여, 마침내 의학이 종국에 가서는 인류의 복지에 공헌하지 않으면 안 된다는 사실을 잊기에 이르렀다.

그 당연한 결과로 의학이 임상으로부터 동떨어지고, 연구실에 대한 맹신의 포로가 된 사실을 들 수 있다. 그 때문에 의학 연구에 있어서의 이론과 실천은 상상 이상으로 유린 되었고, 이론의 진실성이 실천에 의해서 뒷받침 되고 끊임없이 확인되어 가는 것을 우리는 이미 기대할 수 없게 되어버렸다.

　건강할 때의 건강 양호법(보건법)과 건강이 깨졌을 때의 회복법(치료적 처치)을 무시하거나 혹은 과소평가하고 있는 한, 의학의 참된 진보는 있을 수 없는 것이다. 그 뿐만 아니라 의학은 오히려 보건과 치병을 위해서 존재하는 것이다. 의학이 점차 독선적으로 되고 "의사는 자신이 알지 못하는 상태에 대해서 그 작용을 이해할 수 없는 약제를 주는 것이다."고 하는 식의 비웃음이, 옛날부터 의학자와 의사에게 주어졌던 것은 극히 당연한 일이었다고 하지 않을 수 없을 것이다.

　새로운 의학의 연구는 종래의 의학이 이룰 수 없었던 의학사의 자기비판, 자기반성에서 시작하지 않으면 안 된다. 과거 의학의 모순과 약점과 오류가 유래하는 원인을 빠짐없이 추구함으로써, 그것을 극복할 만한 방법을 발견하는 것이야말로 우리에게 주어진 가장 중요한 과제이다. 학문의 새로운 성과는 어떤 의미에서든, 과거의 역사 위에 세워진 것이라는 사실을 잊어서는 안 될 것이다.

　의학이 사변적 자연철학의 신비주의로부터 벗어나서 근대과학의 체제를 갖추게 되었던 것은 어떤 시대였을까? 그리고 그것은 누구에 의해서였을까? 이런 의문이 지금까지 종종 제기되어 왔다. 여기에는 두 가지 견해가 있을 수 있겠다.

　그 하나는 르네상스에 있어서의 베살리우스 혹은 하아비의 연구에서 이를 구하는 방법이고, 또 다른 하나는 19세기 중엽에 있어서의 파스퇴르(Pasteur, Louis, 1822~1985), 리스터(Lister, Joseph, 1827~1912), 코호(Koch, Robert, 1843~1910) 및 그 문하생의 연구에서 이를 구하는 방법이다. 어느 방법이나 각각의 이유를 갖고 있지만 많은 의학자는 후자의 입장을 선호하고 있다.

베살리우스에 의한 해부학의 확립 및 하아비에 의한 혈액순환의 발견에 대해서는 이미 언급한 바가 있다. 베살리우스는 처형된 시체 따위를 대상으로 해부학적인 관찰을 행하여 갈레누스의 해부학설의 오류를 바로잡아, 그 견해를 「인체의 구조」 De humani corporis fabrica(1543)에서 처음 발표했다. 그와 그의 문하생의 연구가 하아비의 혈액순환 발견에 하나의 커다란 토대가 되었다는 것은 말할 것도 없다.

하아비는 심장에서 '프노이마'(영기)를 부여받은 혈액이 자동적으로 움직임으로써, 혈액에 조수의 간만과 같은 유동이 일어난다고 하는 종래의 생각을 타파했던 것이다. 혈액은 좌심실의 팽창과 수축이라는 두 기능에 의해 동맥을 통해 사지나 그 밖의 부분으로 보내지고, 그와 동시에 우심실의 압력을 받아 폐동맥을 통해 폐장 속에도 혈액이 퍼진다. 이리하여 혈액은 전신을 순환하고 동맥을 통해서 우심방에, 폐정맥을 통해서 좌심방으로 운반되는 것이라고 그는 생각하고, 그 소견을 「동물의 심장 및 혈액의 운동에 관한 해부학적 연구」에 기술했다. 그 논문에서 그는 다음과 같은 결론을 내리고 있다.

「동물 체내의 혈액은 순환을 강요당해 그칠 수 없는 운행상태에 있으며, 더구나 그것은 심장이 그 고동에 의해서 하고 있는 작용 혹은 기능이다. 그리고 그것은 심장의 운동과 수축의 유일한 목적이라고 결론짓는 것은 절대적이며 필연적이기도 하다.」

이러한 연구가 아리스토텔레스나 갈레누스의 생명관을 타파하고, 생체의 작용과 기능이, 일종의 물리학적, 화학적 과정이라는 것을 명백히 한 위대한 공적은 누구나 이를 인정하는데 인색해서는 안 될 것이다. 그러나 이러한 개혁은 과연 과거의학의 모순과 철저하게 싸워

얻은 결과였을까? 그리고 또 그것은 종래의학의 오류를 근본적으로 분쇄할 만한 힘을 갖고 있는 것일까? 유감스럽게도 그렇지 못했다.

　베살리우스에 의해 개척된 해부학의 진보 발달은, 확실히 중세의학에 결여되어 있던 분석적 연구 방법의 발흥을 가져왔다. 그러나 그것은 이러한 중세의학의 결함을 일면적으로 시정하는데 그쳤던 것이다. 분석적 방법이 진보되면 진보될수록 종합적 연구 방법도 또한 그에 따라 진척되어야 한다는 것을 나는 이미 강조했다. 해부학적 지식 그 자체는 전혀 나쁘지 않다. 그러나 그것에 의해서 분석적 연구방법이 강조된 결과, 종합적으로 관찰하지 않으면 안 되는 인체를 부분으로 나누어서 연구하는데 쫓겨 인체의 각 부분 상호 관련을 파악할 수 없게 되었다고 하면, 의학은 이미 사도(邪道)에 빠졌다고 하지 않을 수 없을 것이다.

　또 하아비의 주장은 혈액 순환을 기계론적, 인과론적으로 일단 설명한 것으로 간주되어 왔다. 그러나 주먹 크기인 심장의 4분의 1인 좌심실의 수축, 확대로 물의 4배 내지 5배의 점도를 갖는 혈액을 체내의 모든 혈관이나 50억 개도 넘는 모세혈관(그 직경은 0.002~0.009㎜, 평균 0.0055㎜)을 통과하여, 겨우 22초 동안에 1순환될 만한 펌프로서의 동력을 인정한 것이 과연 기계론적, 인과론적이라고 할 수 있을까? 오히려 이런 일이 일어난다고 하면 그것은 기적 이외는 아무 것도 아닐 것이다.

　갈레누스에 의해서 제창된 '프노이마' 설이 오류였다는 것은 의심할 수 없는 사실이며, 그것을 뒤엎고 혈액 순환을 발견한 하아비의 공적은 결코 적지 않다. 그러나 하아비가 혈액 순환의 원동력을 심장의 수축력에 귀착시키고, 그것이 '심장 원동력설'로 지금까지 의학자들 사이에 아무런 의문도 없이 신봉되어 왔던 것은, 의학에 있어서의 자기비판 결여를 이야기 하는 것이다.

 이리하여 베살리우스, 하이비 등에 의해 시작된 근대의학은, 중세의학의 모순을 근본적으로 타파할만한 힘을 갖고 있었던 것이 결코 아니었다. 근세의학은 의학 독자의 방법론을 자각하고 있었던 것은 아니다. 그것은 다른 자연과학으로부터 빌려온 것인 '기계론적 방법'에 의해서 인체를 처리하려고 했던 것에 지나지 않았던 것이다. 하아비 혈액 순환론에 이르러서는 인과론적 증명의 체계만을 갖춘 갈레누스 이상의 미신이었다고 할 수 있다.

 이러한 곳에 실로 풍부한 의학의 진보가 있을 리 만무하다. 실제로 그 이후의 근대의학은 실천에서 유리되고 임상에서 동떨어졌기 때문에 물러, 슈방, 헤르너, 비르효 등의 유익한 연구가 있었음에도 불구하고 질병을 근절하는 힘이 되지 못했다. 동시에 보건법, 치료법에 있어서 전혀 주목할 만한 성과를 거두지 못한 채 19세기 중엽을 맞이하게 되었던 것이다.

 대부분의 의학자가 의학의 혁명을 19세기 중엽에 있어서 파스퇴르, 리스터, 코호 및 그 문하생의 연구에서 찾고 있는 것은 이상과 같은 사정이 그 이유의 하나가 되고 있다. 그들 의학자들은 그들의 연구 및 그에 이어 새로운 치료약의 엄청난 발견에 의해서 이론의학 및 임상의학은 근본적으로 변혁됨으로써, 보건법과 예방법 및 치료법에는 전도양양한 희망이 주어지기에 이르렀다고 믿고 있다.

 그러나 과연 그것은 의학의 한 '변화'였던 것만으로 그치지 않고, 나아가서 의학의 '혁신', '혁명'이었던 것일까? 그렇게 말하기는 매우 의심스럽다고 하지 않을 수 없다.

파스퇴르는 당분을 알콜과 탄산가스로 변화시키려고 하는 발효 현상이 살아 있는 효모균의 작용이었다는 것을 확증하고, 1857년에 그에 관한 최초의 발표를 함으로써 부패현상 및 전염병의 감염도 또한 현미경적인 미생물(비루스)에 의한 것이라고 생각했다. 이 파스퇴르의 생각을 활용해서 리스터는 1865년 비로소 다리골절의 치료에 석탄산을 사용하고, 1867년에는 소독법이 확립되었던 것이다.

파스퇴르가 인간의 질병 가운데 얼마간의 미생물에 의해 전염된다고 하는 사상을 품고 있던 때, 이러한 미생물 즉, 병원균에 대한 정밀한 연구를 개척하고 세균학을 창시했던 자는 독일의사 코호였다. 그는 1881년 세균학의 연구 방법을 확립하고, 그것으로 다음해 1882년에는 결핵균을, 이어서 1884년에는 콜레라균을 발견했다. 나아가 1890년 그는 투베르크린을 만들어 그것을 결핵치료에 사용하려고 시도했지만, 결과는 좋지 않았다.

그러나 어쨌든 코호가 세균학의 연구방법을 건설하고 확립했을 때와 그 이후, 매우 많은 의학자들이 모두 세균 연구에 종사하게 됨으로써 새로운 병원균은 계속 발견되기에 이르렀다. 이 시대에 발견된 세균 가운데 중요한 것은 다음과 같다.

1879년 나균, 임균
1880년 장티푸스균, 말라리아병원충
1883년 티프테리아균
1884년 파상풍균
1885년 대장균
1886년 폐렴구균
1887년 뇌척수막염균

1888년 장염균
1892년 인플루엔자균
1894년 페스트균
1896년 파라티푸스균
1897년 적리균
1900년 백일해간균

　미생물의 발견은 생물학 연구의 과제로, 적어도 비난 받아야 하는 것은 아니다. 그러나 이렇게 발견된 세균이 연출하는 진짜 역할이 무엇인가 하는데 대해서는, 연구실에 틀어박힌 의학자나 그 문하생들의 해설을 우리는 무비판적으로 받아들여서는 안 될 것이다. 여기에 중대한 오류가 숨겨져 있기 때문이다.

　이상과 같이 파스퇴르나 코호에 의해서 창설된 세균학은 생물학이나 의학의 미지의 영역을 개척하는 기회가 되었지만, 또 한편에서는 극히 중대한 폐해도 초래했다. 즉 병원균, 병원충의 질병 발생에 있어서의 작용, 역할이 실질 이상으로 과대평가 하게 되었던 것이다.

　연구실의 의학자들은 대다수 질환의 원인이, 어떤 세균 및 감염에 의한 것으로 연구실 내에 있어서의 탐구에 의해서만 이들 질환을 극복할 수 있는 것이라고 생각하게 되었다. 그들은 현미경과 배양기를 사용해서 이러한 세균의 존재 및 그 감염경로를 찾아내는데 전력을 기울였다. 그리고 여기에 기초해서 이미 잘 알려져 있는 질환까지 더 많은 것으로 세분하고 분류하기 시작했다. 개원의까지 연구실 내의 세균학적 연구에 대한 맹신의 포로가 됨으로써, 철저한 연구실의 숭배 광이 되어 스스로의 귀중한 '관찰'을 전혀 망각해 버리는 상태였다.

그러나 체내에서 병원균이 발견되어도 발병하지 않는 수가 있다. 전염병이 유행하는 곳에서도 주민 모두가 전염되지는 않는다. 더욱이 우리 주변의 병원균은 거의 무진장하기 때문에, 결핵균처럼 피할 수 없음에도 불구하고 이에 감염되지 않는 사람이 많다. 이렇게 보면 질병 발생에는 병원균 이상으로 중대한 요소가 있다는 것을 인정하지 않으면 안 된다.

확실히 의학은 이 문제를 깊이 파고들어가 철저하게 고찰하려 하지는 않는다. 그 때문에 수많은 세균의 발견에도 불구하고 질병의 참된 원인은 전혀 파악되지 않고, 그 치료법에 있어서도 받아들여져야 할 개선은 행해지지 않은 채 끝나버렸던 것이다. 의학자와 의사가 가장 합리적이고 과학적이라고 자부하고 있는 질병의 세균학적 연구의 정체가 도대체 무엇인지를 우리는 예리하게 바라보지 않으면 안 된다.

파스퇴르가 발효 현상이나 부패 현상의 연구에 몰두하고 있었을 때, 다윈에 의해서 진화론이 대성되었다는 것을 여기에서 한 번 상기할 필요가 있다. 다만 생물의 문제를 물리학적, 화학적인 분석적 연구방법에 의해서 해명하려고 하는 것이 아니라, 그것을 끊임없는 변화, 진화, 발전의 모습에 있어서 관찰하고, 종합적 연구방법에 의해서 통일하고 체계화 하려고 했던 데에 진화론의 가장 중요한 본질이 있었던 것이라는 것을 주의하고 덧붙여 두고 싶다.

인간 및 동식물에 대한 진화학설에 있어서의 연구방법에는 배우지 않으면 안 될 많은 사항이 있을 것이다. 그러나 불가사의하게도 의학은 이 위대한 생물학의 발견에서 무엇 하나 배우려고 하지 않았다.

20세기는 의학에 있어서의 '화학요법의 시대'라고 일컬어진다. 실제로 1909년 에릴리히(Ehrlich, Paul, 1854~1915) 및 秦佐八郞

(1873~1938)이 살바르산(Salvarsan, 606호)을 만들어 매독치료에 사용한 것을 필두로 해서 1935년에는 도마크(Domagk, Gerhard, 1895~1964)에 의해서 설퍼마인제의 하나인 프론토실(Prontosil)이, 이어서 각종 설퍼마인제의 엄청나게 많은 제제(製劑)가 차례로 발견되었다.

또 1928년 플레밍(Fleming, Alexander, 1881~1955)에 의해서 발견된 '페니실린(Penicilin)'은, 1941년 경 대량생산 되어 임상에 사용되었고, 나아가 1944년에는 '스트렙토마이신(Streptomycin)'이, 1948년에는 '크롤로마이신(Chro-lomycin)'과 '오우레오마이신(Aureomycin)'이 모두 발견되었다. 이러한 의학계의 추세는 확실히 '화학요법의 시대'라고 하는 명칭에 어울릴 것이다.

화학요법에 대한 엄밀한 비판은 다시 설명하여야겠지만, 이러한 방법으로 병을 완전히 치료할 수 있다고 상상하는 것이 일장춘몽에 지나지 않다는 것은, 예를 들면 페니실린 가운데에서 사육된 세균이 페니실린에 대해서 보통 세균보다도 훨씬 저항력이 강하게 된다는 것을 생각하는 것만으로도 쉽게 이해할 수 있다.

계속 발견되어 세상에 소개된 새로운 약이 일반에 보급될 때쯤에는, 그 효능이 의문시되고 마침내는 안개처럼 사라져 버리는 것이 상례라는 것을 역사는 잘 보여주고 있다. 예를 들면 살바르산이 발견된 당시 매독은 인간을 폐인으로 만들 수 없을 것이라고 선전되었음에도 불구하고, 그것은 의연하게 계속 존재할 뿐 아니라 오히려 그 맹위를 떨치고 있다. 페니실린 등 기타 화학요법이 어떤 운명을 걸었던지는 상상하기 어렵지 않다.

페니실린에 대해 그 효능이 떠들썩하게 이야기되던 시대는 이미 과거가 되고, 페니실린의 해독은 외국의 의학 잡지에 실리게 되었다. 「타임」Time 의학편 1950년 10월 30일 호에서는 다음과 같이 기술하고 있다.

"페니실린의 해독은 그 수와 양 모두가 증가해왔다. 페니실린은 강한 과민화제(過敏化劑)로 작용할 가능성이 있기 때문에 그 두 번째의 치료는 당분간 불가능하게 된 것이다."

또 영국의 의학전문지 「란세트」 The Lancet 1950년 6월 24일 호에는 다음과 같이 기록되어 있다.

"페니실린이 널리 사용됨에 따라 그 부작용은 수와 심각함에 있어서 증가해 왔다."

스트렙토마이신 역시 효과가 있는 결핵이 적고, 만성 폐결핵에는 전혀 무효하다는 것을 신문이나 잡지는 보고하고 있다.

이상의 간단한 의학의 역사를 보았을 때, 독자는 나와 함께 현대의학의 다음과 같은 본질을 어찌 몸으로 통감하지 않을 수 있을까?

"종래의 의학은 건강에 대한 바른 이론, 건강을 지키기 위한 합리적인 방법, 질병의 원인에 관한 통일적인 해석, 질병의 예방 및 치료에 대한 근본적인 해결을 전혀 갖고 있지 못했다. 현대의학도 역시 세균 병원설이나 화학요법 등의 학문적 체제에 의해서 그것을 기만하고 호도하고 있는데 지나지 않는다. 즉 과거 및 현대의 의학은 전혀 과학이라고 부를 수 없으며, 더구나 그것은 아직 한 번도 참으로 개혁되었다고 할 수가 없었다. 의학혁명은 그러나 가까운 장래에 필연적으로 수행되지 않으면 안 되고, 또 실제로 수행될 것이다."

고대의학의 기원이라고 해야 할 이집트에서 발굴된 고대의 의학전서 「파피루스·에베르스」 Papyrus Ebers가 기원전 1550년경에 만들어지고부터 이미 3500년, 각종 세균이 코호 등에 의해 계속 발견된 시대로부터 세어도 이미 70년을 경과하고 있다. 확실히 질병은 끊임이 없고, 아니 오히려 더욱 기승을 부리고 있고, 그에 대한 현대의학이 전혀 무력했다고 하는 것은 위에서 기술한 본질에서 오는 당연한 결과였다.

건강에 대한 합리적인 이론도, 질병의 원인에 관한 통일적인 해석도 갖지 못한 현대의학은, 그것이 분석적, 개별적으로 되면 될수록 또 그것이 전문화되면 될수록 전문 각분과 상호간의 밀접한 관련을 점점 상실하게 됨으로써, 보다 중대한 오류를 범하고 더욱 미로에 빠지게 되었던 것이다. 이러한 현상에 직면해서 현대의학의 지지자인 의학자와 의사조차도 완전히 혼란에 빠져 스스로 어찌할 바를 모르는 모양이다.

현대의 의학자가 모두 이러한 현상에 대해 비판하지 않는 것은 아니다. 듀마레 박사(F.Dumaret)는 그가 쓴「결핵병 환자의 건강생활」 La Vie Hygiênique du Tuberculeux (1940)에서 다음과 같이 쓰고 있다.

"의학이란 사람을 속이는 기술이고, 그 가르침은 가령 사람이 어떤 의미로 해석하려고 해도 허망함에는 변함이 없다."

런던 왕립 의과대학 교수 에반스 박사(Evans)는 다음과 같이 말했다.

"오늘의 의술은 아무리 잘 봐도 극히 불만족한 방법이다. 이것을 해설해서 세상 사람의 신뢰를 얻을 만한 아무런 철리나 아무런 상식도 갖고 있지 않다."

또 스코틀랜드 에딘버러대학 교수 그레고리(Gregory) 박사도 가르친다.

"대개 의학적 사실이라고 하는 것은 100중 99까지 의학적 허망이다. 그래서 의학의 학리는 그 태반이 완전히 탄식이다."

나아가서 「내·외과평론」의 Medicochirurgical Review 주필 존슨(Johnson, James) 박사는 말한다.

"우리가 수년간의 체험과 반성에 기초해서 양심적인 신념으로 공언하고 싶은 것은 다음과 같은 말이다. 만약 이 세상에 내과의, 외과의, 산부인과의, 약제사, 약학사, 약종상이 단 한 사람도 없고, 또 약도 없었다고 하면 질병과 사망율이 오늘날보다 적었을 것이다."

그러나 이러한 유익한 비판에도 불구하고, 이들 의사들은 어떻게 하면 의학을 참으로 개혁할 수 있을까에 대해서 무엇 하나 설명하고 있지 않다. 또 그것은 그들에게 가능한 것도 아니었다. 여기에 현대 의학이 넘기 힘든 한계가 존재한다고 말하지 않으면 안 된다.

3. 니시의학의 기초

내용이 진행됨에 따라 점차 명백해지겠지만 '니시의학'의 출현은, 종래 행해져 왔던 무용할 뿐만 아니라 유해하기도 하고 더구나 살인적이기도 한 '사이비 과학적 공인의학'을 철저하게 타도하고 추방하는 인류발생 이래 첫 '의학혁명'인 것이다. 그러나 니시의학을 의학혁명이라고 보는 것만으로는 그 견해가 피상적이며, 니시의학의 전모를 완전히 파악하고 있지 않다는 비난을 면할 수 없다. 왜냐하면 니시의학이 현대의학에 반대하는 근본적인 이유는, 의학상의 어떤 하나 혹은 몇 가지 학설의 상위라고 하는 표면적인 데에 있는 것이 아니라, 니시의학이 현대의학의 방향, 방법, 사상 자체에 대립하고, 나아가 현대의학의 배경이 되어 그를 지지하고 보호하고 조장하고 있는 현대의 문화, 문명과 첨예하게 대립하는데 있기 때문인 것이다.

현대문명은 매우 짧은 세월 동안에 무수한 지식을 발견하고, 무수한 기계를 만들었으며, 무수한 약품을 제조했다. 그러나 인간은 그로 인해 정신 및 육체의 건강을 획득하고 참으로 행복한 생활을 영위할 수 있게 되는 것일까? 이에 대해서는 아니라고 대답할 도리밖에 없다. 인간은 오히려 지식에 속박되고, 기계에 지배당하고, 약품의 노예가 되기에 이르렀던 것이다. 우리의 일상생활을 한 번 차분히 반성하고 가만히 응시해 보는 것이 좋다.

예를 들면 교통기관이 발달하고, 신문, 라디오, 텔레비전, 전신, 전화가 널리 보급되어 우리 인류의 생활은 최근 몇 십 년 동안 전과는 비교도 안 될 정도로 편리해졌다. 우리는 세상 돌아가는 정세를 자기가 서 있는 곳에서 알 수 있게 되었다. 아주 가까운 데를 가는데도 자기 발을 사용하지 않고 갈 수 있다. 그 반면에 현대인은 항시 소음에 시달리고, 주위의 마찰에 신경을 소모하고, 끊임없이 다망하게 번민하고, 하찮은 일에 구애받는 생활에 쫓기고 있다.

현대문명이 기름진 음식을 먹고 두꺼운 옷을 입는 습관을 길러낸 것도 또한 사실이었다. 우리는 우리 입이나 눈을 즐겁게 하는 것을 주안으로 해서 음식을 선택하고, 그것을 인공적으로 조리까지 할 수 있게 되었다. 나아가 그것은 극단적으로 농축화되고 부드러운, 소위 '소화하기 쉬운' 식료품으로 구성되어 있다. 현대인은 식품 중의 광물성 요소 및 거친 것은, 그것이 '불소화성'이라는 이유로 찌꺼기 혹은 불필요한 것으로 간주하여 여기에 '회분(灰分)'이라는 모욕적인 명칭을 부여한다. 쌀에서 겨를 벗겨내고, 소맥에서 배아(胚芽)를 제외하며,

대맥이나 그 밖의 곡물에서 그 겉껍질을 깍아 냄으로써, 이것을 가축에게 주고 있는 실정이다. 게다가 세상의 영양학자라고 하는 사람들 중에는 이런 풍조에 영합해서, 음식물에서 깍아 내버린 회분(灰分)은 알약을 복용해서 보충하면 좋다는 등, 대안도 없이 어처구니없는 짓을 심각한척 수다를 떨고 있다. 더구나 세상 사람들은 어리석게도 이런 학자들의 무책임한 주장을 그대로 받아들여 믿고 있다. 이리하여 현대인은 각종 미식을 맛보면서도, 사실은 오늘날 같이 빈곤한 영양을 섭취한 적이 없다고 해도 좋을 것이다.

대부분의 현대인은 공기유통이 극히 불완전한 근대적 건축물 안에서 일에 종사하게 되었다. 사람들은 실내에 선풍기, 에어컨 등의 온갖 냉온방 장치를 갖춰놓고, 부드러운 침대에서 자고, 두꺼운 모직물 옷을 입고 모피를 이용하게 되었다. 부인들도 굽이 높은 하이힐 구두를 신고 있다. 이러한 생활이 우리의 정신과 육체를 건전하게 할 수 있을까?

자연과학은 과연 인류를 행복하게 했던가? 이것은 의학을 예를 들어 고찰해 보면 충분하다. 각 대학의 의학부에는 병에 관한 권위자가 기라성같이 존재하고, 또 여러 가지 시설이 완비되어 당당하게 타의 추종을 압도하는 병원이나 연구소가 여기에 부속되어 있어서 인적으로나, 물질적으로나, 법률적으로나, 학문적으로나 다방면에서 완전한 것처럼 보인다. 그 밖의 병원이나 의원에서 조차 질병의 예방 및 치료에 관한 편의를 충분히 갖추고 있다. 의약품에 대해서 말하자면 설퍼민제 하나만 가지고 봐도 1935년부터 1940년까지 겨우 수년간에 그것은 1,300종 이상이나 발표되었고, 미발표된 것을 합하면 2,000종 이상이라고 할 수 있다. 이러한 의학의 추세는 현대인 위에 헤아릴 수 없는 권위를 가지고 군림함으로써, 사람들은 그에 대해서 건전한 비판력을 상실해 가고 있고, 그것이 현대인에게 하나의 미신으로까지 되고 있는 것이다. 세균의 발견과 잘못된 세균병원설에 의해, 사람들은 세균에 대한 지나친 신경과민과 공포에 사로잡혀 있다. 폐결핵에 있어서의 뢴트겐 검사나 B.C.G 접종에 의해서 사람들이 항시 불안, 초조 등의 정신적 타격을 받고 있는 것도 그 당연한 결과이다. 그러나 과연 우리는 조상들보다 건강해지고 장수하게 되었을까? 과거에 비해 병의 수는 도대체 감소하고 있는 것일까?

근대적 상공업이 발달하고 공장제도가 확립되었음에도 불구하고 오히려 인간에게 각종 짐을 걸머지우게 된 결과, 그것이 많은 정신적 및 육체적 고뇌를 사람들에게 주었다는 것은 속일 수 없는 사실이다. 뿐만 아니라 사람들은 그에 따라 인구의 조밀, 매연, 먼지, 각종 유독가스의 방출 및 혼잡한 교통기관 등에 일단 골머리를 앓게 되었다. 그것만이 아니다. 눈을 크게 뜨고 세상을 잘 살펴보자. 지구상의 모든 생물 가운데 '만물의 영장' 이라고 뽐내고 지구상을 모두 제 것인 양 폭군처럼 군림하고 있는 인류는, 이제 20세기 문화의 최고 소산인 원자력을 얻어가지고 어떻게 다루어야 할 지 몰라 쩔쩔 매고 있는 것은 아닐까?

근대의 문명이나 문화가 인류에게 많은 편리와 이익을 주었다는 것은 분명하다. 그럼에도 불구하고 인간이 참으로 건전하게 살 수 없는 것은, 오늘날 사람들이 생활의 비참함을 저주하고 장래에 대한 희망을 잃고 불안, 공포, 자포자기, 나아가서는 허무, 절망, 퇴폐에까지 빠져 자기를 달래기 위해 자극적인 오락에 탐닉하거나 극단적인 모험으로 치닫는 동시에, 과도한 흥분을 추구하는 생활을 하고 있는 현상을 보는 것만으로도 충분히 이해될 수 있을 것이다.

이러한 '현상의 위기'는 이미 철학자나 문명 비평가들에 의해서 수없이 주장되어 왔던 것이다. 그러나 우리가 현재 그 하루하루를 어떻게 살아가면 정신과 육체의 건강을 지킬 수 있고, 더욱 풍부한 생명력과 자연 및 인생에 대한 발랄한 흥미를 계속 지닐 수 있을까에 대해서는 그들도 귀를 기울일만한 발언을 거의 하고 있지 않다.

니시의학이 근대문화의 모순, 결함에 첨예하게 대립하는 사실은 이들 논자와 동일하지만, 니시의학은 과거의 문명, 문화를 단지 비판하는데 그치지 않고, 나아가서 그 해독을 시정하고 그렇게 함으로써 살아 있는 우리의 정신 및 육체의 위화를 해결하고 우리의 생활법을 지도하여 참으로 보람 있는 일생을 보내기 위한 기본적인 근본원칙을 실제적, 구체적으로 주려고 하는 것이다. 즉 니시의학은 방향이 잘못된 과거의 인류문화를 혁명하고 인류 최고의 문명을 건설하는 그 이론구성과 실천 방책이라고 할 수 있을 것이다.

그렇다면 니시의학이란 도대체 어떤 내용을 갖는 것이며, 또 그것은 어떤 성격을 갖는 것일까? 여기에서는 니시의학에 의해서 세워진 철학적 기초를 개괄적으로 서술해 두고자 한다. 그리고 그 확실한 증거는 충분히 제시할 것이다. 아울러 지금까지 설명한 것처럼 니시의학의 근저에 있는 이념과 철리를 생각하지 않으면, 니시의학의 참된 이해는 도저히 불가능하다는 것을 특히 주의해 두고 싶다.

우선 니시의학의 철학이 갖는 일반적인 이념 및 그 목적에 대해서는 다음과 같이 설명할 수가 있다.

"니시의학의 철학은 인간의 완전한 이해에 도달하는 유일한 길이다. 즉 그것은 인간을 인식하고 이해하고 연구하고 나아가 향상시키기 위한 일반적인 기본 원리이고, 인간을 대상으로 하는 모든 특수과학 제 분야를 비판, 검토하고 거기에 바른 방향과 방법을 주는데 충분할 만한 지도 원리이며, 따라서 또한 그것은 인간에 관한 모든 사상(事象)의 해명이기도 하다. 요약하면 니시의학의 철학은 인간생활의 좌표라고 할 수 있다."

이 정의를 보아도 명백해진 것처럼 니시의학의 철학은 무엇보다도 우선 현실 인간의 모습에 깊은 관심을 갖고, 인간 자신을 진지하게 문제 삼는다. 인간이란 무엇인가? 인간은 어떻게 창조되었는가? 인간은 어떻게 살아가야 할 것인가? 이 문제야말로 니시의학의 철학에 있어서 가장 중대한 테마이다. 그리고 철학이 단지 머리 속에서만 생각되고 문장 상으로만 생각되는 회색의 이론이어서는 안 된다는 것을 니시의학은 스스로의 철학에 대해서 강하게 요구하는 것이다.

나는 이미 '현대의 위기'에 대해서 말했다. 그러나 그것을 말로만 하는 것으로는 역시 불충분하다. 이와 함께 이러한 위기를 참으로 초극할 수 있는 것은 무엇인가가 새롭게 물어지지 않으면 안 된다. 그리고 그것은 현대문명의 가장 큰 해독인 모든 기계화, 획일화에 대해서 자유를 획득하려고 하는 강력한 주체적인 인간정신에서 찾아져야 할 것이다.

나중에 알게 되겠지만, 니시의학은 이러한 주체적인 인간정신이 어떻게 형성되었는가를 그 중요한 문제의 하나로 다룬다. 그리고 그를 위해서 인간을 인식하고, 이해하고, 연구하는 기본원리가 필요해지는 것이며, 니시의학의 철학을 '인간의 완전한 이해'로 규정했던 것은, 깊은 의미가 포함되어 있다는 것을 잊어서는 안 된다.

아무튼 이러한 구상을 갖는 철학으로 하여 비로소 잃어버린 인간정신 과 육체의 건강을 회복하고, 세계문화의 혁명과 건설을 수행하여 인간을 구제할 수 있다는 것은 쉽게 이해할 수 있을 것이다. 문화라는 커다란 배는 이제 바야흐로 일대전환을 감행해야 할 전환점에 도달해 있다. 과거의 가치개념은 전도되고 전환되지 않으면 안 된다. 문화의 역사는 오늘보다 바른 방향으로 전환되어야만 한다.

다음에 니시의학의 철학이 가지고 있는 특질 및 성격을 기술해 둘 필요가 있다. 물론 그에 대해서 우리는 많은 특질을 들 수 있겠지만, 쓸데없이 많은 것을 기술하지 아니할 예정이다. 여기에서는 그 본질적인 것만을 들어 다음 4가지로 요약한다.

첫 번째 본질이다. 니시의학의 철학은 현실의 확실한 지반 위에 서서 과학 제 분야의 바른 연구를 그 기초로 한다. 즉 그것은 인간에 대한 모든 과학 가령 해부학, 조직학, 생리학, 생화학, 약리학, 심리학, 사회학 및 수학, 물리학, 생물학의 응용 등, 거의 모든 과학에 있어서의 인과(因果)의 추구와 해명을 그의 튼튼한 토대로 구성하고 있는 하나의 학문체계이다. 따라서 니시의학의 철학이 진리라고 하는 신념과 이해는 여러 과학의 진보 발전과 함께 점점 깊어져 가는 것이다.

여기에서 주의해 두어야 할 것은, 현재 세상에 널리 유행하고 있는 소위 과학이 반드시 '바른 과학'이라고는 할 수 없는 것이다. 실제로 예를 들면 현대의학을 살펴보면 좋다. 이제 잠시 그 학문으로서의 전체적인 구조를 문제 외로 하더라도, 여전히 각 부분에 있어서는 무수한 오류가 존재한다는 것을 알 수 있다. 니시의학은 이러한 현대의학의 오류를 철저하게 거부하고 바른 과학의 육성을 그 하나의 내용으로 하고 있는 것이다.

이런 입장에서 본 니시의학과 현대의학의 상위점은 의학 각 분야에 있어서 거의 일일이 예를 들 여유가 없다. 그것들 가운데 혈액순환의 이론과 영양이론 양자의 상위점이 가장 단적으로 표현되고 있다.

현대의학이 심장을 혈액순환의 주동력으로 간주하는데 대해, 니시의학은 혈액순환의 진정한 원동력을 모세혈관망의 모관작용에 있다고 생각한다. 즉 모세관이 동맥을 통해서 혈액을 흡입하면 동맥은 관질 내에 생긴 진공력에 굴복하여 수축되게 된다. 그러나 다음 순간 그 본래의 성능에 의해서 동맥은 확대하여 좌심실로부터 혈액을 뽑아낸다. 이어서 좌심실도 속이 비게 되었기 때문에 수축되게 되지만, 바로 그 본래의 성능에 의해서 확대되어 좌심방으로부터 혈액을 빨아들인다. 한편 좌심방도 마찬가지로 작용해서 폐정맥으로부터 혈액을 빨아들인다. 폐장내의 모세관이 다른 부위의 모세관과 마찬가지로 작용하는 것은 말할 것도 없다. 이상이 혈액 순환의 진상이라고 니시의학은 주장한다.

심장원동력설이 잘못된 설이라는 것의 유력한 근거로 니시의학은 52개조의 증명을 가지고 있지만, 그것은 설명만으로도 수긍할 수 있을 것이다. 심장을 갖고 있지 않는 동물의 혈액순환이나 모체로부터 태아로의 혈액순환을 생각해도 알 수 있는 것이고, 이를 발생학적으로 보아도 수긍이 갈 것이다. 이는 또한 다음과 같은 사실에 의해서도 충분히 납득할 수 있다.

인간의 생활 활동에 있어서 전신의 세포는 동시에 동등한 활동을 하고 있는 것이 아니라, 그 많고 적음은 안팎의 필요 정도에 따라 결정되는 것이다. 예를 들면 식사 때에는 소화기관을 형성하는 세포의 활동이 중점적으로 행해지고, 그 밖의 부분의 활동은 비교적 감소한다. 이렇게 복잡 미묘한 세포의 생활 활동에 조화하고 응용해서 그 영양과 산소를 혈액순환에 의해 전 세포에 과부족 없이 공급한다고 하는 것은, 전신에 고루 분포하는 모세혈관 하나한의 바른 기능에 의한다고 밖에 생각되지 않을 것이다. 이를 다른 데서 기대한다는 것은 도저히 불가능하다는 것을 전혀 의심할 여지가 없다. 따라서 심장은 혈액순환의 원동력이 아니라 주로 그 조절작용을 하는 것이라고 생각하지 않을 수 없다.

혈액순환에 관련된 혈압이론에 있어서 니시의학이 최고혈압, 최저혈압, 맥압 사이에 11:7:4의 비율이 존재하지 않으면 안 된다는 것을 수학적으로 증명하고 있는데 반해 현대의학은 아직까지 오로지 최고 혈압의 중요성만을 강조하고 있다. 또 니시의학이 프랑스의 해부학자 레알리스(Lealis)에 의해서 1707년에 처음 발견된 '글로오뮤'(Glomus;動靜脈吻合)의 중요성을 주장하는데 대해, 현대의학은 이에 대한 견해를 전혀 갖고 있지 않다. 그러나 이것들은 양자의 상이라고 하기 보다는 오히려 현대의학의 무지에 기초한 것이라고 말하는 편이 적절하다.

다음에 니시의학이 단백질, 지방, 탄수화물 상호간의 화학적 교류의 가능성을 주장하고 거기에 필요한 조건을 명시하고 있는데 대해 현대의학이 인체 내에 있어서의 탄수화물로부터 단백질로의 이행, 단백질로부터 지방 및 그 역의 이행을 불가능하다고 보고 있는 것도 현저한 차이이다.

그러나 이러한 현대의학의 영양학설은 생야채만의, 더구나 장기간(1개월 내지 6개월)에 걸친 섭취법에 의해 충분히 생활할 수 있을 뿐만 아니라, 그것은 기적에 가까운 치유력을 보여주고, 거의 모든 난치병을 근치시켰던 수많은 실례에 의해서 완전히 뒤집어져 버렸던 것이다.

이들 예를 보아서도 알 수 있는 것처럼 이론과 경험을 무시한 '전근대적 사유방법'이 과학의 이름을 빌려 현대의학의 많은 부분에 들어와 있는 것은 아닐까? 심장원동력설과 같은 것은 심장에 공상적, 초월적인 힘을 인정하는 점에 있어서 '사변적 자연관찰'의 일종이라고 해도 도리가 없다. 이는 현대의학 이외의 여러 과학 분과에 있어서도 마찬가지로 니시의학은 이러한 '비과학적 사유방법'에 대해서 시종 단호한 태도를 취해왔다. 앞의 정의에서 언급했던 '과학의 바른 연구'란 이러한 사이비 과학을 의미하고 있는 것은 아니다.

그래서 두 번째 본질이다. 니시의학의 철학은 인간을 종합적, 총괄적으로 이해하려고 한다. 즉 그것은 인간의 제기능과 제 부분, 예를 들어 정신과 육체, 심리와 생리, 인체를 형성하는 각 기관, 각 조직 등을 따로따로 무관하게 존재하는 것으로 보지 않고, 그들 각 부분이 서로 밀접하게 상호 관련되어 상호 의존하고 있고, 상호 작용하고 있으며, 상호 제약하는 복잡하지만 불가분한, 단일한 통일체로서 전체적, 포괄적으로 인간을 관찰하는 것이다. 그리고 이들 각 요소간의 유기적인 관계 및 구조의 연구를 니시의학의 철학은 중시한다.

이에 대한 몇 가지 예를 다음에 들어보자. 인체의 각 부분에 보내진 혈액은 다른 환경과 무관하게 순환하는 것이 아니라, 각 부분의 필요 정도에 따라 조정되는 것이라는 사실을 나는 앞에서 서술했다. 이러한 것들은 극히 적절한 예시이다. 또 우리가 행하는 매우 간단한 운동 때에도 많은 근육이나 뼈가 작용하고 있고, 미소를 짓는 경우조차 60개 이상의 근육이 여기에 참가한다고 한다.

인간의 피부는 신체와 환경의 물질교환 매체로 그 주위와 깊은 관련을 가질 뿐만 아니라, 여기에서는 건불건(健不健), 성별, 노유(老幼), 희노애락, 그 밖의 인사백반(人事百般)의 사상(事象)이 구현되고 있다. 우리가 섭취하는 영양이 체내의 각 조직에 심대한 영향을 미치고, 체액의 산도, 알칼리도에 크게 작용하며, 나아가서 인간의 정신조차 좌우하는 것은 이미 상식이다. 또 발에 고장을 일으키면 반드시 신장이 병에 걸리고, 더 나아가서는 심장, 혈관의 장해가 되며, 심한 경우에는 정신에 이상을 일으킨다. 이 사실은 트루에타(Trueta) 박사도 그의 저서 「신장의 혈액순환 연구」 Studies of Renal Circulation (1947) 속에서 서술하고 있다. 역으로 신장질환이 발에 영향을 미치는 수도 적지 않을 것이다. 다만 정신과 육체의 현저한 관련에 대해서는 뒤로 미룬다.

아무튼 이러한 밀접한 상호의존성, 상호작용성이 사실인 이상, 이를 고려하지 않고 정신과 육체의 어느 것 하나 혹은 인체 제 기관 내의 어느 것 하나를 다루어, 그것만을 아무리 정밀하게 관찰하고 기술해 봐도 그것은 거의 무의미 하다는 것이 쉽게 납득될 것이다.

그렇기 때문에 이러한 연구 태도를 추진시키면 추진시킬수록, 그 결과는 지식의 집적의 막대한 양에 반비례해서 더욱 구제하기 어려운 오류로 일탈해 가는 것이다. 이러한 사실이 종래 의학의 태도였다. 실제로 현대의학은 무수한 전문 영역으로 세분화되어 각각 독립과 고립을 요구하고 있는 까닭에, 이들 간의 깊은 관계는 상실되어 버렸다. 이리하여 인체 각 기관의 기능이나 질환을 오로지 개별적, 부분적으로 취급한 결과, 건강의 유지와 질병의 방지에 관한 진정한 과학은 완전히 파괴되어 버린 것이다.

분석과 종합의 통일이 존재하지 않을 때 분석은 단순한 부분에 대한 분해 혹은 해체로 끝나고, 종합은 단순한 부분의 수집 내지 나열로 끝나버릴 것이다. 통일 없이 분석의 깊이는 있을 수 없다. 종합의 높이도 또한 있을 수 없다. 이에 반해 이 통일이 바르게 이해되면 될수록 분석은 필요한 것을 정밀화하고 불필요한 것을 제외시켜 그 존재 의의를 획득할 수 있는 것이다. 현대의학의 분석이 심장원동력설이나 혈압 이록처럼, 혹은 영양 이론과 같이 정확함과 정밀함을 전혀 갖고 있지 못했던 것도 반드시 우연은 아니다. 지금이야말로 분석과 종합의 통일 혹은 귀납과 연역의 통일이 강하게 요구되지 않으면 안 된다.

이에 따라 니시의학은 인간의 경우 이러한 종합을 피부, 영양, 사지(四肢), 정신간의 관련에 있어서 행하려고 한다. 이들 각각은 비교적 자유롭게 단독으로 처치할 수 있는 것이 특징이며 (만약 단독으로 처치할 수 없다면 분석적 연구를 지도하는 것은 불가능 하다), 더구나 각각 인간 생활의 약 4분의 1을 지배하는 것이기 때문에 이들을 인간의 생존에 필요한 '4대 인자'라고 불러도 지장이 없을 것이다. 아울러 피부, 영양, 사지 이 3자를 잇는 정삼각형을 밑변으로 하고 그것을 통할(統轄)하는 정신을 정점에 둔 정사면체를 인간생존의 상징으로 생각할 수 있다. 이것은 수많은 임상적인 실례에 의해서 뒷받침되고 실증되고 있다.

이제 세 번째 본질이다. 니시의학의 철학은 인간에 관한 모든 사물 및 현상을 과거로부터 미래에 이르는 과정의 하나로서, 끊임없는 변화 발전의 모습으로 파악한다. 인류가 하등한 원시생물에서부터 점차 진화하여 그 형태, 구조, 기능 모두 새로운 환경에 적응할 수 있게 발달해 왔던 것인 이상, 이러한 과거를 말살하고 현재를 고찰하는 것은 심한 오류이라고 니시의학의 철학은 주장한다. 그러므로 우리는 먼저 역사적 사실을 회고하고, 그런 후에 현재를 논하고 장래를 연역해야 한다.

우리 인류가 원숭이의 일종에서부터 진화해서 현재에 이르렀다는 것은 다윈의 진화론만이 아니라, 태생학적으로나 해부학적으로나 혹은 생리학적으로나 심리학적으로나 의심할 여지는 전혀 남아 있지 않다.

태아는 명백하게 꼬리의 흔적을 지니고 있고, 또 태어날 당시의 영아의 팔은 다리와 같은 길이를 갖고 있으며 물건을 쥐는 힘을 갖추고 있다. 뿐만 아니라 다리는 약해서 구부러져 있고, 발바닥은 안으로 굽어 신체의 무게를 지탱하기에는 충분치 못하다. 아이들이 처음 걷는 것을 보면 그 몸매는 놀랄 만큼 고등 유인원, 특히 긴 팔 원숭이와 유사하고 다리는 여전히 구부러진 채로이며, 흔들리는 걸음걸이는 비틀비틀 하고 손은 신체와 직각으로 내밀고 있다. 이런 두세 가지 사실만으로도 인류가 원숭이와 같은 동물로부터 발달해 왔다는 것은 부정할 수 없을 것이다.

또 다른 동물에게는 유용하지만 인간에게는 이미 아무런 도움도 되지 못하고, 때로는 유해하기 조차한 소위 '흔적 기관'이 인체 내에 180개 이상이나 있다고 한다. 예를 들면 인간의 귀에는 그것을 움직이는데 필요한 모든 근육이 갖추어져 있음에도 불구하고, 그 근육을 지배하는 힘을 잃어버린 현재 그것은 전혀 무용한 것이 되고 있다. 우리 신체에 나있는 무수한 털에는 지금도 필요치 않는 근육이 갖추어져 있어서, 추울 때는 털을 곤추세워 소위 소름이 끼치게 되지만 그것은 조금도 방한용이 아니다. 또 사랑니라고 하는 이는 무용할 뿐만 아니라 때로는 불쾌한 염증을 일으키고, 맹장도 이와 비슷하다. 이러한 흔적기관이 아직까지 우리 몸에 남아 있는 것은 우리 인간의 신체가 진화했다는 것을 실증하는 것이다.

그러나 현재 진화론에 관한 문제가 모두 해결되었다는 것은 아니다. 진화의 원인에 대해서는 아직 많은 이론이 있고, 다윈의 '자연도태

설'에 대한 비판, 반박도 숱하게 나왔다. 그러나 그것은 오히려 생물학의 문제이므로 여기에서는 이 정도로 그치기로 한다.

아무튼 현실의 확고한 기초위에 선 우리의 철학에 있어서 중요한 것은 생물진화의 엄연한 사실이다. 우리 인간이 진화의 도정에 있기 때문에 그 법칙으로부터 벗어날 수가 없고, 인간이 갖는 모든 특성은 정신적인 능력과 같은 것에 이르기까지 진화의 사실을 고려하지 않고는 참으로 이해할 수 없다고 하는 것이 지금 우리에게 중요한 것이다.

그렇다면 우리 인류로 하여금 유인원의 굴레에서부터 비약시켜 현재의 경지에 도달케 했던 것은 대체 무얼까? 우리는 그 최대의 원인을 인류가 직립자세를 달성했다는 것과, 그에 따라 앞발이라는 속박을 벗어났고 여기에서 더 나아가 유능한 임무를 부여 받았다는데서 찾지 않을 수 없다.

오로지 포복 보행만 하던 유인원으로부터 직립보행을 섞어서 하게 되었던 인류로의 이행시기에 대해서는 지금도 여전히 분명한 결정이 내려지고 있지 않지만, 앞에서 서술했던 것처럼 대개 100만 년 전의 일이었다고 추정된다. 1891년 쟈바의 솔로 강가에서 발견된 '피테칸트로푸스 에렉투스' Pithecanthropus Erectus(직립원인)가 화석 속의 최고의 인류이며, 그다음 오래된 것은 1927년 중국의 북경 근교에서 발견된 '시난트로푸스 페키넨시스' Sinanthropus Pekinensis(북경원인)라고 한다.

그러나 이 시대의 인류는 포복보행과 직립보행을 함께 하고 있었으며, 인간이 완전히 직립해서 보행할 수 있게 되었던 것은 그다지 오래된 것이 아니지 않을까?

아무튼 인류는 이러한 과정을 경과하는 동안 언어를 발명하고, 불을 발견하고, 도구를 제작하고, 수렵을 알게 되고, 경작을 알게 되고, 목축을 알게 되고, 나아가서 문자를 발명하였으며, 이러한 문화의 진전에 따라 사용능력도 또한 점차 발달해 왔던 것이다.

니시의학은 그 발표 당초부터 인간을 끊임없는 변화의 모습으로 보는 것의 중요성을 항시 강조해 왔고, 이것이 니시의학의 기초에 있는 철학과 다른 철학과의 커다란 상이점을 이루는 것이며, 또 현대 의학에 대립하는 이유의 하나로도 되고 있는 것이다. 진화론에서 아무것도 배우지 않고 인간을 객관적인 주어진 것으로써 고정적으로밖에 생각하지 않았던 현대의학은 인류의 문화가 진보했음에도 불구하고, 많은 병이 만연하고 '사람은 병의 그릇'이라고 일컬어지는 근본적인 원인을 무엇으로도 설명할 수 없었던 것이다.

끝으로 네 번째 특질이다. 니시의학이 갖는 '기술성'을 들 수 있다. 이 문제는 극히 중요하고 더구나 우리의 일상생활에 커다란 영향을 미친다.

이상으로 니시의학이 어떤 특질과 내용을 갖고 있고, 또 그 철학적 기초가 어디에 있는가는 대체로 이해되었을 것이다. 니시의학의 기초는 실은 인간에 관한 제 과학의 '과학비판'이며, '과학개론'이라는 것을 다시 확인할 수 있는 것이다.

4. 니시의학의 건강관

앞에서 나는 니시의학의 철학적 특질을 말했다. 이제 한 걸음 더 나아가 여기에서는 건강에 관한 니시의학의 견해를, 또 이 이후에는 질병에 대한 통찰을 기술함으로써 니시의학의 철학적 기초를 완성하려고 한다.

가장 평범하게 보이는 문제가 실은 가장 난해한 문제이며, 더구나 인간에 있어서 가장 기본적, 본질적이라고 일컬어지는 것이 있다. 그 중에서 건강의 문제는 가장 두드러진 것일 것이다. 대다수의 사람들은 막연하게 "건강이란 병나지 않는 상태이다."하는 정도 밖에 생각하고 있지 않다. 한편 1948년 세계보건기구(WHO)에서 만든 '세계보건헌장'에는 "건강이란 신체적으로나 정신적으로나 사회적으로 완전한 건전 상태에 있는 것을 말하며, 단지 병에 걸리지 않았다고 하는 소극적인 상태는 아니다."라고 기술하고 있지만, 이것도 건강을 건전으로 대치시켜 설명한 것뿐이며, 건강의 정의조차 되어 있지 않다.

낮 동안에는 조금도 아프지 않았을 뿐 아니라 근육이 왕성하고 뼈가 굵고 가슴이 두터워 정기 발랄한 활동가로 보이던 사람이, 돌연이 어떤 병에 걸려 하룻밤 새에 넘어지는 수가 있다. 또한 용모가 건강해 보이고 인내심이 강하며 침착하던 사람이, 갑작스런 병 때문에 본연의 활동을 못하게 되는 수가 있다. 이에 반해 청소년 시기에는 약해서 병이 잘 걸렸던 사람이, 오히려 80, 90세까지 살아가는 경우도 적지 않다.

이렇게 무한한 유위천변(有爲千變)을 바라보고 건강에 대한 정확한 개념을 갖지 못한 사람들이, 심한 혼란에 빠져 건강이란 도대체 알 수가 없는 것이라고 하거나, 완전한 건강의 개념은 현실적으로 파악할 수 없는 환상에 지나지 않는다고 말하는 것도 무리는 아니라고 할 수 있다.

뿐만 아니라 일반적으로 지식층에 속한 사람들, 특히 학문과 예술에 종사하는 사람들 중에, 건강에 대한 일종의 멸시를 품고 있는 사람이 적지 않다. 그들 대부분은 문학, 음악, 미술, 조각, 철학, 과학 등에 있어서의 천재가, 종종 전혀 희망을 가질 수 없는 육체적 구조를 갖는 위약자, 즉 육체적 약자였다는 것을 잘 알고 있다. 소년시절 허약체였던 문호 톨스토이(Tolstoi, Leo Nikolaevic, 1828~1910)가 일찍이 말했던 "살면서 한 번도 병에 걸린 적이 없는 인간에 대해서는 나는 전혀 흥미를 느끼지 못한다."고 하는 말을 그들은 특히 흥미 깊게 생각한다. 그래서 건강이라고 하는 것을 마치 그들이 가장 사랑하고 있는 예민한 감수성, 섬세한 감각, 우수한 두뇌의 적인 것처럼 생각한다. 심한 경우 그들은 건강을 완강한 성격, 체력이라고 여기는 동시에, 그것을 둔감의 동의어로 생각하고 있다.

이상과 같은 경우는 극단적인 경우라고 해도, 그러나 정신의 건강에 관한 바른 개념의 결여는, 많은 문화인에게서 나타나는 한 현상이라고 하지 않으면 안 될 것이다. 그들 일부는 정신의 건강이라고 하는 것을 허위나 불평등에 대한 무신경한, 세속적, 상식적인 정신이라고 하는 식의 의미로 해석한다. 그리고 정신이 건강하지 않게 보이는 것에 창조적인, 심원한 정신적인 생명의 숨길이 있으며, 정신의 건강 따위는 극히 속된 것이기 때문에 본질적인 인간의 가치일 수 없다고 생각한다.

그렇지만 과연 그런 것일까? 건강이란 것이 그 정도로 다툴만한 것이 못된 평범한 것인가? 또 어떤 사람의 생각처럼 정신 혹은 육체의 건강, 불 건강은 새삼스럽게 논의할 것까지도 없이 당연한 것일까? 혹은 반대로 영원히 불가해한 것일까? 이러한 문제에 관한 니시의학의 견해는 논의가 진행됨에 따라 점차 명백해지겠지만, 어쨌든 위와 같은 생각을 일관하는 특징은 정신의 건강, 불 건강과 육체의 건강, 불 건강을 어떤 통일 하에 파악하지 않고 전혀 별개의 것으로 보고 있다는 사실이다.

그 당연한 결과로 신체의 건강을, 정신 건강을 위한 하나의 큰 요소라고 생각하는 사람은 거의 없다고 해도 좋을 정도이다. 사람들이 신체의 건강에 주의하는 이유는, 단지 병이 두렵고 오래 살고 싶기 때문인 것만은 분명하다. 그리고 인간의 정신현상에 관한 사항은, 순수하게 정신 속에서만 해결하려고 생각하고 있다. 역으로 정신현상이 육체에 어떤 영향을 미치는가는 생각도 해보지 않는 것이다.

이는 첫째로는 정신의 존재를 무시하고 육체의 건강만을 유일한 건강이라고 생각하여, 육체의 처치에만 힘을 기울여 왔던 현대의학이 짊어져야 할 책임이다. 그리고 바로 그런 이유 때문에 현대의학의 반동으로서 정신작용에 의해서만 병을 치유하고 인체를 건강하게 하려고 하는, 각종의 소위 '정신요법'이라는 것이 오늘날에 이르기까지 상당한 세력을 가질 수 있었던 것이다.

건강이라고 하는 개념의 이러한 분열은 우리에게 극히 불행한 일이었다고 하지 않을 수 없다. 현대 의학은 많은 건강요법과 함께 속히 타파되지 않으면 안 된다. 그리고 그 후에 건강의 바른 개념이 확립되어야만 한다.

그렇다면 건강이란 무엇일까? 이 중요한 문제를 논하기 전에 정신과 육체에 대해서도 조금 더 깊이 들어가 고찰해 두는 편이 더욱 타당하다고 생각한다. 정신과 육체 사이의 상호 작용성을 조금도 느끼지 않는 사람은 아마 한 사람도 없을 것이다.

괴테(Goethe, Johann Wolfgang, 1749~1832)는 "정신 없이 물질은 있을 수 없고, 물질 없이 정신은 있을 수 없다."고 했다. 그러나 중요한 것은 이 관련성을 어떻게 파악해야 하는가 하는 데에 있다.

그렇다면 정신과 육체의 관계란 대체 무엇을 말하는 것일까? 신체의 질환은 우리를 염세적으로 만들고 의기소침하게 한다. 특히 황달에 걸린 환자가 매우 우울해지고 때때로 착각을 일으키는 것은 잘 알고 있다. 수면 부족으로 기분이 무거울 때, 정돈된 사고 따위가 가능할 리 없다. 우리의 정의(情意)가 두통이나 치통에까지 영향을 미친다는 것은 누구나 경험한 바 있을 것이다. 이와 반대로 공포관념에 사로잡히면 피부가 창백해지고, 걱정거리가 있으면 식욕이 감소하며, 흥분하면 호흡이 빨라진다. 이러한 것을 정신과 육체의 관계라고 하는 것일까?

물론 이러한 현상도 역시 정신과 육체 양자 관계의 일종이기는 하다. 그러나 양자 사이의 이 같은 표면적인 관계밖에 볼 수 없다고 한다면, 우리의 문제, 곧 정신과 육체라는 문제의 본질적인 의미는 영원히 이해할 수 없을 것이다. 건강이라고 하는 개념이 불행한 분열을 초래한 것도 그것이 하나의 원인이 되고 있다.

니시의학은 정신과 육체의 관계를 이러한 표면적인 것으로서가 아니라, 보다 근원적인 것으로 파악한다. 즉 육체를 통해서 표현되지 않는 정신은 없고, 또 정신을 구현하지 않는 육체는 없다고 하는 의미에 있어서, 양자는 불가피하게 밀접하게 근원적으로 결합하고 있다고 생각하는 것이다.

니시의학에는 지성, 애정, 의지 등의 정신 현상이, 소화기관이나 내분비선의 상태에 의해서 얼마나 심대한 영향을 받는가 하는 문제에 세심한 주의를 기울이면서 끈기 있게 관찰해 왔다. 또 역으로 인간의 정신상태가 신체의 각 기관과 각 조직에까지 미치는 현저한 작용, 특히 사람이 중태에 빠져서 육체의 기능이 거의 상실되어버린 그러한 때의 정신의 결정적인 작용을 꾸준히 추구해 왔던 것이다.

내장 장해, 특히 만성 장 마비는 종종 사람을 우울하게 하고 내성적으로 만들며, 자극에 민감하고 흥분하기 쉬운 정신상태에 빠뜨린다. 그것은 허무감, 허탈감, 피로감, 망상, 무감각, 의기소침, 방심상태 등 모든 정신적 비참함의 원인이 되며, 또 사고력의 감소, 인생에 대한 흥미의 상실, 의욕결핍, 도의심의 전도, 결단력의 부족, 집중력의 결여 등이 여기에 기인하고 있는 경우도 결코 적지 않다.

커다란 비애, 공포, 불안, 근심, 걱정, 과로 등은 그것만으로는 결코 정신 착란의 원인이 되지는 않는다. 신체가 건전한 사람은 이런 정신적 요인을 극복하려고 전심전력하게 된다. 그러나 이들 정신적 요인에 신체의 결함, 예를 들면 만성장장해라든가 내분비선장해 등이 더하게 되면, 그것을 극복하려고 하는 노력조차 충분히 할 수 없게 된다. 그로 인해 결국 정신쇠약에서 정신이상, 정신착란, 그리고 나아가 자살에 이르는 경우까지 생기는 것이다.

여기에서 내분비선이라고 했던 것은 송과선, 뇌하수체, 갑상선, 부갑상선, 흉선, 부신, 생식선 및 췌장과 같은 것을 말한다. 그것들은 각각 특유한 내분비(호르몬)를 직접 혈액 중에 분비하든가, 혹은 간접적으로 임파관을 거쳐 혈액 중에 수송하고 있다. 그리고 그것은 혈액 순환에 의해 신체의 다른 기관에 도달하는 기능에 현저한 영향을 미치게 된다. 따라서 내분비선의 상태가 인간의 정신생활과 얼마나 밀접한 관계를 갖는 것인가는 상상하기 어렵지 않을 것이다.

예를 들면 갑상선의 기능이 항진하면 정신은 극도로 과민해지고 그로 인해 권태를 느끼면서 쉽게 피로하게 되는데, 그에 반해 그 기능이 감퇴하면 신진대사나 동작이 완만해지고 지능 정신의 발달에 장해를 일으키게 된다. 또한 흉선의 기능이 감퇴하면 감각은 무디어지고 동작은 완만해지며 모든 발육이 떨어져, 백치 상태를 나타내는 경우도 있다. 한편 부신의 기능이 부전하면 끊임없는 피로감을 수반하여 무기력, 권태하게 되며, 또 기능이 과민하면 노화가 쉽게 된다고 한다.

이상은 극히 부분적인 예를 든 것에 지나지 않는다. 그러나 이것만으로도 나태, 오만, 질시, 분노, 음란, 탐욕, 잔학성 등의 소위 죄라는 것이, 결코 정신만의 문제가 아니라는 것을 쉽게 이해할 수 있을 것이다. 이러한 죄를 오로지 종래의 도덕적 규준에 의해서 다스리고, 징벌이나 훈계나 정신 수양만으로 교정하려고 하는 것은 너무나 관념적·형식적이라고 해도 지나치지 않을 것이다. 그런데 가정 내에서나 직업상 크고 작은 많은 비극 중, 내분비선의 이상에 원인이 있는 경우가 생각보다 많다는 것을 알게 되면 누구나 전율할 것이다.

다음에는 이와 반대로 정신이 육체에 미치는 근본적인 작용에 대해서 알아보자. 매우 민감하고 신경질적인 성질 때문에 음식에 대한 불평이 많아 항시 소화불량을 호소하던 사람이, 사회나 가정 혹은 음식사정의 갑작스러운 변화에 의해서 이러한 성격이 일변한 이래 유쾌한 기분으로 식사하게 되고, 그에 따라 오랜 동안의 소화불량도 또한 완전히 해소되게 되었다는 식의 몇 가지 예를 흔히 주위에서 볼 수 있다.

무언가 좋지 않은 소식에 접했을 때 식욕이 감소한다고 하는 정도의 상호 관련성만을 머리에 그리고 있는 사람에게는 도저히 상상할 수도 없는 정도로, 비애, 공포, 불안, 초조, 고뇌, 절망 등의 정신상태가 여러 내장기관에 주는 영향은 심대하다. 예를 들면 그 때문에 위는 그 활동을 중지하고 장은 과도하게 자극을 받음으로써, 바른 운동은 오히려 늦어지게 되는 수가 많다. 이에 대해 신념이라든가 자신, 용기, 쾌활, 희망 등은 소화기관 전체에 걸쳐 그 분비물을 촉진시키는 효과가 있다. 끊임없이 변화되는 심적 상태에 상응하여 인체의 각 기관,

각 조직이 극히 예민하게 반응하는 것은 아주 경탄할 만하다.

또 다른 예를 보자. 어느 날 진찰 결과를 손에 받아들고 있는 사람이 있다. 그는 내장기관의 장해 등을 보고 받는 것만으로 참으로 구하기 힘든 질환에까지 빠져버리는 수도 많아. 그때까지 정상적으로 활동을 계속하던 기관이나 조직이 병이라고 선고받게 되거나 나쁜 암시를 받거나 하면, 그때부터 그 기관의 기능에 이상을 일으키기도 한다. 더욱이 자신의 질환에 신경질적으로 되어, 그것을 치료하려고 초조해하면 할수록 증상은 점점 악화할 것이다. 특히 사람이 중태에 빠졌을 때의 정신이나 암시의 작용은 환자에 대해서 거의 결정적인 작용을 하며, 생사가 그에 의해서 결정된다고 해도 과언이 아니다.

인간에게 있어서 정신과 육체란 각각 고유의 기능을 갖고, 일단 분리시켜 생각하는 것도 가능하다. 더구나 양자의 관련이 표면에 나타나지 않을 때에는 그것들은 거의 무관하다고 볼 수 있을 것이다. 그러나 그것은 너무나도 표면적인 견해라고 해도 틀림없다.

오히려 역으로 다음과 같이 해석하는 것이 가장 합리적이지 않을까? 정신과 육체 사이의 눈에 보이지 않는 상호 침투가, 출생 이래 오늘에 이르기까지 매일매일 쌓여서 정신과 육체는 내면적으로 깊이 결합하게 된다. 그 결과 신체 각 기관의 상태는 성격에, 또 시시각각의 정신 상태는 체질에 영향을 미쳐 그것이 방금 말한 것과 같은 현저한 예가 되어 나타난다고 생각한다. 신체의 상태가 좋을 때에는 작은 새의 울음소리조차 왠지 아름답게 들리지 않는가? 이는 우리의 일상에서 흔히 접하는 경험이지만, 오랜 세월에 걸친 이런 관계가 우리의 미적 생활이나 윤리적 생활에 많은 영향을 미치고 있다는 것은 당연하다고 하겠다. 이와 함께 우리의 마음이 큰 희망에 차있을 때 우리는 자기의 신체를 거의 의식하지 않는데, 이것 또한 보통의 경험이다. 그러나 이러한 미세한 심신의 관계조차 오랜 세월 동안에는 우리의 체질을 좌우할 수 있을 것이다.

니시의학에 있어서는 매우 많은 관찰과 실험과 추구에 의해서 정신과 육체간의 근원적인 관계, 즉 인간의 정신과 육체는 그 양자가 서로 어울려 비로소 인간으로서의 기능을 온전히 한다고 하는 것을 명확히 통찰했던 것이다.

이렇게 해서 니시의학은 현재의 과정에 있어서의 정신과 육체의 상호 의존성과 상호 작용성을 끊임없이 관찰하고 추구해 왔던 것이지만, 또 한편 이 문제를 철저하게 해명하고 그 기초를 완성하기 위해서는 정신 및 육체의 진화론적 및 발생학적인 고찰을 항시 중요시 해왔던 것이다.

우선 아메바와 같은 원생동물은 세포 하나로 이루어진 단세포 동물인데, 소화나 호흡, 배설, 운동, 번식 기타 일체의 생활 작용은 한 개의 세포 내에 있어서 영위되며 조직이나 기관도 없다. 그러나 감각이나 의식이라고 생각되는 것은 외피에 의한 촉각으로 갖고 있고 환경에 적응하도록 위족(僞足)을 내서 이동하며, 또 생활하기에 부적당한 환경에 처하게 되면 휴면 상태에 들어간다. 여기에서는 아직 의식과 다른 생활 활동과의 분리조차 이루어지고 있지 않다고 생각된다.

원생동물은 물론 해면동물도 역시 환경에 적응하기 위한 감각을 갖고는 있지만 신경계라고 부를 수 있는 것은 없다. 그러나 강장동물의 어떤 종류에서는 신경세포가 망상을 이루어 산재하는 것이 발견된다. 이렇게 동물이 진화함에 다라 의식은 다른 활동에서 점차 분리되어 신경세포가 생성되고, 그것이 신경절 또는 신경구가 되어 중추의 작용을 하며, 감각도 분화하여 촉각, 시각, 청각이 되어 작용하게 된다.

더욱 진화해서 척추동물이 되면 그중 가장 하등한 부류에 속한 원구류에 있어서 비로소 환경에 대한 명료한 적응작용이 인정되고, 교감신경(잠재의식)이 나타나 감각이나 의식은 현재의식과 잠재의식으로 나누어진다. 현재의식도 또한 고등한 어류 등에서는 시각, 청각, 후각, 미각, 촉각이라는 소위 오관으로 발달, 분화하여 충분히 작용하고 있다. 나아가서 양서류, 파충류, 조류 및 하등한 포유류의 시대가 되면 스스로를 처리하고 외계에 적응할 만한 오관의 능력은 차례로 발달해 오지만, 그 잠재의식은 아직 극히 단순한 것이다.

그러나 이들 포유류에 있어서도 교감신경 외에 부교감신경(미주신경)이 작용하고 있는 것이 보이며, 고등동물이 됨에 따라 잠재의식은 교감, 미주신경으로 분명하게 분리되어 각각의 기능을 담당하게 되는 것이다. 현재의식이란 생리학자가 말한 동물성신경(뇌척수신경)인 것이며, 잠재의식이란 식물성신경(자율신경)인 것이다.

인간에게 있어서 의식이 고도의 발달을 이루게 되면, 그것은 '정신'이라고 일컬어진다. 그 작용이나 능력은 극히 미묘하며 다른 생활 활동에서 완전히 독립한, 완전무결한 것이라고 생각된다. 그러나 그것이 아무리 완절 무결한 것이라고 하더라도 지금까지 보았던 것처럼 인간의 정신은 어디까지나 생활 활동의 일부분이 분화 발달했던 것이며, 또 그것은 생물 발전의 한 단계에 있는 것이다. 이러한 인식이 중요하다.

확실히 과거의 철학은 이러한 명확한 과학적 사실을 망각하거나 무시했고, 그런 의미에서 많은 오류를 범해왔던 것이다. 현실의 확고한 기초 위에 세워지지 않은 철학이론이 어떻게 인간의 정신이나 육체를 참으로 변혁 개조하는 힘이 될 수 있을까? 바로 그렇기 때문에 종래의 관념론 철학, 유심론 철학은 정신이나 이성의 권위를 무조건 인정하면서도, 정신에 의해서 우리 인간 전체를 변화시키는데 대해서는 전혀 무지 했었던 것이다. 또 종래의 유물론 철학은 정신이 갖는 위대한 작용을 과소평가하고 있었기 때문에, 현대의학의 무력과 미망을 바르게 비판할 수조차 없었던 것이다.

우리는 정신과 육체의 문제를 어디까지나 현실에 입각해서 사색하고 추구해야만 한다. 더구나 그것은 진화론적인 고찰에 의해서 뒷받침 되어야만 한다. 자연계에 서식하는 동물에 있어서는 육체적 활동과 정신적 활동은 나누어질 수가 없으며, 정신 및 육체는 '일원(一元)'으로 작용하고 있다. 인간의 경우에도 유년기의 경우는 이와 유사하지만, 성장함에 따라 정신적 활동이 육체와는 독립적으로 작용할 수 있게 되면 정신과 육체의 관계를 '이원(二元)'으로 생각하지 않을 수 없게 된다. 이 과정에서는 양자가 아직 통일되어 있지 않으며, 따라서 심신의 자유도 역시 획득되고 있지 않다. 사람들 중에는 일생동안 이런 상태로 지내는 사람도 적지 않다.

그러나 사람에 따라서는 일단 더 전진해서 정신과 육체를 하나의 통일로까지 바르게 이끌어 여기에 도달하고, 뒤에 설명하는 것처럼 '有'를 '無'로 깨닫는 '공관(空觀)'에 들어가는 것도 가능하다. 이러한 경우에는 일원이 심신 이원으로 분열해서 대립하고, 나아가 그것이 합일해서 보다 고차의 '일원'으로 복귀한다고 생각된다. 합일해서 얻어진 새로운 일원이 앞의 일원과 형식적으로는 전혀 같은 것이면서도, 본질적으로 성질을 달리하는 것이라는 것은 다시 말할 것도 없다.

물론 이러한 각 변화에 통하는 통일적인 실재를 생각하고 그것을 하나의 개념으로 가질 수도 있는 것이고, 이 같은 실재론에서는 스피노자의 일원론이 가장 타당하다고 생각된다. 방금 설명한 것처럼 정신과 육체(혹은 물질)가 분열과 합일의 다양한 과정을 거쳐 변화하고 발전한다는 사실을 상기하고 반성하면 정신과 육체는 본질적으로 같은 실재이며, 단지 그 표현 방식이 다른 것이라고 생각하지 않을 수 없을 것이다. 그렇게 생각하는 것이 가장 논리적이며 또한 실증적이라고 할 수 있다.

그러나 단지 그것만을 고찰하는 것으로는 아직 불충분하다. 철학의 이름에 값하는 것이 될 수 없다. 철학이 참으로 철학이기 위해서는 그 이론을 뒷받침할 만한 실천적 근거가 절대로 필요하다. 즉 단지 정신과 육체가 같은 실재의 상이한 양태라는 것을 확정하는 것만으로 그치지 않고, 양자가 어떤 표현 방식을 취하고 어떤 상호작용을 하는가를 끊임없이 관찰해야 하며, 나아가 앞에서 설명했던 것과 같은 심신상관의 변화 과정에 깊이 주의하여 그 속에서 정신 및 육체의 이상적인 관계를 발견하고 거기에 도달하는 방법을 추구하지 않으면 안 된다. 여기에야말로 종래와는 다른 새로운 철학의 방법이 있다.

니시의학은 이 점에 많은 관심을 기울여 왔다. 인간정신은 어느 때 가장 주체적이며 자유로울 수 있는가? 즉 인간은 어떤 상태에서 자기의 정신 및 육체의 전체를 지배할 수 있을까? 이 문제야말로 니시의학이 스스로 짊어진 최대의 과제였다. 그리고 그 이상적인 상태를 교감신경과 부교감신경이 항시 같은 강도의 자극을 받고 있는 조화적인 평형상태(길항상태)에서 발견했던 것이다.

이에 대해서는 좀 더 자세히 설명해 두어야 하겠다. 인간의 신경계통이 동물성 신경계통과 식물성 식물계통이라는 양대 계통으로 대별

되는 것은 이미 설명했다. 전자는 또한 척추신경계통이라고도 불리는 수의적(隨意的), 즉 우리의 의지에 따라 자유롭게 되는 신경이며, 후자는 내장신경계통 또는 자율신경계통이라고도 불리는 불수의적인 것, 즉 우리의 의지에 의해서 그다지 자유롭게 되지 않는 신경이다.

동물성 신경계통은 감각기나 근육에 작용하고 있고 의식, 감각, 사유 등 인간의 정신작용도 또한 여기에 속한다. 이에 대해 식물성 신경계통은 여러 내장기관이나 혈관이나 선(腺) 등에 분포되어 있다. 머리가 가려울 때 손을 올려 긁는 동작은 동물성 신경계통에 속하기 때문에 우리의 의식에 의해서 자유롭게 되지만, 위가 확장할 때 그것을 수축하려고 의식해도 그것은 식물성 신경계통에 속하는 것이기 때문에 우리 마음대로는 안 된다.

그러나 이렇게 일반적으로는 불수의적인 식물성 신경계통도 우리의 의식에 따라 자유롭게 다룰 수 있게 되는 것이 인간의 최대 자유라고 생각된다. 식물성 신경계통은 절대적으로 불수의적인 것은 아니다. 동물계에서는 의지의 힘에 의해 여기에 작용하는 것은 거의 불가능한 일이다. 그러나 인간에 있어서는 이에 작용을 가하는 것이 어느 정도 가능하다. 즉 인간의 정신, 예를 들면 사유나 관념은 우선 동물성 신경의 의식 속에 들어가서 그것이 식물성 신경에 작용을 가해, 그 결과 사유나 관념에 따른 생리적 혹은 심리적인 상태를 초래할 수가 있다.

여기에서 중요한 것은 정신이 동물성 신경의 의식을 매개해서 식물성 신경에 작용을 가하는 경우, 가장 효과적인 조건이 무엇인가 하는 것이다. 그것은 동물성 신경의 의식상태에도 의하지만, 특히 그 결정적인 조건은 식물성 신경이 교감신경과 부교감신경의 길항 상태에 있다고 하는 것이다. 이런 때 인간은 참으로 자유이며, 자기의 전체를 자신의 의지대로 이끄는 것이 가능해질 것이다. 그리고 또 이런 상태에서 비로소 인간의 전 세포 조직은 균형을 지키고, 인체 내의 각 기관은 정상적인 기능을 영위하여 심신의 평형상태가 지켜질 것이다. 이것을 우리는 수많은 경험적 사실에서 실증할 수 있다.

이미 느꼈겠지만 지금까지 이야기한 것과 같은 인간의 상태를 니시의학에서는 '건강'이라고 부르고 있다. 즉 건강이라고 하는 것을 우리는 다음과 같이 정의할 수 있다.

건강이란 잠재의식이 교감신경과 부교감신경의 조화적인 길항 상태를 견지하고, 따라서 인간의 잠재의식에 의해서 그 생리와 심리를 지배할 수 있는 상태에 있으며, 더구나 심신이 융화적, 통일적인 평형 상태에 있는 것이다.

건강에 대한 이런 식의 정의에 의하면, 낮 동안에 조금도 아프지 않고 건강해 보이던 사람이 갑작스런 병으로 하룻밤 사이에 쓰러지거나, 이와 반대로 청소년 시절에 약질로 병에 시달렸던 사람이 생각할 수 없는 고령을 맞는다거나 하는 것에 대한 의문은 흔적도 없이 사라져 버릴 것이다. 현대의 의학자가 건강하다는 것을 보장했더라도 이와 같은 정의를 가지고 보면 꼭 그렇다고 단언할 수도 없는 것이다. 또 건강이라고 하는 것을 위대한 인간정신의 반대물인 것처럼 생각하는 일부 지식인들의 오류 또한 스스로 명백해진다.

그렇다면 이러한 건강 상태를 우리는 과연 어떤 감각으로 받아들이는 것일까? 이제 이 문제를 생각해 보자.

식물성 신경계통이 교감신경과 부교감신경이라는 두 가지 다른 계통에 의해서 구성되어 있다는 것은 이미 설명했다. 부교감신경은 그 중 가장 중요한 것이 미주신경(폐위신경)이라는 데에서, 일명 미주신경이라고도 불린다. 그런데 인체 내의 내장기관이나 혈관이나 선(腺)에는 이 두 종류의 신경이 들어가 있고, 더구나 그것들은 서로 길항적으로 작용한다. 즉 하나의 기관에 대해 한쪽이 그 활동을 심하게 하도록 작용하면, 다른 쪽은 그것을 약하게 하도록 작용하는 것이다. 예를 들면 교감신경은 체온을 올리려고 하는데 부교감신경은 체온을 내리려고 한다. 장의 연동운동에 대해 전자는 이를 촉진시키고 후자는 이를 억제하도록 작용한다. 소화액의 분비에 관해서도 마찬가지다. 또 혈관 벽에 대해서는 전자는 이를 수축시켜 혈압을 올리는데 반해, 교감신경은 그것을 넓혀서 혈압을 내린다. 동시에 전자는 심장을 수축시키지만 후자는 이를 확대시킨다. 일반적으로 교감신경은 내장기관의 운동이나 기능을 억제하도록 작용하고, 이에 대해 부교감신경은 그것을 촉진시키려고 작용한다. 그리고 이러한 두 종류의 신경계통이 서로 상반되게 작용함으로써 내장기관의 기능이 조절된다.

지금 건강한 경우를 생각해 보면 그 길항상태는 완전히 조화되어 있고 그로 인해서 안정도가 높은 평형이 보장되고 있는 것이다. 즉 여러 내장기관, 혈관, 선 등에 들어 있는 교감신경과 부교감신경은 항시 같은 강도의 자극을 받고 있고, 그 결과 우리는 인체 내 각 기관의 존재를 거의 인식하지 않는 것이다. 그곳에 아무런 통증이나 고통이 없을 뿐만 아니라 그 기관의 위치, 형상, 구조, 기능, 상태 등에 신경을 쓸 필요도 없다. 그것에 대해서 고민할 것도 생각할 것도 더구나 느낄 것도 없다. 이러한 상태는 '無' '中' '零' '虛' 혹은 '空'이라고 부르는 것이 가장 어울릴 것이다.

이렇게 건강한 경우 교감신경 및 부교감신경은 같은 강도의 자극을 받게 되고, 따라서 감각의 평형상태가 지켜지기 때문에 각 기관의 존재를 의식하지는 않지만, 그렇다고 그것이 자극이나 감각이 없다는 것을 뜻하는 것은 아니다. 감각이 어떤 양을 갖고 있든, 실질적으로 감각이 없는 것과 같다고 하는 것이다. 서로 대립하는 두개의 감각이 존재하고서의 '無' '零' '空'이지, 그것들이 존재하지 않으면 평형이라든가 조화라는 말 자체의 의미조차 상실된다. 이점에 깊이 유의하지 않으면 안 될 것이다.

모든 것은 자기와 똑같아서는 발전할 수가 없다. 발전하기 위해서는 서로 대립하고 서로 길항하고 서로 부정하는 요소가 절대로 필요하며, 이들 제 요소가 우리에게 '有'로서 파악된다. 그리고 이들 '有'가 갖는 모순, 부정, 대립이 '無'를 매개로 해서 통일되고, 다음 단계로 나아가는 데에 새로운 발전이 생긴다. 이렇게 '無'는 '有'가 갖는 대립을 부정하고 극복하여, 보다 새로운 '有'로 존재를 몰아세우는 작용을 갖고 있다. 여기에서 생성된 '有'가 앞의 '有'에 대해서 한 단계 고차원의 존재라는 것은 말할 것도 없다. 이것이 발전이라고 하는 것의 의미이다. 그리고 또 세계란 '有'가 '無'로 이행하고, 또 '無'가 '有'로 이행하는 무한적 발전단계인 것이다.

헤겔의 변증법에서는 정·반·합(正·反·合)의 발전단계 중의 반의 의미를 갖는 것으로서의 '無'가 규정되고 있다. 또 인도철학에 있어서의 '空'은 범어(Sanskrit)의 역어로 그것은 자아의 망상 집착을 타파하고 각종 관념, 각종 독단의 굴레로부터 해탈하는 것, 즉 파집(破執)을 의미한다. 앞에서 '無'라든가 '空'이라고 한 것도 아무것도 아닌 無, 공허한 無, 사물이 결여된 無, 대상이 없는 無 등을 의미하지 않고, 어디까지나 발전의 매개가 되는 '無'를 의미하는 것이다.

신플라톤학파의 확립자로 유명한 그리이스 철학자 플로티노스

(Plotinos, 204~270)는 이렇게 말했다. "모든 존재는 일자(一者)라는 사실에 의해서 실재한다."이 '일자(一者)'라고 하는 이념이야말로 니시의학의 핵심을 이루는 사상이다. 여기에서 '일자(一者)'라는 것은 그리이스어에 있어서 To Hen, 영어로는 The One, 독어로는 Das Eine, 불어로는 L'un의 역어이다.

철학용어로서의 일자는 수의 '일'과는 다르고, 일반적으로 그것을 내용적으로 다른 것, 즉 '타자'(독어로 Das Andere)로부터 구별하기 위해 쓰는 용어이며 '어떤 자'(독어로 Etwas)와 동의어인데, 플로티노스의 철학에 있어서는 일자는 모든 사유, 의식을 초월한 만물의 원천인 유일한 실재를 의미한다. 이들 용어의 사용방법의 차이에 따라 원어에도 몇 가지 차이가 있다. 예를 들면 영어의 경우 1은 One, 일반적인 철학 용어로서의 일자는 The one, 플로티노스 철학에 있어서의 일자는 앞에서 말한 바와 같이 The One이다.

플로티노스의 제자 폴퓨리오스(Porphurios, 232년경~304년경)에 의해서 편찬되어 출판된 그의 저서 『에네아데스』 Eneadess에서는 일자에 대해 다음과 같이 쓰고 있다.

모든 존재는 일인 까닭에 존재인 것이며, 일이지 않고서는 존재할 수 없다. 군대든, 가정이든 일에 의한 통일 없이는 일개의 군대로서, 집으로서 존재할 수 없다. 연속적인 양적존재와 같은 것도 또한 마찬가지이다. 이들 중 어떤 존재든 각각 그 일임을 잃을 때 부분적으로 분해되어 그것의 이전 성질을 잃고, 이들 부분은 이미 앞의 것이 아니라 새로운 존재가 되는데, 이들은 이들대로 역시 일인 것에 의해서 이렇게 새로운 존재가 될 수 있는 것이다. 건강은 신체의 제요소가 하나로 조화됨에 의해, 미는 이를 이루는 부분이 하나의 짜여진 형태를 얻음에 따라, 마찬가지로 덕은 영혼의 부분이 조화를 얻어 일로 향하는 데에서 연유한다.

　이처럼 플로티노스가 말한 일자란 모든 존재를 참으로 존재이도록 하는 조화, 통일의 원천인데, 그러나 이것이 통일을 형성하는 원천이므로 일자는 단순한 하나의 존재 혹은 단순한 하나의 통일에 그치는 것일 수 없다. 그것은 각 실재에 대해서 보다 일반적인 것이며, 그들의 궁극적 원인이 되는 것이다. 즉 그들 스스로는 어떤 원인에서도 유래하는 것이 아니기 때문에 일자는 이른바 '무원인의 원인'이라고 할 수 있는 것이며, 원인의 피안에 있는 것이라고 하지 않으면 안 된다.

　그렇다면 일자와 다른 존재의 관계는 어떤가? 이 문제의 해답으로 플로티노스는 일자로부터 다른 모든 존재가 유출하는 과정을 논했다. 이성도, 영혼도, 자연도 또 물질도 모두 일자로부터 산출 된다는 것이다. 이것이 곧 플로티노스의 학설이 '유출설(流出說)'이라고 일컬어지는 까닭일 것이다. 그러나 이들의 존재와 달리 일자는 다른 어떤 것도 필요로 하지 않는다. 스스로 만족하고 있기 때문에 다른 원리를 요구하거나 갈망하거나 하지 않는다. 즉 일자는 '가장 완전한 것'인 것이다. 그 일자의 '완전성', '자기 충족성'에 대해서 플로티노스는 다음과 같이 말하고 있다.

　그 자기 충족성에 있어서 가장 완전한 일자는, 아마 그렇기 때문에 그 자기충족성에 있어서 가장 잘 이해될 것이다. 왜냐하면 가장 완전한 것은 스스로 충족하는 까닭에, 다른 아무것도 필요하지 않기 때문이다. 완전한 일자가 아니라 다(多)로 이루어진 것은 한 개의 존재이기 위해서 일을 필요로 하지만, 일자는 스스로 일이 되기 때문에 스스로를 필요로 하지 않는다. 또한 그뿐만이 아니라 다(多)를 포함하는 것은 그만큼 다른 것을 필요로 하지만, 완전한 일자는 스스로나 타(他)를 전혀 필요로 하지 않는다. 모든 존재는 그를 그 원인으로 우러르지만 그의 초월적 존재는 스스로에서도 다른 존재에서도 연유하지 않는다. 아울러 그는 타로부터 부가된 우연에 의해서 선하게 살아가는 자가 아니라 그 스스로 본질적으로 선하게 살아가는 자이며 행복한 자이기 때문에, 그 행복을 타에서 구하려고 할 필요가 없다. 그는 또한 어떤 장소에도 없기 때문에 그가 서야 할 아무런 지반도 필요로 하지 않고, 따라서 스스로를 지탱해야 할 지주도 찾지 않는다. 그는 모든 것의 제1원리이기 때문에 그 밑에 위치하는 어떤 것도 필요로 하지 않는 자기충족자인 것이다.

나아가서 일자와 사유나 의식과의 관계는 어떻게 되는 것일까? 플로티노스에 의하면 일자에게는 사유나 의식이 없는 때야말로 가장 순수한, 가장 완전한 조화통일이 이루어지는 것이다. 일에 몰두하고 있을 때, 그 사람은 일을 하고 있다는 의식을 갖고 있을까? 내장기관이 충분히 그 기능을 담당하고 있을 때, 그 사람은 과연 내장의 활동을 의식하는 것일까? 그렇지는 않을 것이다. 이 문제에 관한 플로티노스의 견해를 다시 한 번 '에네아데스'에서 인용해 본다.

이 일자에는 사유도 없다. 그렇지 않다면 일자 안에 타가 있게 되기 때문이다. 또 운동도 없다. 왜냐하면 그는 사유 활동이나 운동에도 앞서기 때문이다. 만약 사유한다고 하면 도대체 그는 무엇을 사유하는 것일까? 아마 그 스스로일 것이다. 하지만 그렇게 되면 사유하기 이전에는 스스로에 대해서 무지였던 것이 되고, 스스로를 알아 갈 필요가 있다는 것이 된다. 더군다나 그는 타인에게 아무것도 필요로 하지 않는 자기충족자이기 때문이다. 그런데 또 스스로를 사유하지 않고 스스로를 알려고 하지 않는다고 해서, 반드시 스스로에 대해서 무지하다는 것도 아니다. 아마 일반적으로 무지하다고 하는 것은 어떤 것이 다른 것을 알지 못하는 것으로, 두 가지 것의 관계를 연상하고 있다. 확실히 일자는 아무 것과도 관계하지 않고 전혀 혼자로 있다. 그렇기 때문에 그는 아무것도 알지 못하지만 또 아무런 모르는 것도 갖고 있지 않다. 뿐만 아니라 그는 스스로를 사유하는 것도 필요로 하지 않는다. 왜냐하면 그는 일이며 그 스스로와 함께 있기 때문이다.

플로티노스는 조화통일이 모든 실재의 근저가 되고 있다는 것을 직관함으로써 일자를 존재의 제1원리로서 규정하고, 그것을 무의 상태에 있어서 파악하고 있다. 이런 점에서 그의 철학에는 놀랄만한 것이 있으며, 이런 의미에서 그의 철학은 바르게 평가되어야 한다.

그러나 일자를 인식하고 그것에 도달하는 방법을 구체적 실천적으로 보이는 것은 그가 이룰 수 있는 것이 아니었다. 플로티노스는 그에 대해 "다만 눈을 밖으로 돌려 주위로 향하는 것이 아니라, 일자를 향하고 일자를 직시하면 된다."는 식으로 기술하고 있을 따름이다. 그의 철학이 '신비주의'라든가 '관념론'이라고 불리는 것은 이 때문이며, 그것은 "영혼은 육체 없이 그 스스로 실재할 수 있다."고 하는 식의 독단을 그가 주장하고 있다는 데서도 알 수 있을 것이다. 철학과 과학을 종합한 장소에서 사색하지 않았던 플로티노스의, 그의 철학의 한계가 여기에 있다고 할 수 있다.

그러나 플로티노스가 직관한 진리를 우리는 무시해서는 안 된다. 그의 철학을 우리는 일보 전진시키지 않으면 안 된다. 즉 일자의 철학적 의의를 심화하고 거기에 도달하는 방법을 탐구하지 않으면 안 되는 것이다. 여기에야말로 새로운 철학의 출발점이 있다고 할 수 있을 것이다.

여기에서 '완전하게 조화를 갖춘 상태, 다시 말하면 완전한 존재'를 새롭게 '일자'라고 정의한다. 그러나 이 경우 일자는 단지 플로티노스의 철학에 있어서의 의미만을 갖는 것은 아니다. 그것은 여기서 설명한 것처럼 현실의 확고한 기초 위에 조직된 철학이론을 갖고, 나아가 그 실천성과 기술성에 의해서 강력하게 뒷받침된 인간의 최고원리인 것이다. 이리하여 우리는 건강에 관한 다음과 같은 간명한 명제를 얻을 수 있다.

인간의 건강이란 그 심신이 완전히 일자를 유지하는 것이다. 또 건강의 진수는 일자를 유지하여 인체의 각 기관, 각 조직과 그 환경을 무로 보는데 있다.

그러므로 니시의학의 철학은 건강의 근본원리를 파악하고 실천하는 방법과 그 이론이라고 볼 수 있는 것이다.

5. 니시의학의 질병관

현대의학이 건강이라든가 불 건강 혹은 질병이라는 것에 대해서 진지한 사색으로부터 얼마나 멀고, 과학적인 연구방법으로부터 얼마나 일탈해 있는가 하는 것은 상상하기 어려울 정도이다. 오히려 아연실색할 정도이다.

현대의학자들은 건강에 관한 바른 개념을 전혀 갖고 있지 않다. 이에 대해서는 독자도 이미 느꼈을 것이다. 그러나 놀랍게도 그들은 불건강 이라든가 질병에 대해서도 역시 견해다운 것을 전혀 갖고 있지 않았고, 그러면서도 보건치병에 종사해 왔던 것이다. 각종 질병은 단절되기는커녕 오히려 날뛰고 있는 한편, 병의 종류는 엄청난 숫자로 불어 통계에 나타난 것만으로도 천 수백 가지, 끈기 있는 학자가 센 결과로는 17만 6천이라는 가짓수에 달하고 있는 것도 반드시 우연만은 아닐 것이다. 그건 그렇고 가장 아이러니한 것은 현재 의사와 의학자들조차도 환자와 마찬가지로 질병에 시달리고 있다는 사실이다.

현대의학은 인간의 건강에 관한 연구를 중시하지 않고, 질병의 연구에 그 주된 관심과 노력을 기울여 왔다. 그렇다면 그렇게 많은 관심을 기울여온 질병에 대해서, 현대의학자들은 도대체 어떤 해석을 해왔던 것일까? 그것은 모든 질환의 원인을 막연하게 어떤 세균, 어떤 독소, 혹은 기관이나 선(腺)의 어떤 기능 부전에 돌리고 있다. 신체는 끊임없이 그들 세균이나 독소와 항쟁하고 있다. 질병이란 그 항쟁에 진 것이라고 하는 것이 그들의 생각이었다. 그들은 증산을 질병이라고 믿고 있었던 것이다.

앞에서도 말했던 것처럼, 전염병이 유행하고 있는 곳에서도 그 주민 모두가 병에 걸린다고 할 수 있다. 또 단일한 원인에 의해서 일어나는 질환은 극히 소수이고, 특정한 간장병, 신장병, 심장병 등과 같은 국소성 질환은 다만 단일한 명칭을 갖고 있을 뿐인데 실제로는 거의 존재하지 않는 것이다. 즉 그것들은 개개의 특정한 질환이 아니라, 일반 체질적 질환이며 무수한 원인에 의해 일어나는 증상에 지나지 않는다. 신체가 끊임없이 세균이나 독소와 항쟁하여 그에 진 것이 질병이라고 하는 생각은 오히려 무지라고 하는 편이 어울리며, 나아가 증상을 그대로 질병이라고 생각하는데 이르러서는 미망도 심한 것이라고 하지 않을 수 없을 것이다.

이러한 사정은 모두 현대의학이 건강과 불 건강, 혹은 질병이라는 것에 대한 통일적 종합적인 견해를 갖고 있지 않는 것에 원인이 있었다고 단정해도 좋다. 현대의학자들도 의학에 종합성, 통일성, 전체성이 필요하다는 것을 말한 시기가 있었다. 또 의학에 의학개론이 없어서는 안 된다는 것을 통감한 학자도 없는 것은 아니다. 그러나 그들은 그것을 주장하는 것만으로 끝났고, 사실 그에 관해서 무엇 하나 이룰 수 없었다.

새로운 의학은 복잡한 원인 및 결과가 복잡하게 얽힌 의학적 현상에서 일관된 법칙을 발견하는 것을 스스로의 임무로 삼아야 한다. 그리고 우선 적으로 건강과 질병을 일관하는 법칙을 발견하고, 의학 각 분과에서 얻어진 성과를 인간의 건강이라고 하는 한 줄로 종합하는 노력이 기울어져야만 한다. 그런데 현대의학에 그 준비가 도대체 되고 있는 것일까?

니시의학에서는 처음부터 이 문제의 중요성에 많은 주의를 기울이면서 건강과 질병을 일관하는 법칙의 발견에 전심해 왔었다. 그리고 그를 위해서 현대의 의학자 및 그에 중독된 일반 대중을 지배하고 있는 "증상은 곧 질병이다."고 하는 생각을 철저하게 타파하지 않으면 안 될 필요에 당면해 있다. 인간의 신체가 끊임없이 질병과 항쟁하고 있다고 하는 생각으로는 병의 본질을 결코 파악할 수 없다. 그렇기 때문에 건강과 질병을 일관하는 법칙의 발견은 도저히 이루어질 수 없다고 일찍부터 느끼고 있었던 것은 당연하다 하겠다. 우선 이 점에 대해 말해 보자.

사람은 발열, 발한, 구토, 설사, 발진, 종양, 수종, 동통, 정신이상, 혼수, 경련 등의 증상, 즉 증후에 '질병'이라고 하는 이름 또는 '병'이라는 명칭을 부여하고 나서, 의미도 없는 공포를 느끼고 번민하고 고뇌하고 있다. 그러나 이러한 태도는 전과학적, 비과학적이라고 해도 틀림없을 것이다.

  병의 증상이 아무리 다종다양하다고 할지라도, 그것은 곧 생체의 한 반응 양식에 지나지 않는다. 따라서 우리는 그에 대해 독단적인 선입견을 가지고 볼 것이 아니라, 어디까지나 냉정한 과학적, 종합적 입장에 서서 관찰해야만 한다. 그리고 이 같은 과학적 태도를 흐트러뜨리지 아니한 생체의 반응 양식으로서의 증상이 갖는 의미, 즉 그 원인과 결과의 연쇄는 명료하게 오류 없이 파악될 것이다.

  결론을 미리 말하자면, 현대의학이 증상을 대할 때 오로지 맹목적인 공포를 가지고서 그 박멸 진압만을 유일한 과제로 삼고 있는 것은, 매우 일면적인 견해이며 또 극히 중대한 오류라고 할 수 있다. 또한 증상이 그 역할을 다 마친 후에 생체가 원래의 건강 상태로 복귀하지 않으면 안 된다고 하는 것은 말할 것도 없다. 그러나 증상을 일으키는 데에는 그에 상응한 원인이 있었어야 할 것이고, 또 원인에 상응하는 증상에는 그만한 역할이 주어져 있어야 하는 것이다. 더구나 니시의학에서는 증상이라고 하는 현상을 다음과 같이 이해한다.

  다종다양한 증상의 발현은, 그 사람의 생활, 환경, 독물, 세균 등 비정상적인 조건 하에서 심신이 취하는 대항 수단이며, 그에 의해서 생체를 정상적인 상태로 복귀시키려고 하는 기능이다. 즉 생체는 그 수많은 평형관계 중 하나 혹은 약간이 어떤 원인에 의해서 평형을 상실할 때, 다른 이차적인 평형관계의 희생으로 원 장해를 대상하려고 하는 기전(機轉)을 갖는 것이며 이것이 우리가 말하는 증상인 것이다.

  예를 들면 발열은 체내에 살거나 혹은 침입한 세균이라거나 독소 따위를 열에 의해서 해소하고, 혈액의 순환을 왕성하게 해서 그것을 체외로 배출하며, 나아가 산성으로 기운 체액의 알칼리도를 높여 평형을 초래하기 위해서 체온의 상승, 따라서 수분의 증발, 염분의 상실, 비타민 C의 파괴라고 하는 희생 하에 행해지는 생체의 한 반응양식이다. 발한이나 식은땀에 대해서도 거의 마찬가지이다.

설사는 과식, 세균, 자극, 실조(失調), 공포, 경악 등에 의해서 장내에서 발생하고, 혹은 침입한 독소를 체내의 수분을 동원하며, 동시에 장의 연동운동을 촉진시켜 급속히 체외로 배설하려고 하는 작용이다. 이때 탈수라고 하는 생체의 희생을 수반한다. 구토도 해독이나 과식이나 자극 때문에 일어나는 수가 많다. 이는 특히 변비 때의 과식에 현저하다. 그리고 이 경우에도 또한 그것이 수분과 위산염의 상실이라고 하는 희생으로 행해지는 생체의 한 기전이라는 데에는 변함이 있을 수 없다.

이러한 반응 양식은 이상에서 설명한 명백한 예에서만 한정되는 것이 아니라, 자극과 반응간의 직접적인 관계가 그다지 명료하지 않을 때에도 성립하는데, 수종과 같은 것은 그 가장 좋은 예라고 할 수 있다.

과식 혹은 영양과인 때문에 그 분해 생성물이 신장이 처리할 수 있는 능력 이상이 되어 독소가 조직세포 사이에 정체되어 쌓이고 그 농도가 세포의 생존을 위협할 정도가 될 때, 조직세포 사이에 수분을 증가시켜 통상 수종이라고 하는 현상을 일으킨다. 조직세포 사이에 수분을 증가시키는 것은 반드시 직접 독소를 체외로 쫓아내는 것은 아닐지도 모르지만, 그것에 의해서 독소의 농도를 옅게 하고 따라서 실질적으로는 독소의 효력을 크게 감소시키는 기능을 맡게 되는 것이다. 이 경우에도 결국 다른 기관 혹은 조직 중의 수분이 다량으로 상실되어 탈수현상을 나타내는데 주의해야 한다.

또 발진은 체내 독소의 독력이 세고 따라서 신장을 통해서 그것을 배설하자면 신사구체를 장해할 염려가 있을 경우, 이를 피부를 통해 체외로 배설하려 하는 현상이다. 마찬가지로 당뇨병 체질인 사람에게 화농균이 번식할 때 이를 한 곳에 모아 섬멸하여 배설하려고 하는 것이 종양이다.

주관적 증상 가운데 가장 중요한 것은 명백히 통증이다. 그것은 가장 많은 증상 중에서도 특히 심한 증상이라고 해도 좋다. 그러면 이제 통증에 대해서 몇 가지를 알아보도록 하자.

통증에는 여러 단계가 있어서 가볍게 불쾌한 정도의 것부터 가장 견디기 힘든 고통에까지 이르고 있는데, 그것들은 어느 것이나 염증 과정의 주증상이라고 하는 일면도 함께 가지고 있다. 환자가 자기의 새로운 상태를 감지하는 것은, 통증의 출현에 의한 경우가 압도적으로 많다. 환자의 입장에서 보면 질병은 통증과 함께 진행되는 것처럼 느껴진다. 질환을 고통스런 현상으로 만드는 것도 우선 통증 때문인 것이다.

그러나 통증은 인체 내의 조직이나 기관의 현실적 존재를 계시하는 하나의 징후에 지나지 않는다. 어떤 조직이 상처를 받을 때, 또는 인체의 일부가 분리되는 그런 때에는 반드시 통증이 이에 따른다. 통증이 나타날 때, 우리는 비로소 우리 자신의 일부분을 구성하고 있는 기관이나 조직을 의식하는 것이다. 앞에서 설명한 '니시의학의 건강관'에서 보았던 것처럼, 인체가 정상적인 건강상태에 있을 때에는 위, 신장, 심장 등의 내장기관의 존재를 조금도 느끼지 않는다. 그렇지 않을 경우에 비로소 우리는 그 존재를 인식하게 되는 것이다.

이렇게 생각해 보면 통증은 과연 파괴의 징후이지만, 그러나 그에 의해 우리를 파괴와의 투쟁으로 내모는 경종이기도 하며, 우리를 구하는 것이라고 할 수 있을 것이다. 실제로 통증이 없으면 우리는 부단히 자기 신체를 상해할 것이다. 항상 손가락이나 입에 화상 따위를 당하기도 쉬울 것이다. 지각신경 마비에 빠진 사람은 상해를 입을 위험에 항상 노출되어 있는 것이다. 이런 의미에서 통증은 유효하고도 필요하며 우리의 생명보존에 커다란 역할을 갖는 것이다.

정신 이상 또한 통상적인 정신 상태로는 이미 생존이 불가능한 상태가 될 때, 그에 의해 인체의 일부를 휴양시키고 그 사이에 인체를 정상적인 건강상태로 복귀시키려고 하는 것이며, 이러한 경우에 필요한 수단이라고 생각할 수는 없을까?

한편 사람이 산성이 우월한 생활을 계속하여 혈액 속에 그 이상 산이 증가하는 중에, 인체에 매우 위험한 상태까지 가게 되면 혼수상태가 되는 수가 있다. 그러나 혼수는 인체를 자연스런 절대 안정의 상태로 만들며, 체액을 알칼리성으로 유도하여 산의 효과를 상쇄시키려고 하는 작용이라고 생각된다. 또 알칼리성이 지나친 생활을 계속할 때 체액의 산도를 높이려고 한 결과, 마침내 강직성 경련을 일으켰다고 하는 것도 역시 마찬가지이다.

혹은 객혈이 되고, 혹은 토혈이 되고, 혹은 호흡 곤란이나 호흡 빈번 상태가 되고, 혹은 심계항진, 맥박 이상을 일으키며, 또한 안색 창백, 오심, 오한, 전율, 권태, 해수, 객혈이 되거나 식욕부진에 빠지거나 하는 등도 모두, 그것에 의해 다른 어떤 것의 희생에서 상실한 원래의 평형상태를 회복하려고 하는 생체의 작용인 것이다. 니시의학에서는 이 현상을 대상과정(代償過程)이라고 부른다. 또 이 작용을 자연양능이라고도 하며, 이러한 생각을 '증상 즉 요법의 원리'라고 부르는 경우도 있다.

지금까지 설명한 것에서 우리는 두 가지 사실을 알 수 있다.

첫째, 증상이란 자연에 갖추어진 신체위화 해소의 기능이기 때문에 그에 대해서 공포를 느끼거나 번민하거나 하는 것은 무의미하며, 이 기능을 방해하면서 증상을 치료하는 것은 거의 어리석은 짓을 하고 있는 것이다. 그러므로 우리는 증상이 일으킨 원인과 증상이 갖는 의미를 잘 인식하고 그 원인을 제거함으로써, 생체를 정상적인 상태로 되돌리도록 노력하지 않으면 안 된다. 예를 들면 발열에는 해열제를, 설사에는 지사제를, 해수에는 지해제를, 또 통증에는 지각의 작용을 마비시키는 약제를 사용함으로써 증상을 제거하려고(소위 대중요법) 노력하여야 한다. 다만 우리는 그것을 참된 구제라고 생각해서는 안 된다는 것을 명심해야 할 것이다.

둘째, 증상이 다른 어떤 것의 희생으로 행해지는 것인 이상 우리는 증상을 무제한 방임해서는 안 되며, 그에 의해 인체로부터 상실한 것을 보급, 보충하여 약체화한 것을 강화하고 불완전한 기능을 보상해서 생체의 희생을 최소한도에서 그치고 자연 양능을 가장 유효하게 발휘시키도록 노력하여야 할 것이다. 자연양능이라고 하는 말에는 다분히 관념적, 목적론적인 의미가 포함되어 있지만, 우리는 신비한 힘이라든가 이해하기 어려운 자연력이라든가 혹은 신의 섭리가 거기에 작용하고 있다고 하는 생각을 완전히 버리고, 그것을 분명하게 과학적인 입장에서 관찰하면서 역사적, 진화론적인 인과적 연쇄의 일환으로 접근해야 하지 않을까? 이것이 충분히 이해되게 되면 그 발현하는 증상이 어떤 종류이더라도 그것을 자연스럽게 경과시켜 빨리 원래의 건강상태로 회복할 수 있는 것이다.

증상이라고 하는 현상을 명확히 규정할 수 있는 현재, 건강과 증상(이것은 통상 질병이라고 불리지만)에 일관하는 법칙을 발견하는 것이 그렇게 곤란한 일은 아니다. 따라서 이제 이에 대해서 말해 보자. 그러기 위해서는 새롭게 불 건강이란 개념을 확립할 필요가 있다.

심신이 완전히 일자를 유지하는 것을 건강이라고 하는데 대해, 불 건강이란 일자가 파괴된 것이라고 말할 수 있다. 즉 정신적인 것과 육체적인 것을 불문하고 어떠한 불 건강도 사물 가운데 내재하는 正과 負라는 힘 사이에 생기는 부조화의 결과이다.

이렇게 정의한 불 건강이란 개념과 증상이라는 현상과의 관계는 어떠한가? 이에 관해서 다음과 같이 말할 수 있다.

인체 내의 각 유기조직은 부단히 생기는 인체의 불 건강 상태에 대해서, 많은 경우 우리가 느끼지 못한 가운데 이를 방어하고 혹은 원래의 상태로 회복하고 있다. 이때 사람들은 그것을 증상으로 의식하지 않는다. 그러나 불 건강의 정도가 어떤 수량적인 한도에 달해서 인체가 어떤 위험에 처할 때, 이런 상태를 신속하게 극복하기 위해 생체의 반응양식은 그때까지의 과정과는 질적으로 다른 것처럼 보이는 증상(대상과정)으로 전화하는 것이다.

의식에 잡히지 않을 정도의 불 건강과 의식적인 증상은 질적으로 다르며 불연속적인 것처럼 생각되지만, 그 근저에는 어디까지나 그것을 통일하는 수와 양의 관계가 성립하고 있다. 1년에 한 번 정도의 두통을 병이라고 생각하는 사람은 없을 것이다. 몇 번의 두통으로도 병이라고는 생각하지 않는다. 그것이 하루에 몇 번씩 일어날 때 사람들은 비로소 여기에 두통이라는 병명을 붙이는 것이다. 여기에 현저한 수와 양의 관계가 나타나고 있다.

이러한 통일적인 견지에 설 때 다음과 같은 말은 명백해진다. 인체의 건강과 불 건강의 시시각각의 변화과정을 관찰하지 않고 부질없이 증상을 질병이라고 간주하는 것은 전혀 의미가 없다. 오히려 그 역이야말로 진리인 것이다. 즉 증상을 일으킬 때 우리는 여기에 감사해야 마땅하며, 그것보다 건강으로부터 불 건강의 부단한 무의식적인 변화를 보다 주의해야 하는 것이다. 왜냐하면 건강으로부터 불 건강의 일탈이야말로 모든 증상의 근본 원인이며, 그것들은 질적으로 개별적인 것이면서 더구나 상호 수량적인 연속성에 의해서 결부되어 있는 것이기 때문이다.

이것이 잘 이해되지 않는 이상, 인간의 완전한 이해에 도달하는 것은 영원히 불가능 할 것이다. 건강이란 병이 아닌 것이라는 식으로 막연히 생각하는 것만으로는, 의학적인 제 사상(事象)의 해명은 도저히 기대할 수도 없다. 건강에 대한 명확한 인식을 가져야 하기 때문이다.

우리는 앞에서 철학과 생물학에 걸친 가장 근본적인 문제의 하나로, 기계론 대 생기론의 투쟁, 변천의 역사를 설명했다. 생기(生氣), 아니마, 전기(全機)라고 하는 초과학적인 원리로 생명현상을 신비적으로 다루고, 과학 밖으로 일탈하는 것이 오류라는 것은 말할 것도 없다. 그러나 기계론을 강하게 주장하면 할수록 자연히 인간의 통일성, 전체성을 놓치게 되고, 따라서 다시 생기론이 다른 형태로 소생하게 된다. 여기에 끝없이 악순환이 나타난다.

물론 학자 중에는 생기론이든, 기계론이든 그 어느 한 쪽을 채택하는 것으로는 불완전하기 때문에 부분적으로는 기계론적으로 관찰하는 반면, 그것들을 전체로서 상호 관련적으로 논하지 않으면 안 된다고 느끼는 사람들도 있었다. 그런 학자들은 생물현상을 변증법적으로 접근해야 한다고 주장했다. 그럼에도 불구하고 이 문제가 오늘에 이르기까지 참된 해결을 볼 수 없었던 것은 도대체 무엇 때문일까?

이제 일례로 의학에 있어서의 생기론 대 기계론의 문제를 예를 들어 본다. 증상을 무언가 초자연적인 생기 혹은 아니마의 작용이라고 주장하고, 자연 양능이나 정신작용을 중시하는 것이 의학에 있어서의 생기론적인 입장이며, 이에 대해 증상을 질병으로 보고 기계적인 화학요법 등에 주안을 두는 것이 기계론적 입장이라는 것은 다시 말할 필요도 없을 것이다. 이러한 경우 그들 대립을 참으로 지양하고 새로운 관점에 서지 않고, 다만 변증법적 통일이라고 하는 명제를 들고 결론지으려는 것은 공허한 일일 것이다. 그리고 이러한 공식주의야말로 생기론 대 기계론의 문제가 아무리 시간을 경과해도 해결을 보지 못한 근본적인 원인이라고 생각하지 않을 수 없다.

생각하건대 변증법적 통일이란 충분한 관찰이나 연구를 하지 않고, 현상에 변증법의 공식을 적용하는 것만으로 끝나는 것은 아닐 것이다. 변증법은 단연코 절충이 아니다. 우리는 생기론과 기계론을 참으로 지양하여 한 단계 높은 입장에서 이를 해결해야 한다.

니시의학이 생기론과 기계론을 동시에 부정하고 그것들을 변증법적으로 통일한 입장에 선 것이라는 것은 말할 것도 없다. 그러나 니시의학은 더 나아가서 그 통일을 구체적 실증적으로 보여주는 것이다. 독자는 이러한 예를 지금까지 도처에서 보았을 것이다. 그 가장 좋은 예가 위에서 말한 증상에 관한 견해이다.

이 경우 증상의 분석에 있어서의 과학적, 기계론적인 정밀도는 현대 의학 등과 비교가 안 된다. 그럼에도 불구하고 우리는 그것을 지양한 새로운 관점에 서 있다고 할 수 있는 것이다. 마찬가지로 생기론이 참으로 지양되고 있다는 것도 명백할 것이다. 니시의학은 생기론과 기계론의 통일이론이라고 규정하는 것도 가능한 것이다.

그런데 생명의 문제에 대해 기계론을 철저하게 하면 할수록, 또 생기론을 주장하면 할수록 여러 방면에서 한계에 부딪히게 되는 것은 무엇 때문인가, 그 이유는 이제 분명하다.

그러나 기계론이 한계에 부딪쳤다고 해서 반동적으로 생기론으로 치닫는 것은 이미 허용되지 않는다. 이러한 태도는 역사에서 보는 것과 같은 악순환을 다시 반복하는 것만으로 끝날 것이다. 그래서 우리는 새로운 이론체계를 갖지 않으면 안 된다. 그 개개의 정밀한 과학적 이론이 역사적, 진화론적인 관점에 의해서 상호 관련적으로 통일되고 종합한 체제를 가져야 하기 때문이다.

그러나 모든 문제가 이론 만에 의해서 해결될 수 있는 것은 아니다. 이론의 근저에서 그것을 기초해 주는 것이 실천이라고 하는 것은 상식으로도 이해할 수 있는 것이다. 실천의 결과로 학설의 진위는 판별된다. 더구나 의학상의 기계론이 옳다면, 의학자들이 말하는 소위 질병은 이미 지상에서 모습을 감추었어야 할 것이다.

또 생기론을 주장할 수 있는 것은, 초자연적인 생기나 아니마의 작용에 의해서 인류의 고뇌나 질병을 해결하는 확실한 방법을 명시한 후이다. 생기론, 기계론 모두 오류이며, 니시의학이야말로 인간에 대한 모든 사상(事象)의 해명이라는 것이 이해될 수 있는 것도 그 기술과 실천에 의한다. 이에 따라 우리는 인식과 실천의 문제 및 기술의 문제에 더욱 깊이 들어가야 하는 것이다.

Appendix : 모드 분류표

분류	모드 번호	시간(분)	비 고
간 (20)	QC-815	20	
	QC-851	20	
	QC-906	20	
	QC-734	20	
	QC-731	20	
	QC-934	20	
	QC-736	20	
	QC-733	20	
	QC-779	25	
	QC-527	30	
	QC-735	10	
	QC-279	58	
	QC-732	20	
	QC-729	20	
	QC-491	20	
	QC-730	20	
	QC-728	20	
	QC-897	20	
	QC-727	20	
	QC-423	20	

분류	모드 번호	시간(분)	비고
감각 (3)	QC-137	22	
	QC-310	60	
	QC-168	32	
감기 (6)	QC-393	20	
	QC-850	20	
	QC-529	50	
	QC-122	49	
	QC-827	20	
	QC-080	24	
감염 (2)	QC-924	36	
	QC-215	40	
갑상선 (7)	QC-559	27	
	QC-563	36	
	QC-573	36	
	QC-896	20	
	QC-898	20	
	QC-500	9	
	QC-205	36	
갱년기(1)	QC-531	28	
경락(15)	QC-378	12	

분류	모드 번호	시간(분)	비 고
경락 (15)	QC-078	28	
	QC-046	27	
	QC-049	23	
	QC-033	27	
	QC-019	20	
	QC-036	19	
	QC-014	22	
	QC-074	24	
	QC-071	14	
	QC-068	46	
	QC-043	27	
	QC-020	47	
	QC-038	69	
	QC-029	21	
경락-기경 (9)	QC-487	20	
	QC-463	20	
	QC-456	20	
	QC-460	20	
	QC-458	20	
	QC-461	20	

분류	모드 번호	시간(분)	비고
경락-기경 (9)	QC-459	20	
	QC-457	20	
	QC-462	20	
경락-종합 (13)	QC-486	20	
	QC-452	20	
	QC-453	20	
	QC-448	20	
	QC-445	20	
	QC-449	20	
	QC-444	20	
	QC-455	20	
	QC-454	20	
	QC-451	20	
	QC-446	20	
	QC-450	20	
	QC-447	20	
골격 (16)	QC-749	20	
	QC-756	20	
	QC-754	20	
	QC-755	20	

분류	모드 번호	시간(분)	비고
골격 (16)	QC-750	20	
	QC-753	20	
	QC-112	36	
	QC-151	31	
	QC-081	29	
	QC-748	20	
	QC-930	30	
	QC-040	23	
	QC-247	32	
	QC-533	32	
	QC-752	20	
	QC-164	36	
골반 (4)	QC-918	34	
	QC-206	46	
	QC-162	66	
	QC-324	62	
골수 (10)	QC-793	20	
	QC-790	20	
	QC-791	20	
	QC-792	20	

분류	모드 번호	시간(분)	비 고
골수 (10)	QC-789	20	
	QC-796	20	
	QC-788	20	
	QC-787	20	
	QC-795	20	
	QC-794	20	
관절 (23)	QC-546	20	
	QC-539	20	
	QC-138	36	
	QC-424	20	
	QC-799	9	
	QC-022	48	
	QC-383	40	
	QC-228	63	
	QC-886	20	
	QC-023	38	
	QC-356	62	
	QC-357	32	
	QC-312	9	
	QC-239	30	

분류	모드 번호	시간(분)	비 고
관절 (23)	QC-086	30	
	QC-541	20	
	QC-327	32	
	QC-329	36	
	QC-055	27	
	QC-545	20	
	QC-325	54	
	QC-751	20	
	QC-544	20	
귀 (13)	QC-690	44	
	QC-589	20	
	QC-594	20	
	QC-595	20	
	QC-176	61	
	QC-596	20	
	QC-588	20	
	QC-591	20	
	QC-590	20	
	QC-587	20	
	QC-593	20	

분류	모드 번호	시간(분)	비 고
귀 (13)	QC-592	20	
	QC-315	40	
근건 (34)	QC-558	24	
	QC-077	24	
	QC-079	47	
	QC-234	50	
	QC-073	20	
	QC-252	36	
	QC-182	61	
	QC-361	53	
	QC-180	31	
	QC-145	36	
	QC-360	61	
	QC-359	51	
	QC-181	24	
	QC-885	20	
	QC-894	20	
	QC-031	60	
	QC-892	20	
	QC-185	59	

분류	모드 번호	시간(분)	비 고
근건 (34)	QC-351	50	
	QC-153	36	
	QC-350	62	
	QC-554	25	
	QC-540	20	
	QC-065	23	
	QC-542	20	
	QC-758	20	
	QC-027	22	
	QC-242	37	
	QC-778	30	
	QC-943	20	
	QC-060	9	
	QC-764	20	
	QC-538	20	
	QC-537	20	
기관 (2)	QC-135	59	
	QC-139	30	
기관지,편도 (15)	QC-025	23	
	QC-050	45	

분류	모드 번호	시간(분)	비 고
기관지,편도 (15)	QC-051	26	
	QC-052	64	
	QC-380	32	
	QC-082	69	
	QC-810	20	
	QC-010	38	
	QC-209	36	
	QC-322	68	
	QC-233	26	
	QC-024	63	
	QC-904	20	
	QC-257	38	
	QC-157	36	
기생충 (20)	QC-002	36	
	QC-870	20	
	QC-866	20	
	QC-309	33	
	QC-869	20	
	QC-873	20	
	QC-261	30	

분류	모드 번호	시간(분)	비고
기생충 (20)	QC-258	20	
	QC-211	29	
	QC-868	20	
	QC-204	51	
	QC-308	32	
	QC-871	20	
	QC-262	30	
	QC-117	24	
	QC-867	20	
	QC-865	20	
	QC-250	36	
	QC-872	20	
	QC-270	55	
남,여성(1)	QC-627	38	
노인 (2)	QC-397	20	
	QC-012	30	
뇌 (50)	QC-394	20	
	QC-874	9	
	QC-170	46	
	QC-104	51	

분류	모드 번호	시간(분)	비고
뇌 (50)	QC-042	48	
	QC-290	30	
	QC-517	20	
	QC-524	20	
	QC-521	20	
	QC-425	20	
	QC-526	20	
	QC-289	31	
	QC-519	20	
	QC-520	20	
	QC-522	20	
	QC-523	20	
	QC-525	20	
	QC-245	47	
	QC-246	42	
	QC-259	38	
	QC-882	20	
	QC-274	32	
	QC-518	20	
	QC-377	30	

분류	모드 번호	시간(분)	비 고
뇌 (50)	QC-291	39	
	QC-600	26	
	QC-400	20	
	QC-128	32	
	QC-126	32	
	QC-129	30	
	QC-127	36	
	QC-130	30	
	QC-285	52	
	QC-286	46	
	QC-586	30	
	QC-288	36	
	QC-747	18	
	QC-919	20	
	QC-408	20	
	QC-253	44	
	QC-273	39	
	QC-920	20	
	QC-008	3	
	QC-149	36	

분류	모드 번호	시간(분)	비고
뇌 (50)	QC-401	20	
	QC-887	20	
	QC-175	79	
	QC-419	20	
	QC-087	47	
	QC-287	43	
눈 (27)	QC-879	20	
	QC-929	20	
	QC-552	30	
	QC-925	28	
	QC-738	32	
	QC-120	32	
	QC-101	60	
	QC-331	6	
	QC-409	20	
	QC-100	65	
	QC-103	34	
	QC-780	32	
	QC-348	61	
	QC-102	48	

분류	모드 번호	시간(분)	비고
눈 (27)	QC-349	36	
	QC-599	20	
	QC-936	20	
	QC-606	20	
	QC-502	20	
	QC-601	20	
	QC-602	20	
	QC-603	20	
	QC-694	35	
	QC-598	20	
	QC-604	20	
	QC-777	32	
	QC-605	20	
담낭 (12)	QC-739	20	
	QC-737	20	
	QC-340	61	
	QC-741	20	
	QC-743	20	
	QC-742	20	
	QC-746	20	

분류	모드 번호	시간(분)	비 고
담낭 (12)	QC-745	20	
	QC-496	20	
	QC-115	31	
	QC-740	20	
	QC-744	20	
대장 (15)	QC-709	20	
	QC-715	20	
	QC-265	40	
	QC-156	39	
	QC-713	20	
	QC-710	20	
	QC-712	20	
	QC-110	33	
	QC-708	20	
	QC-707	20	
	QC-711	20	
	QC-416	20	
	QC-132	40	
	QC-133	45	
	QC-714	20	

분류	모드 번호	시간(분)	비 고
림프 (14)	QC-771	20	
	QC-776	20	
	QC-768	20	
	QC-218	39	
	QC-165	38	
	QC-772	20	
	QC-767	20	
	QC-306	34	
	QC-775	20	
	QC-774	20	
	QC-769	20	
	QC-770	20	
	QC-493	20	
	QC-773	20	
마비 (6)	QC-883	20	
	QC-203	54	
	QC-202	34	
	QC-195	36	
	QC-067	26	
	QC-492	20	

분류	모드 번호	시간(분)	비 고
맹장(1)	QC-278	21	
면역(9)	QC-158	36	
	QC-134	44	
	QC-399	20	
	QC-939	38	
	QC-069	46	
	QC-613	38	
	QC-091	32	
	QC-607	34	
	QC-276	39	
방광(12)	QC-659	20	
	QC-658	20	
	QC-660	20	
	QC-665	20	
	QC-890	20	
	QC-661	20	
	QC-035	22	
	QC-341	62	
	QC-657	20	
	QC-928	20	

분류	모드 번호	시간(분)	비고
방광 (12)	QC-662	20	
	QC-912	20	
병원미생물 (26)	QC-092	32	
	QC-114	46	
	QC-859	20	
	QC-861	20	
	QC-855	20	
	QC-858	20	
	QC-032	52	
	QC-302	60	
	QC-307	27	
	QC-864	20	
	QC-863	20	
	QC-303	35	
	QC-301	30	
	QC-096	36	
	QC-244	50	
	QC-856	20	
	QC-376	19	
	QC-860	20	

분류	모드 번호	시간(분)	비 고
병원미생물 (26)	QC-373	36	
	QC-371	50	
	QC-304	45	
	QC-857	20	
	QC-364	32	
	QC-305	34	
	QC-241	45	
	QC-862	20	
복부 (4)	QC-212	36	
	QC-207	30	
	QC-543	58	
	QC-005	32	
부신 (7)	QC-786	20	
	QC-011	20	
	QC-782	20	
	QC-783	20	
	QC-785	20	
	QC-784	20	
	QC-945	20	
분비선(5)	QC-111	36	

분류	모드 번호	시간(분)	비고
분비선 (5)	QC-118	36	
	QC-095	28	
	QC-798	18	
	QC-584	36	
비뇨기 (6)	QC-369	36	
	QC-412	20	
	QC-664	20	
	QC-385	25	
	QC-666	20	
	QC-368	37	
비만 (8)	QC-876	20	
	QC-391	33	
	QC-386	36	
	QC-387	30	
	QC-389	48	
	QC-390	26	
	QC-392	28	
	QC-388	30	
비장 (9)	QC-639	20	
	QC-640	20	

분류	모드 번호	시간(분)	비 고
비장 (9)	QC-801	39	
	QC-646	20	
	QC-641	20	
	QC-643	20	
	QC-642	20	
	QC-645	20	
	QC-638	20	
산성체질 (13)	QC-166	46	
	QC-432	20	
	QC-198	27	
	QC-314	40	
	QC-159	32	
	QC-313	62	
	QC-059	34	
	QC-058	47	
	QC-056	53	
	QC-169	40	
	QC-311	54	
	QC-062	36	
	QC-063	28	

분류	모드 번호	시간(분)	비 고
산성체질-종합 (17)	QC-428	20	
	QC-429	20	
	QC-430	20	
	QC-431	20	
	QC-433	20	
	QC-434	20	
	QC-435	20	
	QC-436	20	
	QC-437	20	
	QC-989	20	
	QC-438	20	
	QC-439	20	
	QC-440	20	
	QC-441	20	
	QC-442	20	
	QC-443	20	
	QC-990	20	
상해 (3)	QC-506	20	
	QC-053	28	
	QC-269	28	

분류	모드 번호	시간(분)	비 고
생식 (28)	QC-802	20	
	QC-944	20	
	QC-800	20	
	QC-396	20	
	QC-677	20	
	QC-619	48	
	QC-160	32	
	QC-172	70	
	QC-797	20	
	QC-148	30	
	QC-671	20	
	QC-121	36	
	QC-805	20	
	QC-637	30	
	QC-199	12	
	QC-193	27	
	QC-670	20	
	QC-672	20	
	QC-669	20	
	QC-668	20	

분류	모드 번호	시간(분)	비 고
생식 (28)	QC-674	20	
	QC-675	20	
	QC-673	20	
	QC-334	28	
	QC-676	20	
	QC-678	20	
	QC-427	20	
	QC-171	28	
성장(1)	QC-877	20	
세포 (2)	QC-347	18	
	QC-109	9	
소장 (10)	QC-631	20	
	QC-635	20	
	QC-229	27	
	QC-633	20	
	QC-630	20	
	QC-628	20	
	QC-629	20	
	QC-634	20	
	QC-632	20	

분류	모드 번호	시간(분)	비 고
소장(10)	QC-281	30	
소화 (9)	QC-184	26	
	QC-144	53	
	QC-695	32	
	QC-084	36	
	QC-124	63	
	QC-099	32	
	QC-021	36	
	QC-150	30	
	QC-499	20	
손 (4)	QC-090	36	
	QC-353	30	
	QC-354	20	
	QC-284	53	
순환 (17)	QC-015	32	
	QC-251	33	
	QC-328	30	
	QC-547	20	
	QC-214	36	
	QC-318	34	

분류	모드 번호	시간(분)	비 고
순환 (17)	QC-155	30	
	QC-267	33	
	QC-235	32	
	QC-875	20	
	QC-131	27	
	QC-667	27	
	QC-174	23	
	QC-072	27	
	QC-254	50	
	QC-070	42	
	QC-125	32	
식욕 (4)	QC-208	61	
	QC-277	25	
	QC-382	24	
	QC-280	36	
신경 (31)	QC-495	20	
	QC-009	28	
	QC-088	32	
	QC-197	52	
	QC-201	37	

분류	모드 번호	시간(분)	비 고
신경 (31)	QC-240	32	
	QC-232	30	
	QC-147	79	
	QC-264	28	
	QC-041	30	
	QC-853	20	
	QC-833	20	
	QC-686	27	
	QC-179	28	
	QC-485	20	
	QC-189	25	
	QC-190	32	
	QC-379	45	
	QC-186	33	
	QC-188	18	
	QC-366	38	
	QC-426	20	
	QC-221	56	
	QC-222	50	
	QC-224	35	

분류	모드 번호	시간(분)	비 고
신경 (31)	QC-106	36	
	QC-107	36	
	QC-105	33	
	QC-926	31	
	QC-937	20	
	QC-142	39	
신장 (18)	QC-649	20	
	QC-651	20	
	QC-648	20	
	QC-398	20	
	QC-650	20	
	QC-654	20	
	QC-647	20	
	QC-345	32	
	QC-652	20	
	QC-803	27	
	QC-154	37	
	QC-656	20	
	QC-338	46	
	QC-653	20	

분류	모드 번호	시간(분)	비　　고
신장 (18)	QC-339	30	
	QC-655	20	
	QC-484	20	
	QC-938	36	
심장 (18)	QC-624	20	
	QC-932	20	
	QC-804	26	
	QC-625	20	
	QC-626	20	
	QC-807	28	
	QC-064	24	
	QC-814	24	
	QC-822	20	
	QC-344	37	
	QC-346	32	
	QC-824	52	
	QC-623	20	
	QC-620	20	
	QC-617	20	
	QC-618	20	

분류	모드 번호	시간(분)	비 고
심장 (18)	QC-016	47	
	QC-927	23	
알러지 (2)	QC-013	52	
	QC-248	30	
연골 (7)	QC-763	20	
	QC-759	20	
	QC-762	20	
	QC-766	20	
	QC-765	20	
	QC-757	20	
	QC-760	20	
염증(1)	QC-716	32	
영양 (6)	QC-219	63	
	QC-316	32	
	QC-317	36	
	QC-320	30	
	QC-256	20	
	QC-422	20	
운동 (3)	QC-358	28	
	QC-161	37	

분류	모드 번호	시간(분)	비 고
운동(3)	QC-028	69	
원인(14)	QC-108	33	
	QC-501	12	
	QC-483	20	
	QC-474	20	
	QC-475	20	
	QC-476	20	
	QC-477	20	
	QC-478	20	
	QC-479	20	
	QC-480	20	
	QC-481	20	
	QC-482	20	
	QC-983	20	
	QC-984	20	
위(18)	QC-935	20	
	QC-699	20	
	QC-698	20	
	QC-700	20	
	QC-704	20	

분류	모드 번호	시간(분)	비고
위 (18)	QC-828	38	
	QC-830	38	
	QC-085	39	
	QC-702	20	
	QC-701	20	
	QC-336	61	
	QC-703	20	
	QC-243	35	
	QC-335	37	
	QC-705	36	
	QC-268	35	
	QC-706	20	
	QC-697	20	
유방 (7)	QC-692	20	
	QC-696	20	
	QC-689	20	
	QC-688	20	
	QC-687	20	
	QC-693	20	
	QC-691	20	

분류	모드 번호	시간(분)	비 고
유전 (4)	QC-933	20	
	QC-931	20	
	QC-977	20	
	QC-978	20	
일반질병 (2)	QC-987	20	
	QC-988	20	
입 (12)	QC-852	20	
	QC-905	20	
	QC-900	20	
	QC-178	64	
	QC-061	33	
	QC-223	40	
	QC-196	43	
	QC-123	25	
	QC-263	30	
	QC-255	26	
	QC-721	21	
	QC-282	30	
자가면역 (8)	QC-922	20	
	QC-901	20	

분류	모드 번호	시간(분)	비 고
자가면역 (8)	QC-914	20	
	QC-991	20	
	QC-992	20	
	QC-921	20	
	QC-981	20	
	QC-982	20	
전립선 (11)	QC-681	20	
	QC-680	20	
	QC-367	26	
	QC-679	20	
	QC-216	27	
	QC-217	46	
	QC-685	20	
	QC-362	62	
	QC-684	20	
	QC-363	62	
	QC-683	20	
전염 (33)	QC-994	20	
	QC-844	20	
	QC-806	20	

분류	모드 번호	시간(분)	비 고
전염 (33)	QC-831	20	
	QC-816	20	
	QC-847	20	
	QC-829	20	
	QC-848	20	
	QC-843	20	
	QC-820	20	
	QC-854	20	
	QC-819	20	
	QC-849	20	
	QC-818	20	
	QC-813	20	
	QC-836	20	
	QC-840	20	
	QC-823	20	
	QC-809	20	
	QC-834	20	
	QC-839	20	
	QC-812	20	
	QC-995	20	

분류	모드 번호	시간(분)	비 고
전염 (33)	QC-993	20	
	QC-846	20	
	QC-826	20	
	QC-817	20	
	QC-811	20	
	QC-841	20	
	QC-837	20	
	QC-842	20	
	QC-838	20	
	QC-808	20	
정서 (38)	QC-959	20	
	QC-960	20	
	QC-961	20	
	QC-395	20	
	QC-953	20	
	QC-821	48	
	QC-958	20	
	QC-044	40	
	QC-045	40	
	QC-271	30	

분류	모드 번호	시간(분)	비 고
정서 (38)	QC-407	20	
	QC-018	18	
	QC-948	20	
	QC-957	20	
	QC-955	20	
	QC-954	20	
	QC-950	20	
	QC-266	34	
	QC-507	20	
	QC-375	32	
	QC-949	20	
	QC-365	77	
	QC-963	20	
	QC-323	40	
	QC-956	20	
	QC-951	20	
	QC-173	33	
	QC-191	64	
	QC-966	20	
	QC-998	20	

분류	모드 번호	시간(분)	비고
정서 (38)	QC-999	20	
	QC-964	20	
	QC-489	20	
	QC-417	20	
	QC-965	20	
	QC-372	50	
	QC-952	20	
	QC-152	28	
종양 (3)	QC-076	20	
	QC-326	30	
	QC-213	28	
증상 (12)	QC-464	20	
	QC-473	20	
	QC-465	20	
	QC-466	20	
	QC-467	20	
	QC-468	20	
	QC-469	20	
	QC-470	20	
	QC-471	20	

분류	모드 번호	시간(분)	비 고
증상 (12)	QC-472	20	
	QC-985	20	
	QC-986	20	
차크라 (2)	QC-187	40	
	QC-488	20	
척추 (9)	QC-893	20	
	QC-293	30	
	QC-034	32	
	QC-663	10	
	QC-237	36	
	QC-236	27	
	QC-292	57	
	QC-238	62	
	QC-761	20	
체질 (10)	QC-508	20	
	QC-509	20	
	QC-512	20	
	QC-513	20	
	QC-510	20	
	QC-511	20	

분류	모드 번호	시간(분)	비 고
체질 (10)	QC-979	20	
	QC-980	20	
	QC-514	20	
	QC-515	20	
췌장-1 (8)	QC-497	20	
	QC-597	20	
	QC-083	62	
	QC-576	27	
	QC-583	40	
	QC-781	20	
	QC-275	37	
	QC-895	20	
췌장-2 (3)	QC-200	60	
	QC-116	28	
	QC-337	36	
치아 (7)	QC-528	20	
	QC-534	20	
	QC-536	20	
	QC-530	20	
	QC-532	20	

분류	모드 번호	시간(분)	비 고
치아 (7)	QC-535	20	
	QC-923	35	
코 (17)	QC-579	20	
	QC-581	20	
	QC-580	20	
	QC-585	20	
	QC-577	20	
	QC-915	20	
	QC-582	20	
	QC-194	33	
	QC-167	30	
	QC-183	54	
	QC-113	30	
	QC-226	63	
	QC-066	37	
	QC-498	20	
	QC-881	20	
	QC-578	20	
	QC-230	36	
특수(10)	QC-973	20	

분류	모드 번호	시간(분)	비 고
특수 (10)	QC-974	20	
	QC-969	20	
	QC-970	20	
	QC-975	20	
	QC-976	20	
	QC-967	20	
	QC-968	20	
	QC-971	20	
	QC-972	20	
폐 (15)	QC-825	20	
	QC-505	20	
	QC-718	20	
	QC-909	20	
	QC-726	20	
	QC-163	30	
	QC-725	20	
	QC-343	30	
	QC-342	38	
	QC-719	20	
	QC-724	20	

분류	모드 번호	시간(분)	비 고
폐 (15)	QC-720	20	
	QC-717	20	
	QC-722	20	
	QC-723	20	
피부 (57)	QC-899	20	
	QC-572	20	
	QC-575	20	
	QC-570	20	
	QC-940	26	
	QC-571	20	
	QC-917	20	
	QC-574	20	
	QC-330	27	
	QC-403	20	
	QC-404	20	
	QC-832	24	
	QC-075	54	
	QC-220	47	
	QC-355	30	
	QC-406	20	

분류	모드 번호	시간(분)	비고
피부 (57)	QC-143	9	
	QC-503	30	
	QC-249	32	
	QC-907	30	
	QC-942	20	
	QC-094	30	
	QC-093	64	
	QC-410	20	
	QC-916	20	
	QC-026	66	
	QC-947	36	
	QC-567	20	
	QC-210	60	
	QC-569	20	
	QC-057	24	
	QC-490	20	
	QC-913	20	
	QC-845	20	
	QC-903	20	
	QC-568	20	

분류	모드 번호	시간(분)	비고
피부 (57)	QC-039	25	
	QC-414	20	
	QC-415	20	
	QC-272	27	
	QC-880	20	
	QC-370	36	
	QC-418	20	
	QC-227	33	
	QC-097	29	
	QC-007	30	
	QC-098	24	
	QC-889	20	
	QC-494	20	
	QC-421	20	
	QC-420	20	
	QC-333	46	
	QC-384	33	
	QC-332	20	
	QC-177	65	
	QC-225	69	

분류	모드 번호	시간(분)	비고
피부(57)	QC-054	46	
해독(28)	QC-636	24	
	QC-146	36	
	QC-192	32	
	QC-297	35	
	QC-260	44	
	QC-402	20	
	QC-962	19	
	QC-888	30	
	QC-004	48	
	QC-017	25	
	QC-405	20	
	QC-294	33	
	QC-299	36	
	QC-298	28	
	QC-283	44	
	QC-003	40	
	QC-411	20	
	QC-295	30	
	QC-996	20	

분류	모드 번호	시간(분)	비 고
해독 (28)	QC-997	20	
	QC-089	30	
	QC-030	26	
	QC-001	35	
	QC-374	20	
	QC-835	32	
	QC-300	32	
	QC-878	21	
	QC-296	42	
혀 (8)	QC-608	20	
	QC-616	20	
	QC-609	20	
	QC-611	20	
	QC-615	20	
	QC-610	20	
	QC-614	20	
	QC-612	20	
혈관 (19)	QC-560	20	
	QC-566	20	
	QC-941	20	

분류	모드 번호	시간(분)	비고
혈관 (19)	QC-555	20	
	QC-561	20	
	QC-549	20	
	QC-516	12	
	QC-564	20	
	QC-553	20	
	QC-556	20	
	QC-550	20	
	QC-946	20	
	QC-565	20	
	QC-551	20	
	QC-548	20	
	QC-622	20	
	QC-908	20	
	QC-557	20	
	QC-562	20	
혈압 (7)	QC-140	74	
	QC-884	20	
	QC-136	54	
	QC-682	39	

분류	모드 번호	시간(분)	비 고
혈압 (7)	QC-644	20	
	QC-413	20	
	QC-902	20	
혈액 (9)	QC-621	20	
	QC-319	30	
	QC-911	20	
	QC-504	1	
	QC-006	12	
	QC-037	31	
	QC-381	39	
	QC-910	15	
	QC-891	20	
호흡 (5)	QC-231	36	
	QC-141	32	
	QC-048	40	
	QC-321	33	
	QC-119	32	
흉부 (2)	QC-047	32	
	QC-352	46	

참 고 문 헌

1. 『자연의 해석과 정신』, 칼 융 지음, 이창일 역, 청계, 2002.
2. 『양자론』, 다케우치 가오루 지음, 김재호 역, 전나무숲, 2010.
3. 『뇌의 진화』, 존 에클스 지음, 박찬웅 역, 민음사, 1998.
4. 『스트레스 과학의 이해』, 대한심신스트레스학회 지음, 신광출판사, 1997.
5. 『의식 혁명』, 데이비트 호킨스 지음, 이종수 역, 한문화, 1997.
6. 『의식의 세계』, 단 라딘 지음, 유상구 등 역, 양문, 1999.
7. 『약 안 쓰고 수술 않고 심장병 고치는 법』, 딘 오니시 지음, 장현갑 역, 석필, 2000.
8. 『분노가 죽인다』, 레드포드 윌리엄스 지음, 고경봉 역, 한언, 1996.
9. 『생명과 전기』, 로버트 베커 외 지음, 공동철 역, 정신세계사, 1994.
10. 『우주 비밀의 힘의 찾아서』, 린 맥타가트 지음, 이충호 역, 무우수, 2004.
11. 『의식 혁명』, 메릴린 퍼거슨 지음, 정성호 역, 민지사, 1982.
12. 『니시의학에 의한 민중의학의 철학적 기초』, 西勝造 지음, 梁東春 역, 광주, 1986.
13. 『The Ancient Secret of the Flower of Life』, Drunvalo Melchizedek, Vol.1,2 Light Technology Pub Brand, 1999.
14. 『양자심리학』, 민델 아놀드 지음, 양명숙 역, 학지사, 2011.
15. 『기적의 손치유』, 바바란 앤 브랜넌 지음, 김경진 역, 대원출판사, 2000.
16. 『기가 세상을 움직인다』, 방건웅 지음, 예인, 2005.

17. 『전체와 접힌 질서』, 데이비드 봄 지음, 이정민 역, 시스테마, 2010
18. 『마음이 몸을 치료한다』, 데이비드 헤밀턴 지음, 장현갑 등 역, 불광출판사, 2012.
19. 『양자역학의 역사와 철학』, 김유신 지음, 이학사, 2012.
20. 『우주의 구조』, 브라이언 그린 지음, 박병철 역, 승산, 2005
21. 『양자역학, 새로운 의학의 탄생』, 강길전, 홍달수 지음, 돋을새김, 2013.
22. 『회상, 꿈 그리고 사상』, 아니엘라 야훼 지음, 이부영 역, 집문당, 1989.
23. 『아인슈타인의 베일: 양자물리학의 새로운 세계』, 안톤 차일링거 지음, 전대호 역, 승산, 2007.
24. 『과학, 우주에 마법을 걸다』, 에르빈 라슬로 지음, 변경옥 역, 생각의나무, 2007.
25. 『양자역학의 경험』, 데이비트 앨버트 지음, 차동우 역, 한길사, 2004.
26. 『놀라운 에너지 의학의 세계』, 오슈만 제임스 지음, 김영설 역, 노보컨설팅, 2005.
27. 『마음의 습관』, 웨인 다이어 지음, 유영일 역, 이레, 2006.
28. 『몸과 마음의 관계』, 린다 와스머 스미스 지음, 박은숙 역, 김영사, 1999.
29. 『명상과 자기치유』, 존 카밧잔 지음, 장현갑 외 역, 학지사, 1998.

파동에너지와 차크라

발 행 일 2019년 4월 30일
초판1쇄 2019년 4월 30일
초판4쇄 2024년 1월 31일

편저자 Kim Fine
발행인 김화인
펴낸곳 도서출판 조은
편집인 김진순
　주소 서울시 중구 을지로20길 12, 405호(인현동,대성빌딩)
　전화 (02)2273-2408
　팩스 (02)2272-1391
출판등록 1995년 7월 5일 신고번호 제1995-000098호
　ISBN 979-11-88146-41-3
　정가 25,000원

♠ 잘못된 책은 바꾸어 드리겠습니다
♠ 이 책의 내용은 신저작권법에 의하여 국제적으로 보호받고 있습니다.
♠ 전재 및 복재를 할 수 없습니다.